重庆市健康县区优秀实践案例

场所篇

主　编

黄　浩　赵　瑜

副主编

陈小丹　赖维云　杨庆华　陶根惠　段渝波

西南大学出版社

SWUP 国家一级出版社 全国百佳图书出版单位

图书在版编目(CIP)数据

重庆市健康县区优秀实践案例. 场所篇 / 黄浩, 赵瑜主编. -- 重庆 : 西南大学出版社, 2024.6
ISBN 978-7-5697-2369-4

Ⅰ. ①重… Ⅱ. ①黄… ②赵… Ⅲ. ①医疗保健事业-案例-重庆 Ⅳ. ①R199.2

中国国家版本馆CIP数据核字(2024)第089241号

重庆市健康县区优秀实践案例 场所篇

CHONGQING SHI JIANKANG XIAN QU YOUXIU SHIJIAN ANLI CHANGSUO PIAN

黄 浩 赵 瑜 主编

责任编辑:秦 俭
责任校对:陈铎夫
装帧设计:散点设计
排 版:陈智慧
出版发行:西南大学出版社(原西南师范大学出版社)
地址:重庆市北碚区天生路2号
邮编:400715
经 销:全国新华书店
印 刷:重庆恒昌印务有限公司
成品尺寸:170 mm × 240 mm
印 张:13
字 数:255千字
版 次:2024年6月 第1版
印 次:2024年6月 第1次印刷
书 号:ISBN 978-7-5697-2369-4
定 价:98.00元

编写委员会

编 委 会 主 任：蒋志强

编委会副主任：袁礼文　李小成　丁国富　池祥波　黄　浩　祁　皓　袁　啸　杨庆华　赖维云

编 委 会 委 员：（按姓氏笔画排序）

王春香　支　倩　白　冰　伍　颖　向文献　刘　丽
刘亮晴　江光群　何于一　何成丹　张　楠　邵正蓉
周　涛　赵　均　赵治中　娄方娥　秦川辉　高明科
涂吉林　黄媛夷　程　奎

主　　　编：黄　浩　赵　瑜

副　主　编：陈小丹　赖维云　杨庆华　陶根惠　段渝波

编　　　者：（按姓氏笔画排序）

王　维　白　冰　冯　良　吕　佳　伍　颖　闫　琼
安　宁　李　丹　李　华　杨　莉　杨宏亮　肖龙川
邱　玥　何　苗　何玉玲　何英淑　犹　慧　张　炼
张　棋　张啸寒　陈　静　陈小丹　陈兴凤　罗　媚
罗晓霞　罗婷婷　项江韵　赵　均　赵　瑜　赵楸赟
段亚琴　段渝波　饶雪凌　唐述权　黄　鑫　黄永莉
黄顺荣　黄谢芸　覃　辉　曾礼华　詹　艳　廖昭印
廖常英　谭　平　潘冬梅　鞠登会　蹇　丹

前　言

人民健康是民族昌盛和国家富强的重要标志，预防是最经济、最有效的健康策略。随着工业化、城镇化、人口老龄化进程加快，我国居民生产生活方式和疾病谱不断发生变化，人民健康水平不断提高的同时，也应看到，卫生健康工作仍面临着多重疾病威胁并存、多种健康影响因素交织的复杂局面。

坚持预防为主，把预防摆在更加突出的位置，积极有效应对当前突出的健康问题，需要采取有效干预措施，强化政府、社会、个人责任，加快推动卫生健康工作理念、服务方式从以治病为中心转变为以人民健康为中心，建立健全健康教育体系，普及健康知识，引导群众树立正确健康观，加强早期干预，形成有利于健康的生活方式、生态环境和社会环境，延长健康寿命，不断满足人民群众日益增长的健康需求，为全方位全周期保障人民健康、建设健康中国奠定坚实基础。

健康县区建设是推进健康中国建设、落实健康中国行动的重要抓手，是各县区党委和政府将健康放在优先发展位置的具体实践，是健康领域的社会治理行动。2014年国家卫生计生委（今国家卫生健康委）启动健康促进县（区）（2022年调整为健康县区）建设工作以后，重庆市各县区积极响应，建设县区按照国家和重庆市的部署，结合自身实际，针对各类健康影响因素，统筹各方力量，采取有效措施，从组织管理、健康政策、健康环境、健康社会、健康文化、健康服务等方面，大力推进健康县区建设。截至2023年底，重庆市已成功建成15个健康县区（2016年：江北区、开州区；2017年：南川区、巫山县；2018年：黔江区、綦江区；2019年：南岸区、合川区；2021年：璧山区、万盛经开区；2022年：沙坪坝区、忠县；2023年：长寿区、铜梁区、云阳县），建设比例为38.5%。

回顾过去十年的建设历程，重庆市各建设县区大力推动实施“将健康融入所有政策”策略，在健康建设的许多领域不断突破创新。尤其在建设健康场所方面，各机构、各单位积极探索，大胆尝试，积累了丰富的实践经验，总结出大量的工作方法，特色明显，成效显著。作为全市健康县区建设的技术支持单位，重庆市健康教育所不断收集筛选整理、反复修整打磨提炼，并按健康社区（村）、健康促进医院、健康学校（原健康促进学校）、健康机关（原健康促进机关）、健康企业（原健康促进企业）五大场所类型分类，最终，将33个健康场所建设优秀案例汇编成此书，供各位同人在未来进行健康场所建设时参考借鉴，希望能够对各位同人有所启发。

本书的出版，离不开健康县区建设参与单位的积极报送，也离不开各县区健康促进与教育工作者的辛勤付出。在此，对参与本书起草、点评、修订的专家和同人们一并致谢。

由于时间仓促，可能还有更好的案例没有收集进来，还有更多的特色亮点有待进一步挖掘提炼，疏漏在所难免，欢迎广大读者批评指正。

编者

2024年1月

目 录

健康社区(村)

002 扶老助老,健康夕阳
——江北区铁山坪街道唐桂社区案例

007 政府主导,部门配合,全民参与,打造健康宜居新农村
——南川区大观镇案例

012 添元素,勤宣讲,提素养,穷乡僻壤蝶变健康镇
——黔江区金溪镇案例

018 秉持“五乐”理念,开展健康社区建设
——黔江区城南街道青坪社区李家溪小区案例

024 “五大行动+特色引领”助力健康社区
——南岸区长生桥镇同景社区案例

029 多方联动,革新引领,铸就乡村美景
——万盛经开区万东镇五和村案例

036 激发社区自治,共建共享健康
——沙坪坝区山洞街道山洞社区案例

042 创新社区党建+健康模式,共建怡情、怡居家园
——忠县忠州街道香怡社区案例

健康促进医院

048 寓药于食，良药可口

——江北区中医院案例

052 弘扬中医药特色优势，提高全民健康素养

——南川区中医医院案例

058 “两服务一营造”全方位抓实健康促进工作

——巫山县中医院案例

064 以“317护”平台拓展健康教育

——綦江区人民医院案例

070 六大措施优化服务，贴心守护群众健康

——南岸区铜元局街道社区卫生服务中心案例

076 党建统领聚合力，健康促进全院行

——璧山区人民医院案例

082 构建“四位一体”胖熊科普，优化肿瘤防治健康服务

——重庆大学附属肿瘤医院案例

088 “健康夜话”创新健康教育形式，提升居民健康素养

——沙坪坝区新桥社区卫生服务中心案例

093 “六进”健康音符奏响健康教育最强音

——长寿区第三人民医院案例

100 “1234”工作法推进健康促进医院建设

——云阳县凤鸣镇中心卫生院案例

健康学校

108 建设健康促进学校，提升健康素养水平
——江北区健康促进学校建设案例

114 突出六大特色，推进健康促进学校建设
——开州区龙珠小学案例

120 舞动健康，律动校园
——南川区南川中学案例

128 传承传统文化，建设健康校园
——綦江区文龙小学案例

134 传承向氏武术根脉，寓教于乐强身健体
——黔江区中塘镇中心小学校案例

139 创“金色教育”特色，树健康促进理念
——万盛经开区中盛小学案例

145 铺设健康之路，育健康忠县娃
——忠县健康促进学校案例

健康机关

154 健康促进“五型法院”建设
——綦江区人民法院案例

161 四大举措强服务，健康促进显成效
——南岸区长生桥镇人民政府案例

166 以人为本情系职工，健康促进你我同行
——璧山区总工会案例

健康企业

174 员工健康，企业才健康
——重庆旗能电铝有限公司案例

181 创健康促进企业，圆“幸福员工”之梦
——重庆多普泰制药股份有限公司案例

187 “两强化”“四创新”，助力健康促进企业创建
——国网忠县供电公司案例

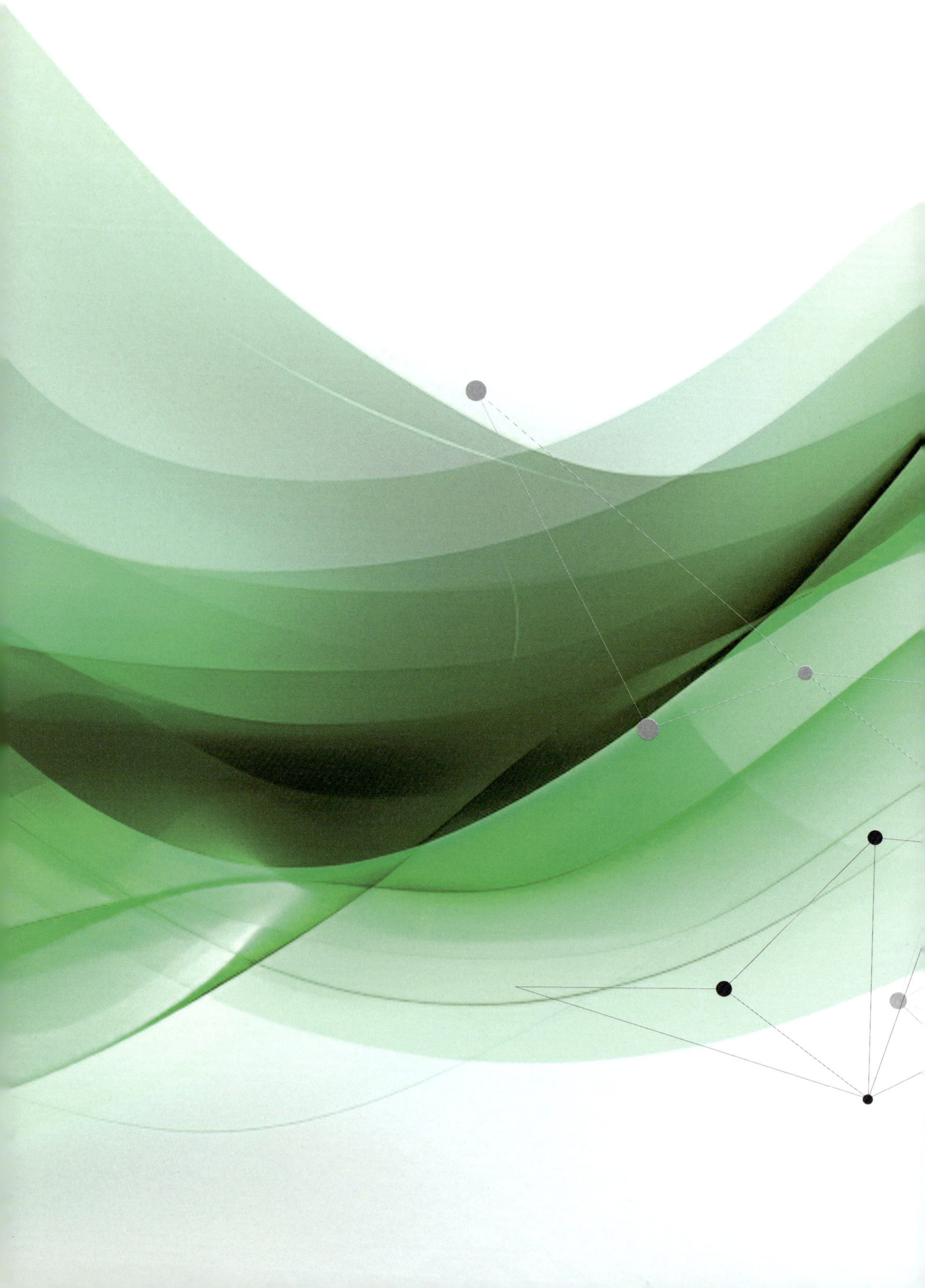

健康社区（村）

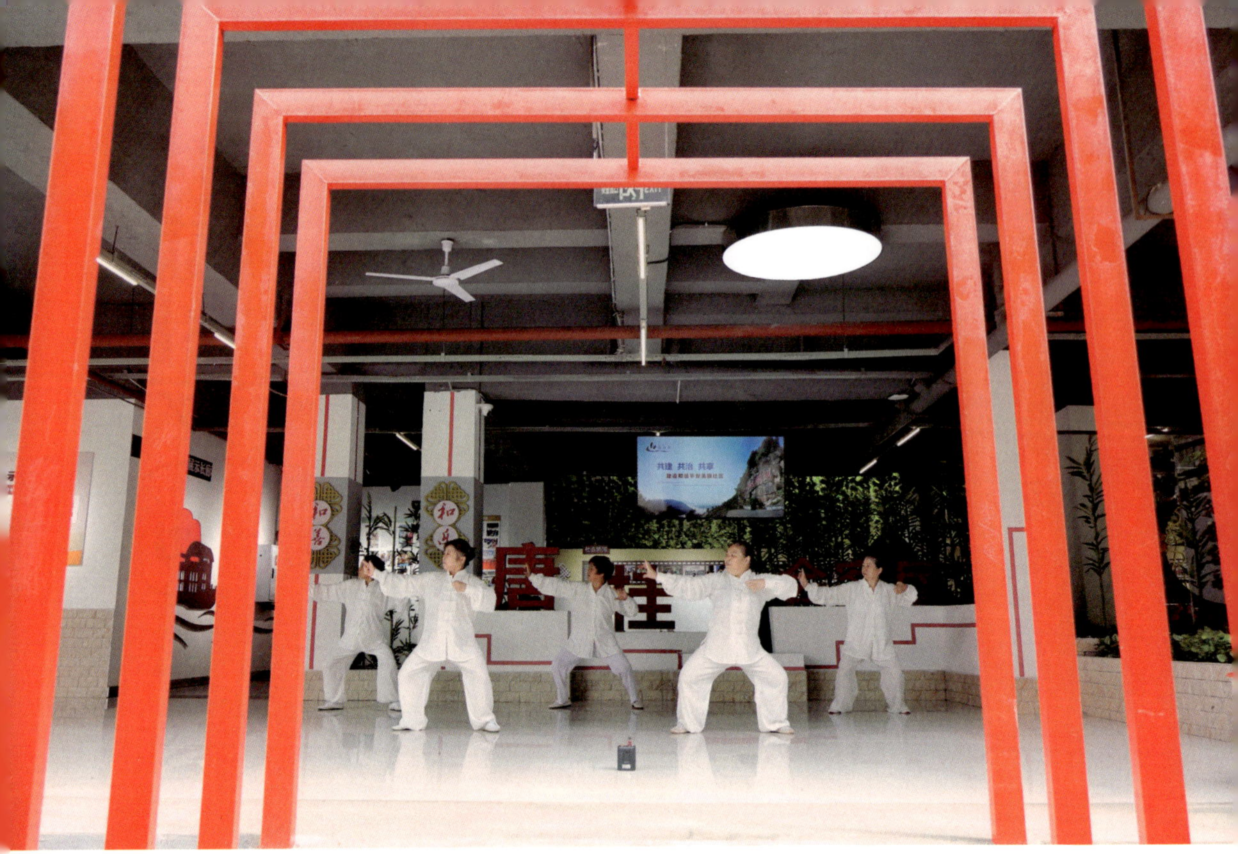

扶老助老，健康夕阳

——江北区铁山坪街道唐桂社区案例

案例概述

江北区铁山坪街道唐桂社区是一个老年居民比例较高的城乡糅合型新社区。从2017年起，社区将健康社区工作和全国示范性老年友好型社区工作相结合，通过建好老年学习教室、开展“六个一”工程、举办丰富多彩的活动、搭建老年人社区自治平台等举措扶老助老，让社区老年居民丰富精神生活、提升身体素质，做健康“夕阳”，切实增强老年人的获得感、幸福感和安全感。

一、背景介绍

铁山坪街道唐桂社区是集农转非安置小区、单位集资房、商品房为一体的城乡糅合型新社区。辖区面积约3.25平方公里；户籍人口2019户，4262人，常住人口2484户，7717人，65岁以上老人723人，占户籍人口的16.96%，其中80～90岁的老人130人，90岁以上的老人16人，独居老人57人；有“农转非”安置小区4个，商品房小区和单位集资房小区各1个，10个居民小组，10余家企事业单位。社区党总支下设支部5个，党员80人。作为一个典型的征地农转非社区，唐桂社区社会闲散人员多、老年人占比高、征地拆迁矛盾突出、社区认同感低。为改善这一现状，唐桂社区探索社区治理模式，切实提升社区服务能力和水平，以更好地满足老年人对居住环境、健康服务、养老服务、社会参与、精神文化生活等方面的需求，探索老年友好型社区和健康社区多元共治的工作模式和长效机制，切实增强老年人的获得感、幸福感和安全感。

二、主要做法

(一)建好老年学习教室，以课助老，以课养老

1. 联动资源搭建老年大学

链接老年大学资源，为辖区老年人开办老年课堂，至2021年12月，已开设声乐、舞蹈、瑜伽、国画等课程，共计上课80余节，覆盖辖区老年人近1000人次，“以课助老”为辖区老年人的生活带来了乐趣。

2. 专业社工机构搭建小组课程

街道通过购买服务，为社区引进专业社工机构。社工为辖区老年人开设小组课程，包括“智能手机使用”“最美阳台”“健康生活”等，“以课养老”培育老年人兴趣小组10余个，覆盖小区老年人100余人。

(二)抓好平台资源共享，注重养老软硬环境培育

依托社区党建联席会议这个平台，通过大力实施城市基层党建共建共治共享“六个一”工程(即共建一支队伍、共办一场活动、共过一次组织生活、互相开放一个场所、互相通报一次情况、互提一条意见建议)，充分打破条块分割，注重整合资源、挖潜增效，做到资源一起用、阵地一起建、榜样一起树，形成了开放融合的党建引领

社区治理大格局。例如:社区党组织牵头,积极与区征地办协调,将原来闲置的1200平方米的架空层改造成为集党建宣传、文体健身、休闲娱乐为一体的市民活动中心,很好地解决了辖区老年人多年来没有文化、休闲、锻炼、娱乐活动场地的问题,辖区老年人对此赞不绝口;携手区文化馆打造“百姓茶社”,邀请文化名人、曲艺名角、社区家庭医生来社区开展党的二十大精神宣讲、“老唐家沱”本土历史文化传播、健康主题讲座等活动,为辖区老年人奉上了精彩纷呈的健康文化大餐;积极对接江北区检察院、渝州监狱、重庆市未成年犯管教所,共同打造社区“玉美工作室”,发动女性司法工作者、社区基层女党员和巾帼志愿者,开展“一人一事”心理疏导14人次,为辖区老人提供矛盾调节等服务26次。

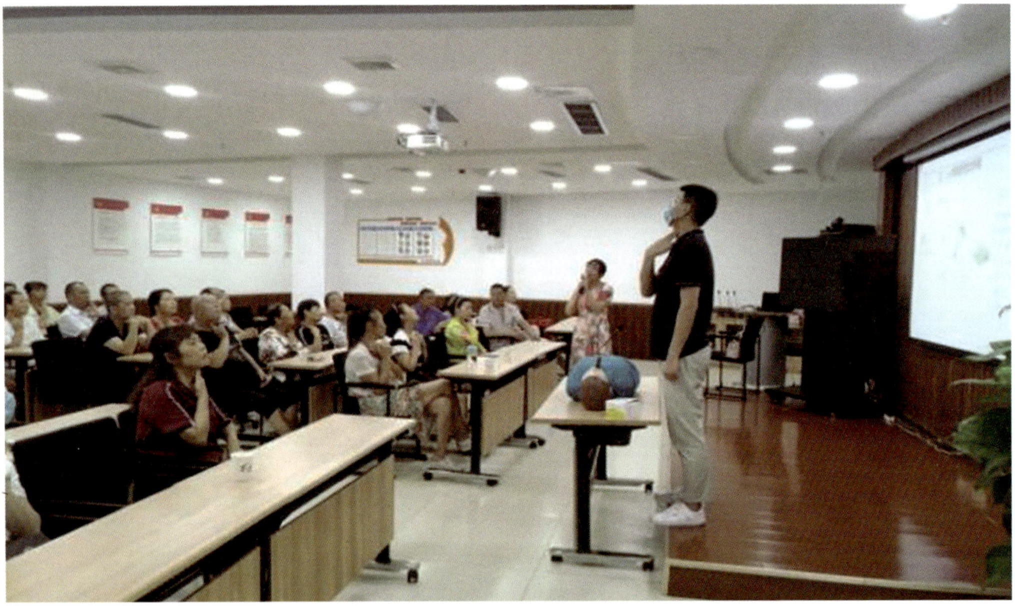

唐桂社区开展社区健康知识讲座

(三)利用多元建设活动,促进社区文化养老

唐桂社区由社区党委牵头,辖区单位发挥各自优势,围绕和谐社区创建、贫困群众帮扶、社区文化建设、环境卫生整治、平安社区创建等方面,开展了各类共建活动,共谋辖区发展,共促居民融合。

1. 共解社区难题

联合“两代表一委员”召开幸福家园建设民情恳谈会,面对面为居民代表答疑解惑;联合街道综合办、司法所和辖区派出所召开“我们向群众汇报工作”警民恳谈会,及时通报警情;联合聚城物管公司每月定期召开物业服务通气会,促进物业企业主动作为,对房屋质量、垃圾清扫转运、绿化维护等6个方面的80余项问题迅速整改,社区物业管理费收取率同比增长33.5%。

2. 共办志愿活动

组建守楼护院、文明旅游、森林防火等6支志愿者队伍,建立完善“志愿者积分兑换”“志愿服务项目认领”等机制,邀请农工党、九三学社等民主党派人士以及社区卫生服务中心开展“名医义诊”“家庭医生签约”“我为社区治理献力”等志愿服务活动50余场次。

3. 共建社工品牌

引入幸福加社会工作服务中心和重庆江北新扬社会工作服务中心等2家社工机构,围绕“众议唐桂”“守望唐桂”“和乐唐桂”三个方面,打造“情满堂·桂飘香”特色社工服务品牌,发动辖区居民和社会力量,共同设计了“多彩夏令营”“快乐养生操”“社区养老”“文明素质提升”等社工服务项目30余个,惠及群众5000余人次,邻里互帮互助的良好风气逐渐形成。

(四)搭建老年人社会参与平台,培厚老年人的精神土壤

社区引领老年人参与社区自治,依托唐桂社区议事厅,建立民情恳谈、社区听证、社区论坛、社区评议等机制,采取居民议事会、小区院坝会、物业联席会等形式,推行“四事分议”,将协商事务分为咨询类、听证类、协商类、决策类四类,规范“协商议事六步七规法”,最大限度融合社区老年群众,引领社区老年群众组织化、机制化参与社区自治,协商解决了辖区老年人关心的“高空抛物”“文明养犬”“垃圾分类”“居民公约征集”等问题,提升了辖区老人自治的能力和水平。

三、启示

(一)必须坚持党建引领

要突出发挥党的政治功能,强化基层党组织在社区治理中的领导核心地位,依托开放融合的城市基层党建工作平台,最大限度地凝聚各类资源,最大限度地促进辖区单位互联互动、协同发力,形成党委领导、政府主导、社会参与、多方协同的老

年友好型社区和健康社区多元共治新格局。

(二)必须坚持问题导向

要突出发挥社区养老的服务功能,以提升组织力为重点,以老年人的需求为“第一指引”,通过解决老人们最关心、最直接、最现实的困难和问题,做到“老有所依、老有所乐、老有所养”,切实履行社区在服务老年人、社区养老、关注老年健康方面的职责使命。

(三)必须坚持久久为功

老年友好型社区和健康社区建设是一个长期的系统性工程,不可能收到立竿见影的效果,只有长久坚持,长期发力,常态用力,才能确保建设工作真正落地生根,开花结果。

专家点评

江北区铁山坪街道唐桂社区在健康社区建设、积极应对人口老龄化、探索社区养老新途径等方面做了有益尝试,值得充分肯定。其主要有以下几个特点:

一是注重结合。针对社区老年人群占比高、社区认同感低等实际情况,将健康社区工作和全国示范性老年友好型社区工作有机结合,不断探索健康素养提升和社区治理新模式。

二是注重创新。共建一支队伍、共办一场活动、共过一次组织生活、互相开放一个场所、互相通报一次情况、互提一条意见建议的“六个一”工程具有创新性、针对性和可行性,调动了居民群众参与建设和治理社区的积极性与主动性。

三是注重实效。健康知识讲座、义诊志愿服务、社工品牌打造等都以解决老年人的需求为“第一指引”,满足其在居住环境、健康服务、养老服务、社会参与、精神文化生活等方面的需求,切实增强了老年人的获得感、幸福感和安全感。

(点评专家:袁礼文)

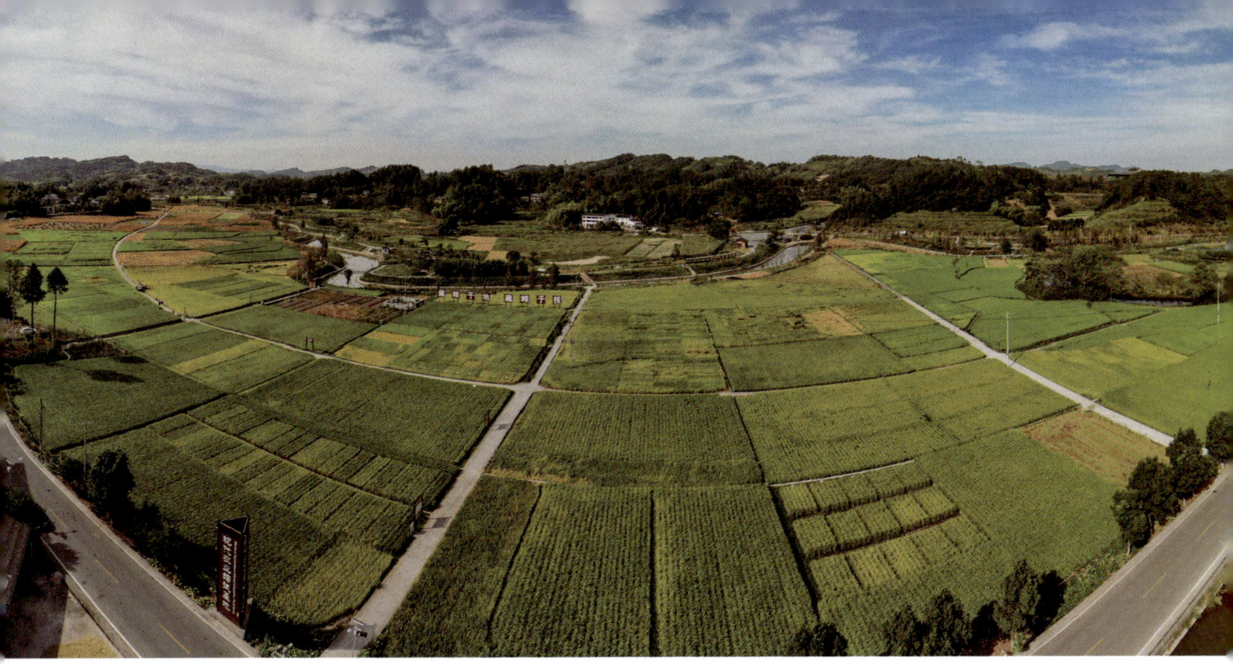

政府主导，部门配合，全民参与，打造健康宜居新农村

——南川区大观镇案例

案例概述

为认真贯彻落实《健康中国行动（2019—2030年）》，满足居民新的健康需求，南川区自成功申报全国第二批健康促进县（区）项目试点以来，坚持"健康优先"的理念，大力开展健康示范单元创建工作。南川区大观镇在创建工作中坚持政府主导，部门配合，全民参与，将健康村建设与农村人居环境改造项目紧密结合，加大投入，采用"四全"（全面改善健康人居环境、全新打造健康文化阵地、全民开展健康家庭建设、全心引导健康生活行为）推进，从硬件到软件全面打造健康宜居新农村。通过农村人居环境改造和健康村建设的相互促进，大观镇居民住房、饮水、交通等基本生活条件得到明显改善，人居环境基本实现干净、整洁，交通更加便捷，居民享受到更加便捷优质的健康服务，健康知识知晓率有较大提高。

一、背景介绍

南川区大观镇作为重庆市生态后花园的第一门户、南川区全面建成小康社会的排头兵,是重庆市改善农村人居环境的市级示范片。大观镇所辖面积87平方公里,有3.65万人。虽然具有区位条件好、产业基础优、实力强等特点,但由于传统习惯的影响和基础设施建设的薄弱,人居环境始终不尽如人意,脏乱差现象较为普遍,积垢、污水之处较多,乱搭、乱建、乱堆放及禽畜散养等陋习,严重制约着大观镇的新农村建设。

南川区自成功申报全国第二批健康促进县(区)项目试点以来,坚持"健康优先"的理念,区政府办公室下发《南川区健康示范单元创建工作实施方案(试行)》,各部门积极配合,各创建单位积极支持,保质保量开展健康社区(村)创建工作。大观镇在健康社区(村)创建工作中,牢牢把握被纳入全市首批改善农村人居环境项目市级示范片的契机,坚持"创新、协调、绿色、开放、共享"的新发展理念,把改善农村人居环境作为建设"强、美、富"新南川的重要举措,突出村庄环境整治重点,以建设美丽宜居健康村庄为导向,从实际出发,循序渐进、全面有效地改善农村生产生活和医疗卫生条件,切实提高人民群众的获得感、幸福感。

二、主要做法

在健康社区(村)的创建工作中,南川区委、区政府主导,区住房和城乡建设委员会、城市管理局、生态环境局、财政局、文化和旅游发展委员会、经济和信息化委员会、卫生健康委员会、农业农村委员会和农业园区管理委员会等十余个责任(政府)部门紧密配合,广泛动员群众主动参与,充分尊重居民的知情权、参与权、决策权和监督权,充分发挥居民的主体作用,引导居民投工、投劳、投资,营造出"人人参与,家家受益"的良好创建氛围。在此背景下,大观镇积极开展健康社区(村)创建工作,主要有以下做法。

(一)全面改善健康人居环境

开展"三化"(绿化、美化、亮化)、"四清"(清垃圾、清污水、清庭院、清残垣断壁)、"五改"(改水、改厕、改路、改圈、改厨)行动,实施综合治理,改善农村人居环境。

一是开展"三化"靓形象。绿化,栽植树木花卉7万余株;美化,完成农房改造

110户;亮化,维护和新安装了智能路灯,让灯光照亮乡村之夜。

二是开展“四清”除积垢。清垃圾,实现了户分类、村收集、镇转运、区处理;清污水,建成污水处理厂2个,污水实现有效处理;清庭院,彻底改变庭院的脏、乱、差;清残垣断壁,实现房屋的美观整齐。

三是开展“五改”祛陋习。改水,让村民全部用上自来水;改厕,新建公厕4个,改厕400户,全部达到标准;改路,油化了便民路;改圈,实现了畜禽圈养;改厨,彻底改造了农家厨房。

通过人居环境的改善,不断提升群众的获得感和幸福感。

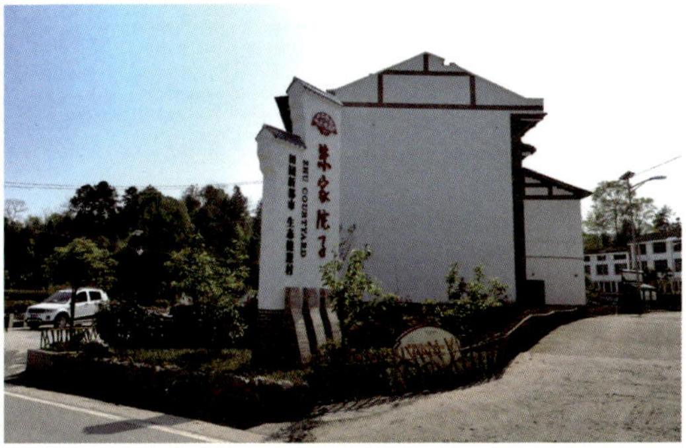

农房美化改造后

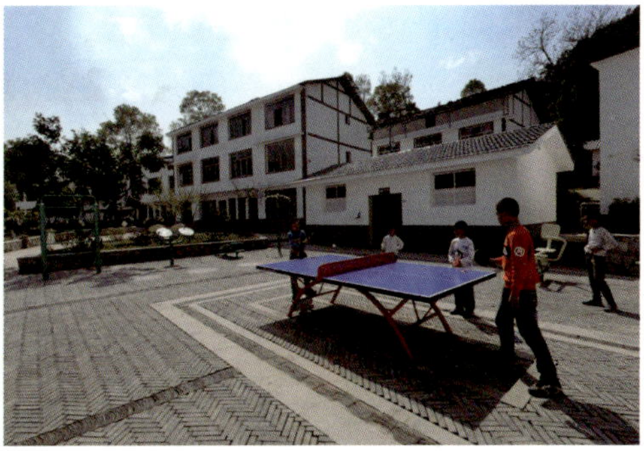

完善公共服务设施后

(二)全面打造健康文化阵地

一是进行村卫生室标准化改造。在村级公共服务中心统一规划设置村卫生室,按照诊断室、治疗室、药房、留观室“四室分离”等标准进行建设,全面更新标识、标牌、标线,按照“填平补齐”的原则配齐村卫生室的诊疗器具,每个村卫生室至少配备具有执业资格的乡村医生2名,为村民提供基本公共服务和基本医疗服务,以孕产妇、老年人、慢性病患者等为重点人群,做好健康随访管理,切实方便群众看病就医。

二是深入开展家庭医生签约服务,按照“1+2+1”的模式(即1名区内二级以上医院的医生+大观镇中心卫生院的医生和护士/公卫人员各1名+1名乡村医生)组建家庭医生团队,针对辖区居民健康状况和需求,提供健康评估、疾病防控、康复指导、中医药治未病等不同类型的个性化签约服务,有效提高群众的获得感和满意度。

三是完善村级健康教育阵地建设。村卫生室设置规范的健康教育专栏,摆放健康资料取阅架,有条件的在留观室安装了电视、布置了健康教育室,定期组织慢病自我管理小组开展健康知识科普宣传活动，并通过健康教育专栏、电视、横幅以及“大观之声”“中江之声”广播栏目等载体，广泛宣传健康知识，倡导健康生活方式，提高村民的健康知识知晓率。

(三)全民开展健康家庭建设

一是营造健康居家环境，筑牢防疫抗疫家庭防线，积极开展爱国卫生活动。以自身家庭院落、房前屋后为重点，营造干净整洁的居家环境，从源头上预防疾病的传播，形成了户户参与、人人争创美丽庭院的良好局面。

二是开展无烟家庭建设活动。以推动居民养成健康生活习惯、践行文明健康生活方式为抓手，大力提倡无烟文化，宣传吸烟危害，鼓励个人戒烟，强化行为干预，使居民积极参与创建无烟家庭，保护家人免受二手烟危害；引导居民认清烟草危害，了解控烟对预防癌症、冠心病、脑卒中、慢性阻塞性肺疾病等的重要性，掌握简要的戒烟干预措施，从而扩大家庭控烟成效，不断提升群众健康水平和社会文明程度。

三是组织开展健康家庭评选活动。对辖区家庭按照健康家庭建设评价指标进行综合评比，给评选出的健康家庭发放含有体重秤、腰围尺、体温计、控油壶、控盐勺、体质指数转盘、“健康素养66条”手册、膳食宝塔挂图等健康元素的健康大礼包，引导居民加强健康管理，极大地激发了群众参与健康社区(村)和健康家庭建设的积极性。

(四)全心引导健康生活行为

大力开展农村居民文明素质提升行动，创新开展“六美家庭示范户评比”“小手牵大手”等专题行动，不断提高居民自我管理、自我教育和自我约束的能力。充分发挥健康生活方式指导员的引导作用，通过健康生活方式指导员亲身示范，带动身边居民做自己健康的第一责任人。同时，以健康生活方式指导员为主力军，邀请乡镇和区级健康教育专家，结合系列卫生主题日活动开展“三讲”，树立健康意识。一是主题宣讲，以村(居)委会为单位，组织专题讲座，围绕“健康素养66条”、健康四大基石等对居民进行系统详细的宣讲；二是院坝会宣讲，走入院坝、深入农户，结合实际，开展个性化的宣讲；三是卫生主题日宣讲，结合卫生主题日宣传、义诊活动进行宣讲。通过“三讲”，引导居民养成健康的生活习惯，引导慢性病高危人群通过强化体育锻炼、合理膳食、戒烟限酒等措施进行自我干预，引导慢性病患者积极参加健康管理服务。

三、工作成效

在南川区委、区政府的主导下，大观镇的健康社区（村）创建工作取得了可喜的成效，其中，成效最显著的是金龙村、中江村。南川区先后投入2000万元，对金龙村和中江村进行了全面改造，受益群众达5277人，居民住房、饮水和交通等基本生活条件明显改善，完成农房改造110户，安全供水率达100%，自然村通畅率达100%；人居环境基本实现干净、整洁、便捷，整洁庭院率达97%，卫生厕所覆盖率达93%，生活垃圾治理率达96%，生活污水处理率达95%；村内道路两边绿树成荫，街道巷道硬化覆盖率达94%；建成了标准化的村卫生室，设置了健康知识宣传栏，定期更换宣传内容，在公共服务中心、乡村旅游点等设置了体育器材，还修建了健康步道，方便群众进行体育锻炼；建立规范的居民健康档案4330份，管理原发性高血压和2型糖尿病患者489人，每年组织村里65岁及以上老年人进行一次健康体检；开展家庭医生上门签约服务活动，签约服务747户；不定期举办健康教育知识讲座15次，向居民进行防病治病知识的宣传教育，发放各种健康教育宣传资料3000余份，提高村民健康知识普及率，据调查，中江村和金龙村居民健康知识知晓率均超过85%。

专家点评

南川区以创建健康促进区为契机，结合改善农村人居环境建设，积极推动大观镇开展健康社区（村）创建活动。以大观镇金龙村、中江村为例，南川区委、区政府投入2000万元创建资金，历经8个月的不懈努力，圆满完成了两个村的人居环境改造任务。在打造美丽宜居新农村的同时，也实现了居民健康素养的提升。金龙村、中江村安全供水率达100%，卫生厕所覆盖率达93%，生活垃圾治理率达96%，生活污水处理率达95%，居民健康知识知晓率超过85%。非常值得肯定的是，南川区在鼓励基层创建健康促进单位时，能够立足基层实际、因地制宜地开展工作，能够动员群众参与其中，出钱出力、自我管理，能够充分利用已有的新农村建设成果，或者与当下正在推进的其他核心工作进行有效的融合，让一项工作呈现出多点开花、齐头并进的良好效果。

（点评专家：黄媛夷）

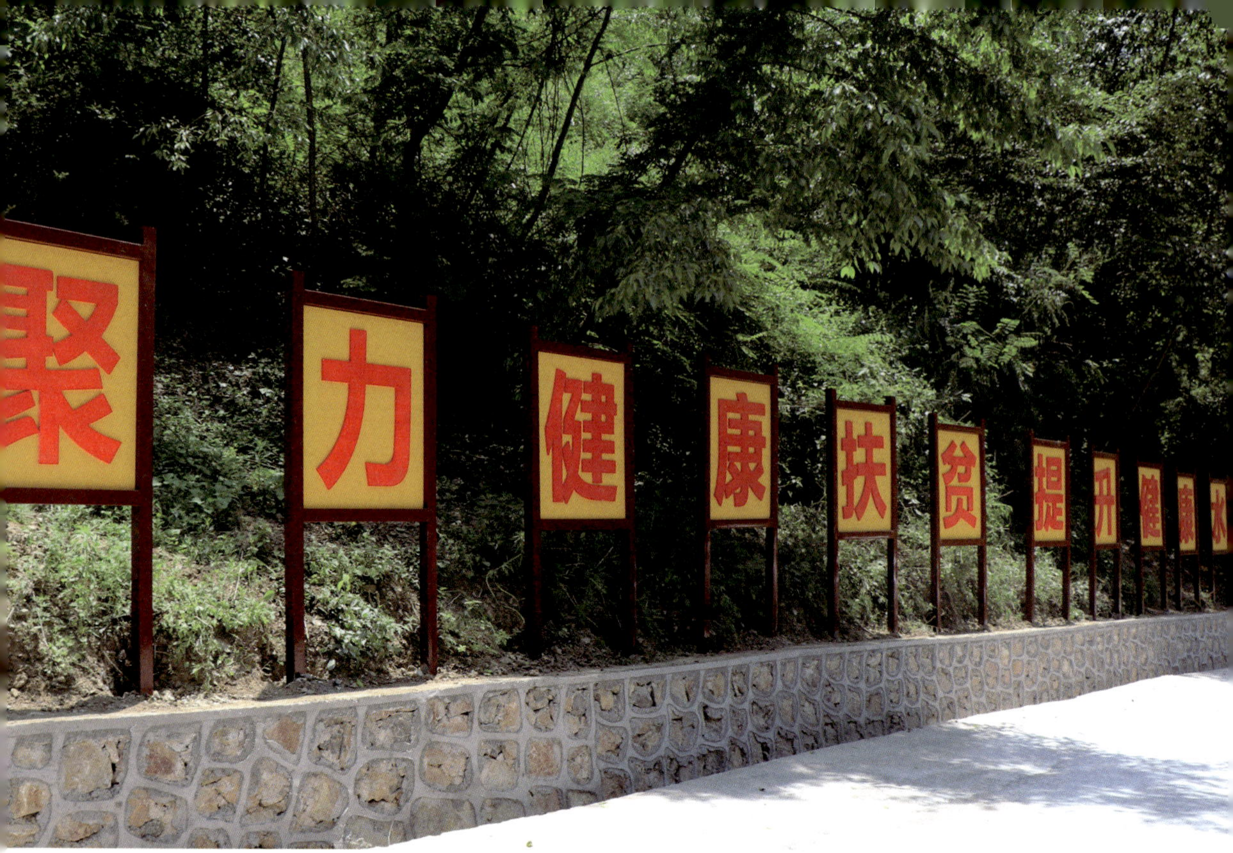

添元素，勤宣讲，提素养，穷乡僻壤蝶变健康镇

——黔江区金溪镇案例

案例概述

随着健康中国建设的深入推进，医疗模式从“以疾病为中心”的生物医学模式转变为“以健康为中心”的心理、社会医学模式。健康教育与健康促进作为医疗卫生工作的基础和先导，是提高全民健康素质的优先战略，对保障广大人民群众健康，推动经济社会和谐、可持续发展具有重要意义。重庆市黔江区2018年成功创建全国健康促进区，同一年，黔江区金溪镇全面启动健康村建设，通过积极整合各方资源，加强部门联动，以健康促进工作为抓手，高位推动健康环境打造，倡导健康生活方式，积极改善居民健康环境，提升居民健康

知识,让居民切身体会到创建的益处。金溪镇居民健康素养水平从2017年的15.2%提升到2020年的20.58%,超过了《健康中国重庆行动(2019—2030年)》目标值(20%),取得了良好的社会效果。

黔江区金溪镇曾是重庆市18个深度贫困乡镇之一,辖区有1个社区、7个行政村,是重庆市卫生健康帮扶集团指定帮扶对象之一。2017年,辖区居民健康素养水平为15.2%,健康素养水平较低,上升空间较大。2018年,按照国家、重庆市开展"健康扶贫"和"贫困地区健康促进三年攻坚行动"相关要求,为了提高金溪镇居民的健康素养水平,增强其自我健康意识,倡导健康生活方式,减少"因病致贫、因病返贫"现象发生,黔江区在金溪镇全域开展健康村建设,植入健康元素,广泛进行健康宣讲,助力脱贫攻坚。现在,金溪镇已经顺利实现脱贫"摘帽",人民生活越来越幸福美好。

一、工作思路

围绕全国健康促进区创建要求,黔江区严格对标对表《健康社区/村评价标准》(2017版),从组织管理、健康环境、健康活动、建设效果等四个方面,在金溪镇8个社区(村)开展创建工作。一是争取领导重视,落实高位推动,部门联动、压实责任、落实保障;二是持续改善健康硬件设施,宣传标语日益完善,健康创建氛围日渐浓厚;三是充分发挥媒体宣传优势,传统媒体与新媒体相结合,定期推送健康知识,快速拓宽了居民的知识面;四是加大骨干队伍培养力度,组建基层医疗卫生机构、镇村干部、扶贫专干相结合的宣传队伍,确保每户至少有1人接受健康指导;五是开展专家团队巡讲,开启"点餐式"健康服务模式,点对点、面对面解决居民不同健康需求。

二、主要做法

(一)强化政府主导

黔江区自2018年成功创建全国健康促进区以来,坚持充分发挥政府主导、部门联动机制,坚持创建班子不散、工作力度不减,为金溪镇持续开展健康单元建设提供了组织保障。金溪镇由镇党委书记亲自挂帅,成立领导小组,镇卫生健康办负责落实健康社区(村)创建工作。8个社区(村)公开承诺建设健康村,将健康村建设纳入村发展规划,明确创建职责,制定改善环境卫生、落实公共场所无烟、养成健康生活方式等促进居民健康的规章制度和相关措施,指定专人负责健康社区(村)的创建工作,定期召开全体村民大会,通过多种形式倡议居民参与创建工作。重庆市卫生帮扶集团、重庆市健康教育所大力扶持,拨付35万元用于保障金溪镇健康社区(村)建设。黔江区疾控中心健康教育所负责提供技术保障服务,定期对创建工作提供日常指导。

(二)广泛打造健康环境

1. 植入健康元素

金溪镇8个社区(村)统一在村主要入口、人口集中地、活动广场等重点路段打造了健康宣传标牌,在交通要道设置了健康标语,各社区(村)卫生室、学校、居民服务中心积极利用宣传栏广泛开展健康教育。制作并安装健康社区(村)标识牌8块,设置宣传专栏16个,设置"四大基石"宣传柱状图像3组、大幅"三减三健"图像2组,修建健康步道1条,配备健康一体机1台,设置其他健康宣传标识牌19块,使居民在生产生活中随时随地直观感受健康元素,在潜移默化中提高健康意识。

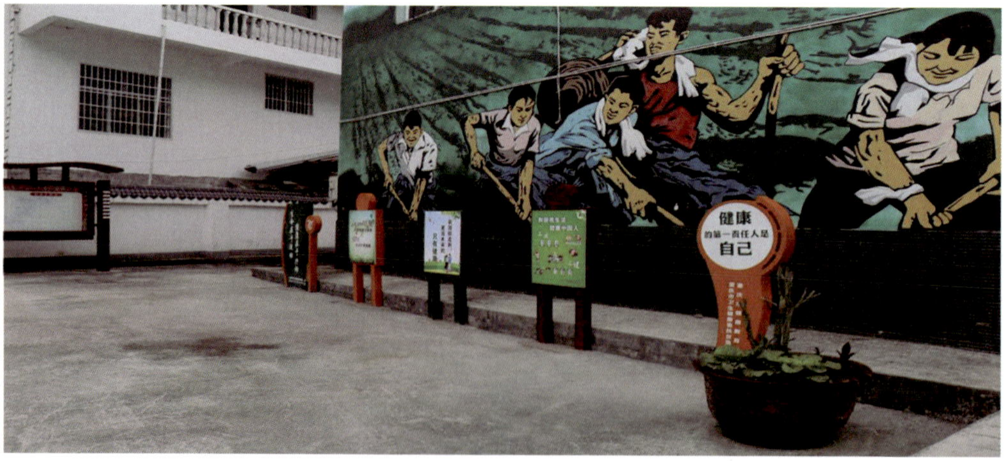

金溪镇设立的健康标识牌

2. 美化生活环境

通过健康社区(村)建设,在全镇范围全面开展自然环境清扫行动:落实专人负责各社区(村)居环境管理,坚持日巡查、月考核制度;充分调动保洁员、网格员的工作积极性,使其坚守工作岗位、履行工作职责,保证各社区(村)保洁的常态化;同时定期清理各社区(村)的卫生死角,积极做好环境卫生综合整治。8个社区(村)整体环境干净、卫生,做到了垃圾日产日清,厕所100%安装了洗手设施。

3. 注重人文关怀

随着群众健康理念的不断更新,其健康需求也日益增加。金溪镇各社区(村)公共服务中心建立了群众大舞台,设置了健身场所,增加了体育锻炼设施,不断丰富群众文化体育生活;为老年人配置了眼镜、拐杖、助听器、简易呼叫设备,体现了对老年人的关爱;对艾滋病人实行“四免一关怀”,做到健康关怀不漏掉一人。

(三)普及健康知识

1. 坚持专业队伍引领健康宣传服务

一是成立由村委会牵头,村医、指定村干部为成员的骨干宣传队伍,落实对每个家庭至少1名家庭成员进行培训,使其掌握健康知识的工作制度;二是村医提供慢病随访管理、家庭医生签约等服务,对患有脑血管病、高血压、糖尿病、慢阻肺、类风湿关节炎等慢性病或地方病的患者开展个体化健康教育,有针对性地普及健康知识,确保健康宣教深入千家万户;三是落实专兼职人员定期开展健康知识讲座、更换健康专栏、发放健康宣传材料等工作,全面提高居民健康素养水平。

2. 坚持开展多种形式的主题宣传活动

一是8个社区(村)每年至少组织4次健康知识讲座,建立人人参与健康教育活动的浓厚氛围,促使广大居民自觉养成良好的健康行为习惯;二是结合地区风俗文化,利用百姓大舞台,每年至少组织4次健康主题宣传活动;三是利用“健康小屋”,开展慢性病、地方病等重点疾病筛查,定期为居民提供健康自测和健康指导,落实疾病早预防、早发现、早治疗。

3. 坚持倡导无烟生活理念,营造无烟环境

结合每年“5·31世界无烟日”宣传活动,提升居民对烟草危害的认识。8个社区

(村)100%实行室内公共场所、工作场所禁烟,建筑物入口处、会议室、厕所、楼梯等公共场所均张贴了禁烟标识,倡导大家共同营造无烟健康环境。

三、工作成效

(一)突出重点,以点带面,着重打造望岭健康小区建设

以望岭健康小区为试点开展先行先试,金溪镇为望岭健康小区集中注入形式多样的健康元素,配置健康设备,充分利用该小区的健康教育活动室开展各类健康知识讲座,发挥望岭小区以点带面的健康宣传辐射示范效应,逐步带动全镇其他7个社区(村)进行健康村建设。

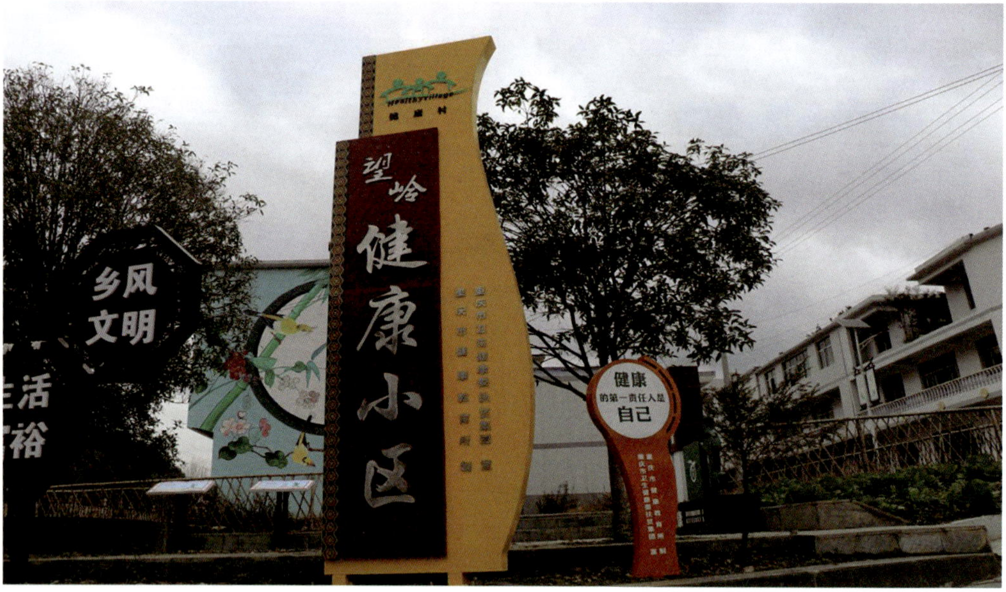

望岭健康小区

(二)整合资源,开展"点餐式"健康宣传

成立健康促进与健康科普专家团,发挥多学科、多专业的综合优势,结合乡镇居民具体健康需求,精准制定健康知识普及政策,合理利用技术资源提供点对点、面对面的健康巡讲及现场答疑,让群众享受"点餐式"健康宣传服务。2020年,金溪镇居民健康素养水平达20.58%,比2017年增长了5.38个百分点。

(三)因地制宜,让乡音广播更接地气

针对农村地区居民文化程度不高、语言差异较大的具体情况,金溪镇用当地方言录制了《卫生健康知识要知晓》《呼吸道传染病防治》《控烟戒烟》等健康科普宣传音频,利用社区(村)固定广播点与流动宣传音响平台分时段反复播放,让宣讲更接地气、更深入人心,群众对健康知识的知晓率不断提升。

专家点评

重庆市黔江区聚焦金溪镇实际,因地制宜,将健康社区(村)建设作为乡村建设的重要载体,形成了政府主导、各级部门通力协作、骨干队伍引领、专家团队巡讲的建设氛围。金溪镇紧紧抓住健康村建设机遇,大力促进人居环境改善,推进健康支持性环境建设,一大批硬件设施提档升级,推进健康知识普及等系列健康促进行动深入开展,居民生活方式不断改善,防病能力不断提高。金溪镇居民健康素养水平从2017年的15.2%提升到2020年的20.58%,金溪镇成为真正宜居的健康乡村。随着健康中国重庆行动的深入实施,围绕全力构建满足人民群众对健康生活需求的幸福图景,黔江区的经验值得我们学习借鉴。

(点评专家:张楠)

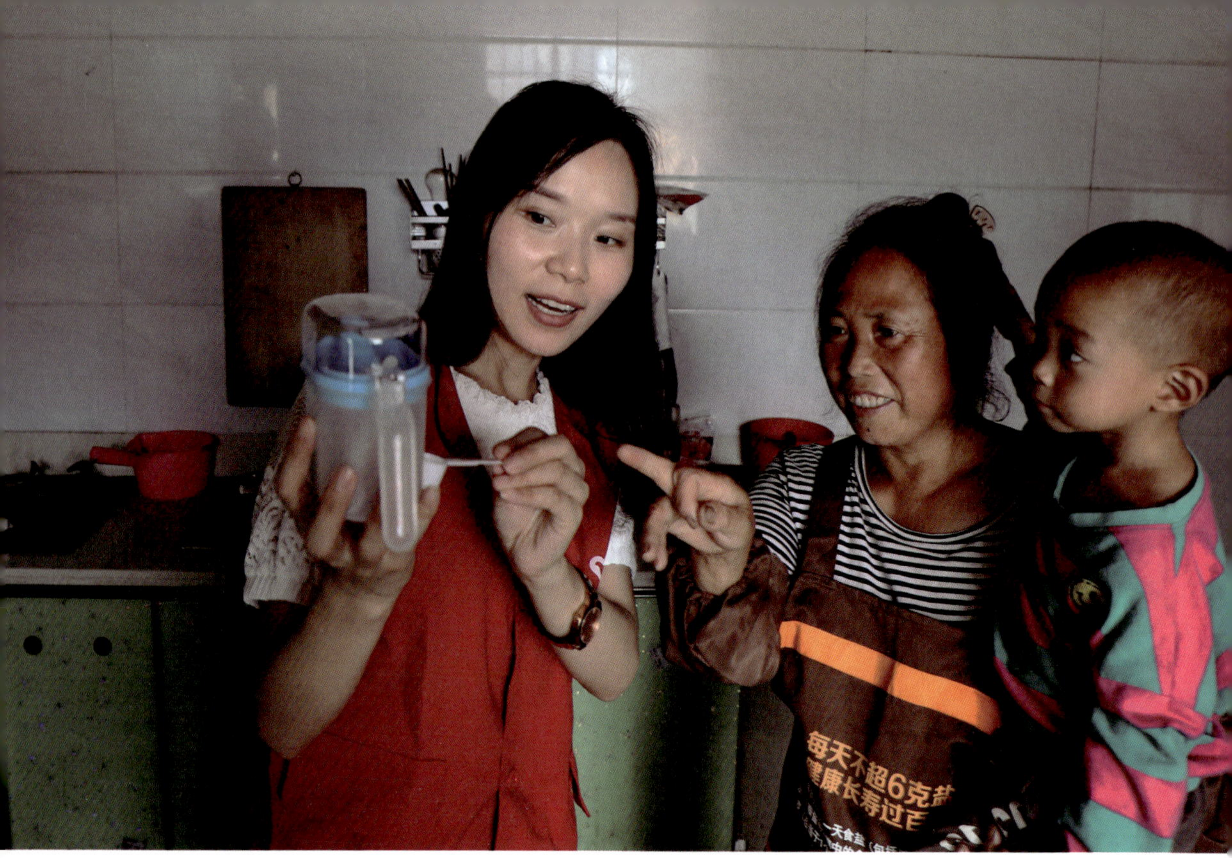

秉持“五乐”理念，开展健康社区建设

——黔江区城南街道青坪社区李家溪小区案例

案例概述

黔江区城南街道青坪社区李家溪小区以街道和社区引导、社工介入、辖区居民全员参与的小区治理模式为基础，秉持小区综合治理取得实效的“五乐”理念，融入健康促进策略，全方位开展健康社区建设。通过健康社区建设，李家溪小区健康环境显著改善，居民健康生活方式逐步养成，小区更趋和谐稳定，成为“迁得来、住得下、过得好”的健康社区。

一、背景介绍

(一)基本情况

黔江区城南街道青坪社区李家溪小区是因青杠工业园区建设而形成的拆迁农民集中安置小区,有居民901户,3351人。小区居民原属青坪、菱角、香水、牛郎、一心5个社区,人员结构复杂、生活习性各异,加之生活环境改变、土地征收后心理变化等因素,一度矛盾纠纷突出,社会治安问题凸显。

(二)"五乐"理念

黔江区城南街道党工委、办事处积极探索基层社会治理新模式,为将李家溪小区建成"迁得来、住得下、过得好"的社区,努力推行"五乐"理念。所谓"五乐"是指:乐学——乐学修身、文明心智;乐居——乐居健身、陶冶情操;乐业——乐业炼身、勤劳致富;乐善——乐善养身、共话天伦;乐和——乐和颐身、幸福人生。

(三)预期目标

李家溪小区健康建设的预期目标是:居民矛盾纠纷数下降50%,成人吸烟率低于全市平均水平,经常参加体育锻炼人数比例达到30%,居民对健康社区建设的知晓率达到90%。

二、主要做法

以街道和社区引导、社工介入、辖区居民参与的小区治理模式为基础,秉持"五乐"理念,开展健康社区建设,提高居民健康素养水平和自我保健能力。

(一)健全机构、加强保障

李家溪小区隶属青坪社区。青坪社区成立由社区书记任组长的健康社区工作领导小组,并安排专人负责。领导小组将健康社区建设纳入年度工作计划,并建立了大扫除、工间操和控烟奖惩等制度。这些做法为健康社区工作提供了组织和制度保障。

(二)融入"五乐"、共享健康

1. 乐学——乐学修身、文明心智

(1)普及健康知识。

每季度邀请社区卫生服务中心医生到李家溪小区举办内容丰富的健康教育讲

座,讲座结束后还为居民提供免费健康咨询和健康检测。小区每两月更新一次健康教育宣传专栏,定期开展健康教育主题活动,发放健康教育宣传资料,提高居民健康意识,引导居民形成健康行为,倡导文明健康生活方式。

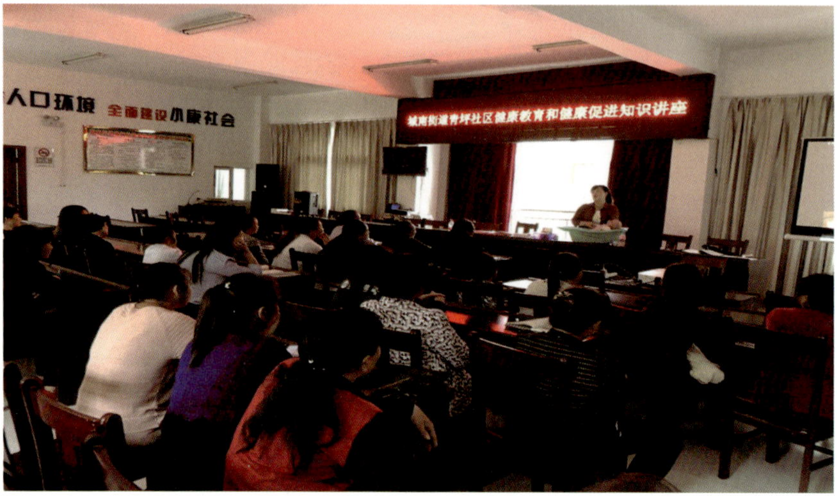

青坪社区为辖区居民开展健康知识讲座

(2)打造科普阵地。

李家溪小区新建了文化服务中心,配备了图书馆、科普文化馆等,全年免费开放,使其成为居民自主学习的“好帮手”和增加科学知识的“加油站”。组织开展全民读书月、文化礼仪培训等活动,让小区居民成为健康活动和文化活动的组织者、参与者、受益者,不断提升居民的健康素养和文化素质。

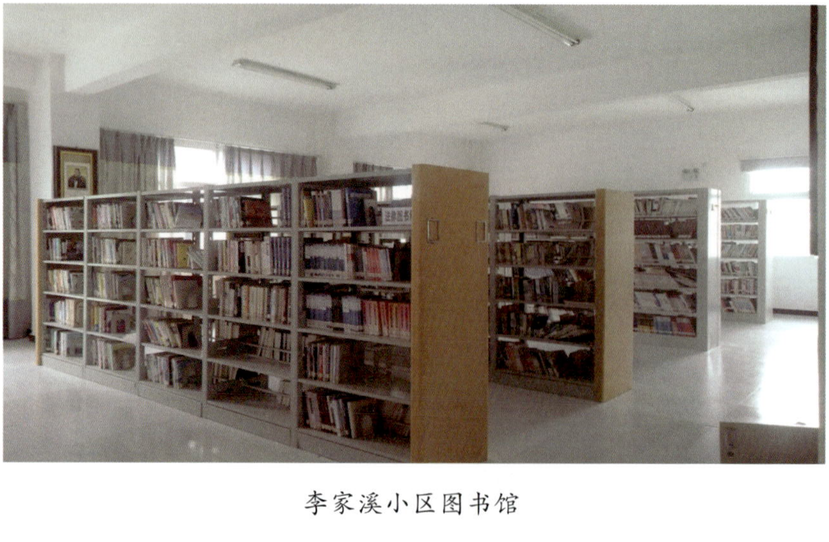

李家溪小区图书馆

2. 乐居——乐居健身、陶冶情操

(1)设立健康小屋。

健康小屋配备了体重仪、血压仪、体温计等设备,免费提供体重、血压等10余项健康指标检测,便于群众日常监测身体状况。健康小屋由专职人员运营管理,为居民点对点提供服务和健康指导,引导群众做好自我健康管理,做到疾病早预防、早发现、早干预、早治疗。

(2)打造健身阵地。

依托小区的文化广场和健身广场,打造居民休闲健身好去处。在文化广场内,小区经常性地开展送电影、送文化等主题活动,丰富了小区居民的精神生活。小区的健身广场配备了10余种健身器材,满足了小区居民的健身需求。

通过以上措施,完善了健康环境建设,将小区打造成了居民乐居之所,在李家溪小区里,居民既能根据自己的需要健身,又在关注健康、锻炼身体的同时陶冶了情操。

3. 乐业——乐业炼身、勤劳致富

(1)法治楼宇建设。

建立了安全责任工作机制,小区楼栋实现网格化管理,设立视频监控室和治安亭,配备电动巡逻车,4名夜巡队员和20名楼栋长具体负责小区安全,真正实现了人、物、技三防结合。小区还通过用法治标语装点楼道、让法治宣传品进居民家和举办法治大讲堂等方式普及法律知识,并由社区居委会牵头,通过讲、议、评、管四大步骤,使社区居民劳动起来,参与进来,以楼栋为基本单位,议出最佳方案,评出平安细胞,实现自主安全管理。

(2)严格落实控烟工作。

小区楼道、花园等公共场所均张贴了明显的禁烟标识,各楼栋设置了吸烟区,小区宣传栏每期必有控烟知识。控烟监督机制到位,成立了由保安和保洁员组成的控烟督导巡查队伍,经常性地抽调社区居民加入巡查。每月定期开展巡查,小区乱丢烟头、聚集在过道抽烟等行为明显减少,小区环境得到有效改善。

治安的改善、生活环境的良好变化,保障了小区居民的安居乐业。一方面,居民们主动参与到控烟巡查和小区的各项志愿活动中来,为小区服务,为建设美丽健康小区贡献力量;另一方面,安全健康的居住环境也使居民们生活更加舒心,他们都乐意以自己的勤劳为社会作出更多的贡献。

4. 乐善——乐善养身、共话天伦

(1)落实免费公共卫生服务项目。

每年定期在小区设检查点,方便居民享受宫颈癌和乳腺癌筛查、女性生殖健康检查、老年人体检等免费公共服务项目服务。项目工作人员讲质量、重反馈,同时开展科普宣传,提高居民对免费公共服务项目的知晓率,提升居民的满意度,增强居民的获得感。

(2)落实家庭医生签约服务。

医务人员定期深入文化广场开展家庭医生签约服务,为慢性病、大病、精神残疾等患者提供一对一的健康管理服务,还为行动不便的患者提供上门服务,有效搭建"医—患"感情桥梁,与患者共筑健康家园。

(3)成立社区互助小组。

互助小组是由街道牵头,小区居民自愿加入,以"邻里之间互帮互助"为宗旨的组织。小组成员定期对弱势家庭进行帮助,每逢中秋、国庆、春节等法定节假日,小组成员自发组织吃团圆饭活动,邀请所有居民共同参与。

李家溪小区通过改善医疗服务,为居民的身体健康保驾护航;通过成立互助小组,使弱势家庭感受到社会的温暖。和谐的小区氛围,让居民们在相处的过程中拉近了距离,建立起和睦的邻里关系,感受到一种大家庭的天伦之乐。

5. 乐和——乐和颐身、幸福人生

打造"和气小屋""和事佬超市",化解邻里矛盾。社区干部深入挖掘传统文化精髓,围绕"和为贵"的理念,打造了温馨、舒适、优雅的"和气小屋"。选聘15名在当地有威望、有说服力、有基层工作经验、有一定法律知识的人员(包括社会贤达、基层干部、司法干警等)组成"和事佬超市"。矛盾纠纷当事人可自选"和事佬"作为调解员,在"和气小屋"化解矛盾。采取这种方式,能畅通民意表达渠道,及时消除不和谐因素,有效化解社会矛盾,推动社区法治建设,从而提升居民自治的"主导力、有效力、组织力、协调力、整合力",实现小区居民自我服务、自我教育和自我管理,取得了"微治理撬动大格局"的成效。"和气小屋""和事佬超市"自建成以来,已成功调解各类矛盾纠纷300余件。邻里矛盾少了,居民自然心情舒畅,身心得到颐养,幸福感明显增强。

三、工作成效

(一)健康环境显著改善

小区健康环境的改善和健身设施的完善,为小区居民践行健康生活方式提供了条件，丰富了小区居民体育锻炼的方式，健身器材使用率逐年攀升，小区居民对健康社区建设的知晓率超过90%。

(二)健康生活方式逐步养成

通过健康社区建设，李家溪小区各项健康指标均达到预期目标。截至2018年，经常参加体育锻炼的小区居民比例达到30%，成人吸烟率同比下降5个百分点，小区居民逐步养成了健康文明的生活方式。

(三)社区氛围和谐稳定

小区居民纠纷数下降50%，纠纷调解质量明显提升，调解成功率达100%。小区建成了二星级调解室，青坪社区也被命名为"青少年零犯罪社区"，居民健康平安与社区和谐稳定相辅相成、相得益彰，共同谱出一曲邻里和睦、健康文明、乡村善治的和谐乐章。

专家点评

黔江区城南街道青坪社区李家溪小区在健康社区的创建过程中，将现有的管理模式和"五乐"特色理念有机结合、健康促进策略和健康社区的各项建设指标有机结合，产生1+1>2的健康生命力。他们在乐学、乐居、乐业、乐善、乐和中分别加入健康科普、健康设施、健康环境、健康服务和心理健康的全新诠释，把健康小屋、群众健身活动、控烟、公共卫生服务项目、家庭医生签约服务、健康知识讲座、健康主题活动等健康促进工作零距离呈现在居民面前，让居民有更多的认同感和获得感。秉持"五乐"理念的健康社区建设，让李家溪小区经常参加体育锻炼的居民比例达到了30%，成人吸烟率同比下降了5个百分点，居民纠纷数下降50%，呈现出邻里和睦、健康文明、欣欣向荣的气象。

(点评专家：伍颖)

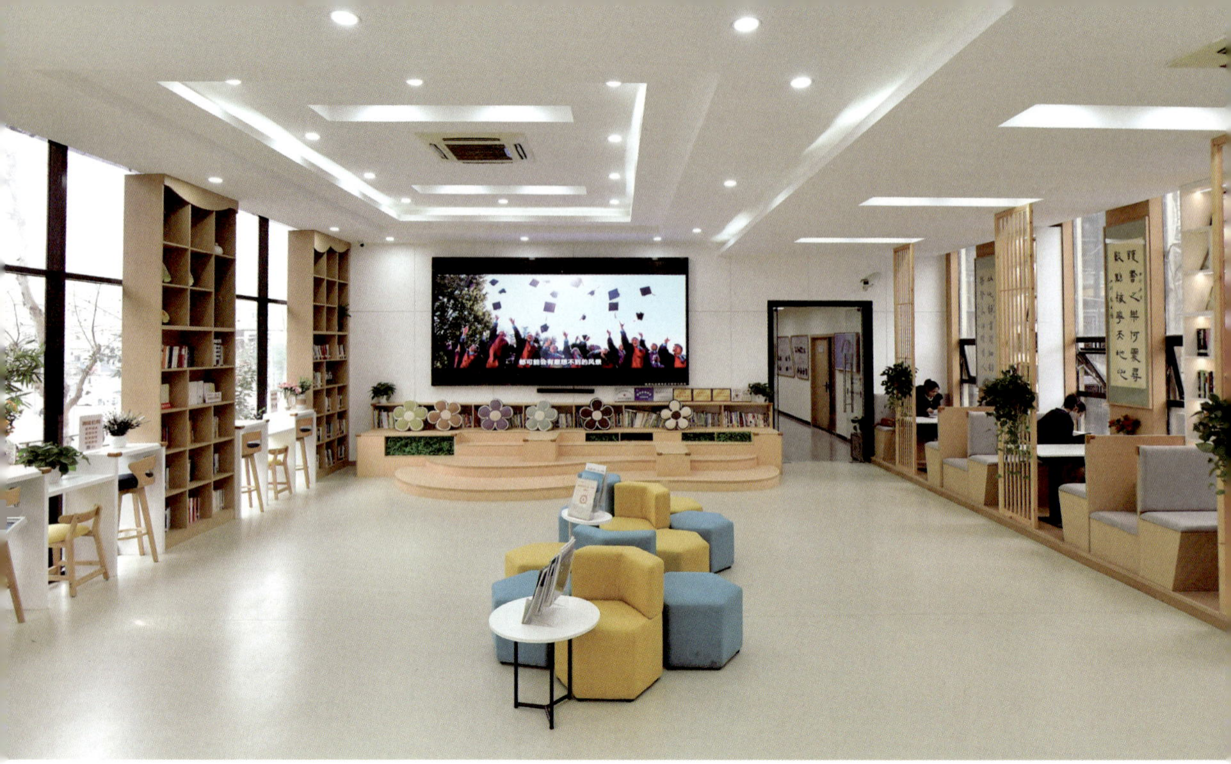

“五大行动+特色引领”助力健康社区

——南岸区长生桥镇同景社区案例

案例概述

同景社区是重庆市南岸区长生桥镇的下辖社区，成立于2010年10月，地处长生桥镇北面，辖有同景国际、中铁山水天下、普瑞花园等15个小区，社区总人口24 820人，有居民小组17个，专职工作人员10人。长生桥镇党委、政府坚持党建引领，着眼群众普遍需求，主动回应群众关切，统筹辖区资源，调动各方参与，在同景社区系统开展健康“五大行动”，探索以“健康同景·共同愿景”为主题的健康社区建设。社区建成一站式服务平台、电子阅览室、图书室、书画室、健身室、民情议事厅、警务室等共计1350平方米的社区管理服务站点，不断满足人民日益增长的美好生活需要。

一、主要做法

(一)健康素养水平提升行动

同景社区借力中国农工民主党南岸区委的资源优势,统筹南岸区女子强制隔离戒毒所、辖区派出所、医院、中小学、物业公司等社会单位,以社区“市民大讲堂”为载体,打造“健康服务团”,通过“固定课堂+流动课堂+微课堂”“线上+线下”“常设+定制”“平时+周末”等多元形式,常态化开展居民普遍关心关注的健康教育;着力培育发展居民能参与、愿参与、乐参与的各类社会组织、自治组织、志愿者队伍、文体队伍,开设心肺复苏、骨骼健康、血脂管理、太极养生等健康教育体验课程;依托“同心艺术团”,定期开展“看‘健’同景·遇‘健’幸福”系列活动以及其他各类文体活动。多形式、多渠道普及健康科学知识,提升居民健康素养。

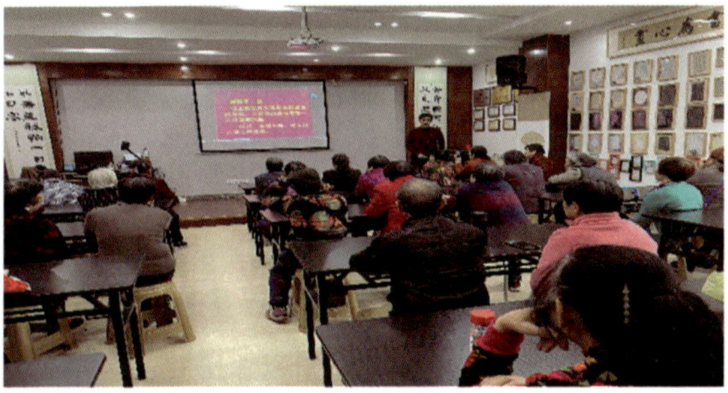

同景社区定期开展健康知识讲座

(二)健康行为引导行动

一是整合健身场馆、小区内外、辖区学校等的硬件资源,打造家风家训文化长廊,保障居民健身有场地、健康生活有氛围。

二是组织开展“四季主题”活动、俏夕阳合唱、时装走秀、邻里小剧场等文体活动,让居民各得其所、乐在其中。

三是推行治安联勤联防、防灾减灾演练、建设食品与药品安全示范店(街)等利民举措。

四是新建集健康监测、家庭保健、康复治疗为一体的健康体验馆。

通过一系列健康行为引导行动,引导居民形成自觉自律、科学文明的健康生活方式,促进居民的身心健康。

(三)健康服务关爱行动

通过集中宣传、个别探访、定制服务等途径,不断优化低收入群体健康服务、计生和妇幼服务、残疾人康复服务、居家养老服务及社区卫生服务等,重点关注低收入者、妇女、儿童、残疾人、老年人等重点人群的健康问题。

(四)健康环境保障行动

协调政府部门、群团组织、社会组织、社会单位等各方力量,统筹健康设施布局,维护社会公共安全,有效保障宜居生活环境,完善健身场地和食品药品安全、道路交通安全设施设备等,形成多层次、多元化的健康社区共建共享格局。

(五)健康生活全民行动

通过创造条件、搭建平台,引导居民积极参与小区自治事务、群众文体活动、社会公益活动等,形成"大事小事"居民有序参与、文化活动全民参与、公益服务居民踊跃参与的良好局面,推动健康生活人人参与、人人尽力、人人享有。

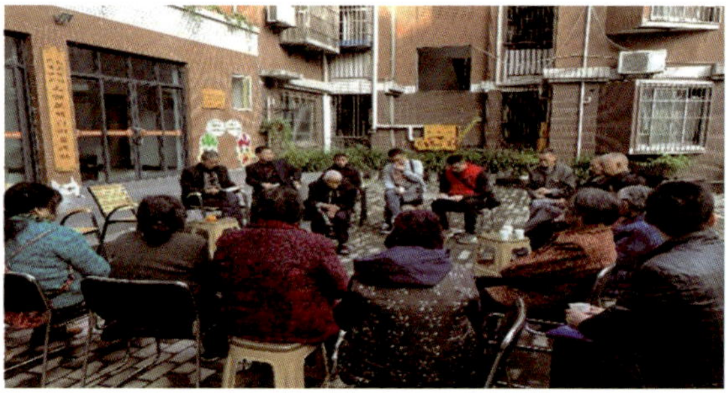

院坝会讨论小区事务

(六)特色健康教育活动

以健康社区为抓手,将心理健康融入健康五大行动(健康素养水平提升、健康行为引导、健康服务关爱、健康环境保障、健康生活全民行动),坚持以问题为导向,以人民需要为导向,通过资源链接,提供一对一心理疏导服务,针对职业人群和学生群体分别开展心理测试,根据测试结果给出相应的心理指导和建议。同时,还建立了心理自助小屋,设置了沙盘、减压舱、心理自助系统,定期举办沙盘辅导体验活动。通过个人辅导、团体活动、心理自助等,逐步提高居民的心理健康素养,营造积极向上的和谐社区氛围。

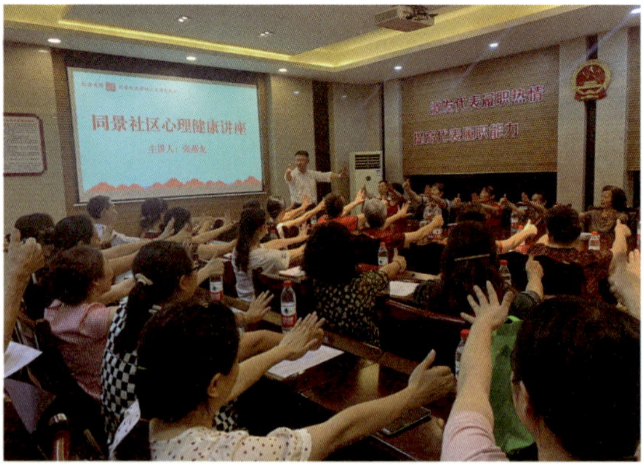

同景社区定期开展健康知识讲座

二、工作成效

(一)社区健康文化氛围更浓厚

经过2018年、2019年两年的创建,同景社区现已建成同景健康主题公园、通江大道健康步道、香溪路健康一条街;在社区辖区主次干道、重要交通节点及物业小区围栏等附近,设置了富有文化底蕴、生动活泼、群众喜闻乐见的健康主题雕塑小品80余处;实现健康知识专栏小区全覆盖。形式丰富的健康宣传使社区健康观念逐步深入人心,健康文化氛围渐趋浓厚。

(二)社区居民参与更踊跃

社区健康活动形式丰富、质量较高、趣味性强,不同层次需求的居民都积极参与。居民有去处、有乐处,增进了交流,融洽了感情,参与活动的主动性显著提高。2018—2019年,社区居民参加各类活动1.3万人次,同比增加44%。

(三)社区服务居民更精细

通过健康社区创建活动,同景社区积累了从不同角度、不同层面提升服务水平的经验,促进了自身服务的精细化,让居民在家门口就能享受全面、优质的公共服务。

(四)社区党组织更有感召力

同景社区党委在创建工作中始终坚持"定向导航",注重发挥好小区支部和党员的骨干带头作用,发挥好居民积极参与共建共享的主体作用,发挥好社会单位共驻共建的协同作用,协调解决辖区多个小区涉及居民切身利益的问题,为群众办实事、办好事,广大居民对社区的认同感、归属感、获得感、满意度大幅提升,社区党组织的凝聚力、向心力和感召力显著增强。

(五)社区平台优势更明显

创建过程中,同景社区通过农工党"四个一"(一个讲堂、一个心肺复苏健康志愿团、一个健康体验馆、一个社情民意收集站)平台推进健康同景建设,100名志愿者开展了内容广泛的健康知识普及活动，影响带动更多居民学技能，为社区居民有效解决问题，真正做到了让活动“实”起来，让居民“健康”起来，平台优势凸显。

三、工作体会

如今，长生桥镇同景社区进一步搞好健康社区建设工作“回头看”，按照建设健康促进区的目标，紧扣健康主题，进一步创新工作机制，扎实推进健康社区创建工作。同景社区为建设健康促进区作出了应有的贡献，真正使居民群众能在小区享受到更好的健康服务。

专家点评

社区是城市管理的最小单元，社区管理服务体现出一个地区的基层治理能力。南岸区长生桥镇同景社区牢牢抓住“健康素养水平提升、健康行为引导、健康服务关爱、健康环境保障、健康生活全民行动”五大行动和“健康教育”一个特色引领，既抓好了面上的工作，又突出了改革创新，满足了社区居民多方面的健康服务需求。

（点评专家：何于一）

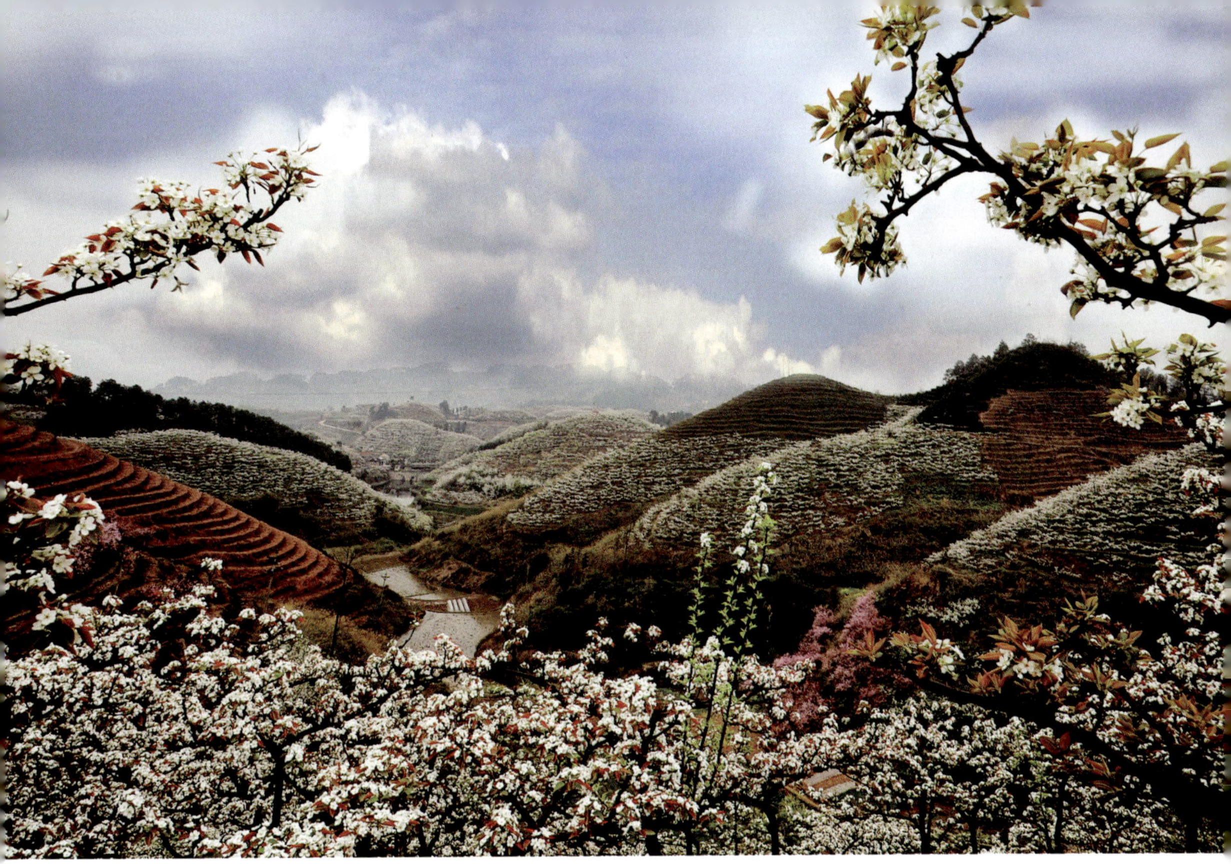

多方联动，革新引领，铸就乡村美景

——万盛经开区万东镇五和村案例

案例概述

在健康中国战略的指引下，在万盛经开区党工委、卫生健康局、镇党委、镇政府的全力支持下，近年来，五和村立足村情、积极作为，以乡村振兴、乡村旅游与道路交通建设为契机，以人居环境、医疗基础设施建设，生产方式转变为重点，以提升居民健康素养，加强健康社区建设、公共体育场所建设，协调乡村发展为主导，将五和村逐步建设成为健康美丽的乡村典范。

一、背景介绍

万东镇五和村地处万盛城区西北面,面积8平方公里,东接新田村,南接六井村,西邻金兰小桃园,北靠青山湖,距万盛城区6公里,全村共有14个农业合作社,5个农民专业合作社,农户510户,1671人,常住人口约500多人。从前,五和村发展滞后,交通闭塞,条件落后,基础设施不足,群众健康意识较差。2014年,五和村被确定为国家级贫困村。

二、主要做法

健康社区建设是关系农民群众生活品质改善的重大民生工程,是改善农村面貌、美化乡村环境的有力举措,符合五和村实际,体现了群众的期盼。近年来,五和村将健康村建设作为贯彻落实乡村振兴战略的重要抓手,坚持以人民为中心,牢固树立"大健康、大卫生"理念,在区党工委的坚强领导下,在万东镇党委的指导关心下,群策群力、共建共享,走出了一条独具五和特色的健康村建设之路,其全民健康工作迈出了坚实步伐。

(一)坚持因地制宜,高位擘画健康蓝图

1. 强化组织领导

万盛经开区政府高度重视五和村的发展,成立了区、镇、村三级领导小组,定期召开协调推进会议,全力推进健康村创建工作,把五和村作为区、镇主要领导联系帮扶村,区党工委书记、管委会主任、镇党委书记、镇长等主要领导多次进行专题调研,为五和村的发展指明方向。

2. 完善顶层设计

为切实做好乡村振兴工作,万东镇党委、政府结合五和村实际编制了《五和村2019—2021年乡村振兴实施意见》,以建设全市乡村振兴示范村为总目标,建立完善资金保障、招商引资、利益联结、人才培育、组织保障等五类机制,展现五和村家庭和睦、邻里和乐、事业和顺、生态和美、乡村和谐的乡村振兴新风貌;践行"绿水青山就是金山银山"的发展理念,加强旅游设施建设,开展丰富的宣传活动,通过休闲乡村旅游推进发展致富之路。

3. 健全保障体系

严格落实"将健康融入所有政策"的要求,万盛经开区党工委办公室、农林局、商务委、总工会、卫生健康委选派优秀干部全脱产驻村,深入调研,找准五和村致贫

原因,为五和村的发展出谋划策;党工委、农业农村委、商务委、交通局、总工会、卫生健康委、旅投公司等十多个单位通力协助,给资金上项目,为五和村插上腾飞的翅膀。

(二)着力培育提升,全面做靓健康环境

1. 强化综合治理

从人员、物资、制度、管理四方面下功夫,把环境综合整治作为健康促进的重要内容。强化保洁力量,成立13人的专职保洁队伍,分片进行常态清扫保洁。配齐配强保洁工具,全村共配置垃圾转运箱9个,大垃圾回收桶100个,为农户发放垃圾桶1012个,垃圾袋上万个。建立健全保洁机制,建立了清扫保洁、保洁人员管理等相关制度;将环境卫生纳入村规民约,与农户签订“门前三包”责任书;全村上下共同参与整治柴草乱堆、家禽散养、乱牵乱搭、垃圾乱堆等“十乱”现象,为百姓免费发放树脂瓦约200张,钢丝网600米,治理柴草乱堆乱搭400余处,实现家禽圈养100余户,拆除乱搭乱建50余处,清运处理陈年垃圾100余吨。开展垃圾分类治理,设置垃圾分类桶1112个,建立可回收垃圾收集站1处,为堆肥垃圾建设2个沤肥池,配备垃圾分类指导员1名,开展垃圾分类治理培训会20余场,设置宣传展板20余块,发放宣传资料1000余份。

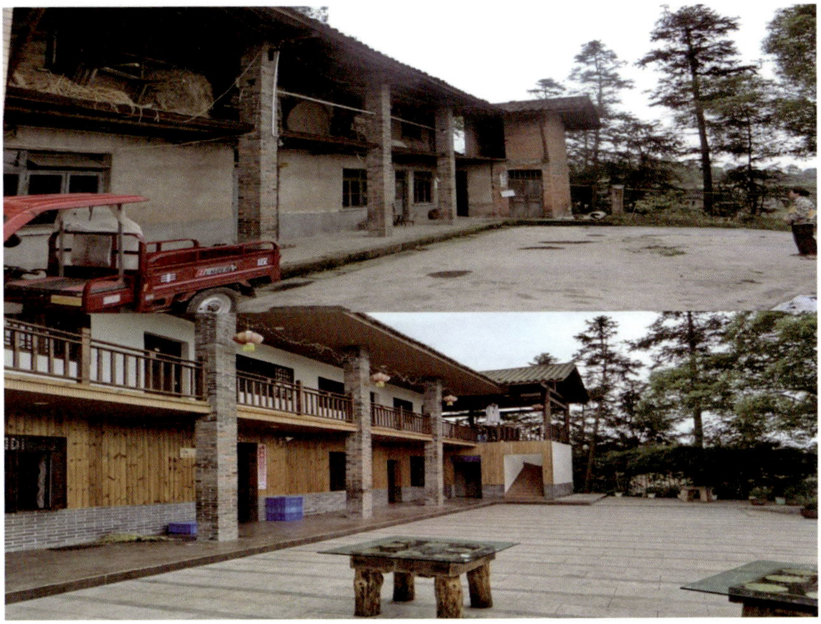

村民房屋改造前后对比图

2. 打造宜居环境

坚持“绿水青山就是金山银山”的发展理念,全力打造宜居环境。完成联丰公路、会厂湾等7条社级公路建设,在14个合作社新建生产生活便道55公里;新建蓄水池和提灌站,实施渠系拓宽和山坪塘改造工程;实施民宿民居改造和污水集中处理工程,推进农户卫生厕所改造、饮水管网改造和天然气安装工程,建设微型花园、彩色健身步道等;建成便民服务中心办公楼、文化广场,修建公共厕所(农村厕所改造)、文化长廊、文化戏台,在梨园景区安装休息座椅等旅游服务设施,村级公共服务能力大幅提升。

3. 建设卫生设施

建设标准乡村卫生医疗站,村卫生室成为五和村基本公共卫生服务、家庭医生签约、健康扶贫的有力服务平台。在这里,群众可以享受到免费的血压、血糖测量,健康指导等服务。

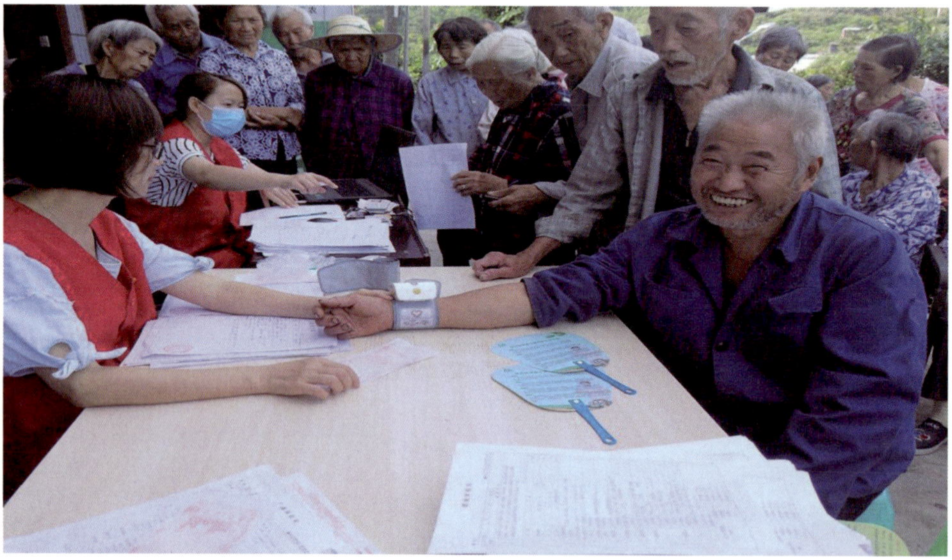

五和村为老年人做健康体检

(三)注重整合力量,稳步提升健康素养

1. 深化健康教育

利用宣传栏和形式多样、丰富多彩的健康宣传活动,广泛开展控烟宣传。健康教育小组成员上门发放有关资料,进行控烟宣传;针对老年人、妇女、青少年及外来人口等重点人群举办健康知识讲座,为其健康理念的树立提供助力;征订有关健康

的报纸杂志,开展读报活动,增强居民的卫生健康意识。与西南科技大学理学院结成对子,让五和村的儿童在寓教于乐的氛围中学习健康知识,寒暑假期间,组织辖区内的大学生志愿者对留守儿童进行课业辅导活动,体现人文关怀,培养留守儿童的健康心理。

2. 打造文化阵地

健康促进要有吸引力,阵地是关键。万盛经开区结合五和村的文化特点,通过概念植入、凸显特点、氛围营造等方式,斥资50万元打造五和村文化阵地。每年都组织开展“五和梨花文化旅游节”庆祝活动,将梨园文化与传统戏曲无缝衔接,给群众送上视觉盛宴。

3. 改变生活方式

以“健康强村”为建设载体,不断加大对健身载体和站点的建设,建成彩色健身步道等设施。开展“全民建设日”活动,定期举办运动会、广场舞等活动。成立健康教育工作专业网络团队,扎实开展健康教育进院坝、进家庭活动,普及健康饮食知识,邀请医学专家来村举办健康讲座,村民健康技能得到显著提升。

三、工作成效

在齐头并进、奋力发展的这几年,在各级党委、政府的坚强领导下,五和村各部门通力协助,干部群众撸起袖子加油干,五和村的基础设施、人居环境、健康保障设施、村容村貌都得到了极大的改善,面貌焕然一新。

(一)产业发展提档升级

万盛经开区以将五和村建设成全市乡村振兴示范村为目标,打造了万金公路、联丰公路两条经济带,建成五和梨园、支子沟、苦竹沟三大产业板块,巩固“五和果”、“五和鱼”、“五和菜”与“乡村旅游”四大产业抓手;以举办“五和梨花文化旅游节”为纽带,以建设青山湖湿地公园为契机,带动村民种植并管护好梨园1200亩,同时种植樱桃、葡萄、杨梅等特色经果林400亩,建成标准化清水鱼垂钓基地2个,建成蔬菜大棚4个,展现出了五和村的独特魅力。

(二)乡村旅游助力增收

五和村围绕乡村旅游,完成梨树改种300亩,培育特色经济作物樱桃100亩、杨梅100亩、红心猕猴桃50亩等,建成清水鱼塘100亩,培育农家乐10家,每年为村民增收15万元以上;“五和梨花文化旅游节”“青山湖国际健康跑步节”等活动的举办,大大提升了五和村的知名度,五和村先后获得全国美丽乡村建设试点村、市级文明村、重庆市生态文化村、重庆市十佳踏青胜地等荣誉称号,“五和梨花文化旅游节”被评为重庆最具影响力的乡镇节庆,五和梨园被授予“重庆市戏剧家活动基地”等荣誉称号。

(三)健康建设成效明显

卫生室的建设为五和村居民提供了就医的便利,也为乡村医生开展工作和慢性病管理提供了阵地,讲座、专栏、基本公共卫生服务、老年人免费体检、生殖健康检查、“两癌”筛查、健康宣传活动、环境卫生改善、旅游文化发展、慢性病的规范管理都在悄然强化居民的健康意识,转变居民的生活方式,增加村落的健康氛围,提升居民健康生活的水平。

(四)生活质量显著提升

通过健康社区建设,五和村基础设施逐渐完善。完成公路建设23.5公里、生产生活便道建设55公里,实现公路社社通,生产生活便道户户通,5路1元公交途经村庄,达到公交全覆盖,彻底解决了群众出行难的问题;建成灌溉水池11个(蓄水量共1060立方米)、提灌站2个,安装灌溉管网10 000多米,渠系扩宽1000多米,村民生产条件有效改善;建成五和村便民服务中心办公楼约580平方米、村文化广场约2000平方米、村卫生室140平方米、公厕7个、文化长廊1个、“德润”井1口、文化戏台1个、梨园景区休息凉亭3个;安装座椅200余把;等等。村级公共服务能力大幅提升。

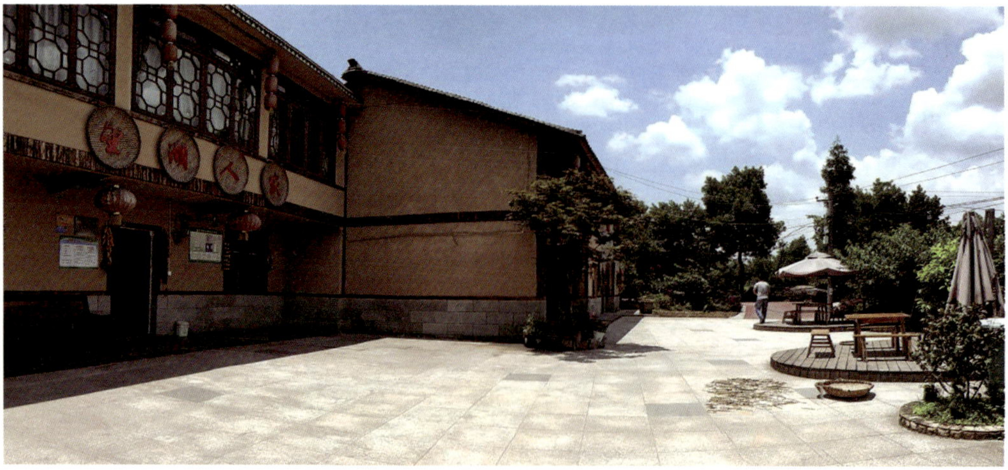

干净整洁的农家庭院

生活条件逐渐提升。建成微型花园约200平方米,完成饮水管网PE管改造255户,全村安装天然气188户,农户卫生厕所改造219户,实现生活用电、自来水全覆盖,极大地改善了居民的生活条件;进行农村综合环境整治,整治“十乱”现象,实施家禽圈养,开展垃圾分类处理,稳固保洁队伍,实现村清扫保洁全覆盖,并形成垃圾处置户收集、村转运、镇处理的长效机制,彻底改变了村里的环境面貌和居民的生活习惯。

专家点评

这是一个令人称赞的健康社区实践案例,五和村以健康社区建设为抓手,充分结合当地实际,将创建工作与乡村振兴、环境治理等工作有机结合,深入贯彻落实健康中国战略,全面推进健康促进工作,提高居民健康素养水平。分析其成功的关键,主要在于两个方面。一是敢想敢试、敢做敢干。作为区、镇、村的“一把手”工程,五和村自健康村创建之初便得到各级党委、政府的大力支持。他们立足于改变传统农村面貌、建设美丽乡村,“将健康融入所有政策”,逐步将规划蓝图变成了美好现实。二是群策群力、共建共享。当地区委搭台给政策,镇政府出人、给资金,村民出力治环境,形成了“上下齐抓共管”的良好氛围。通过产业振兴、环境治理、健康教育等举措,该村产业发展提档升级、环境质量明显改善、健康素养显著提升,多次获国家、市级荣誉,成为全市健康美丽的乡村典范。

(点评专家:高明科)

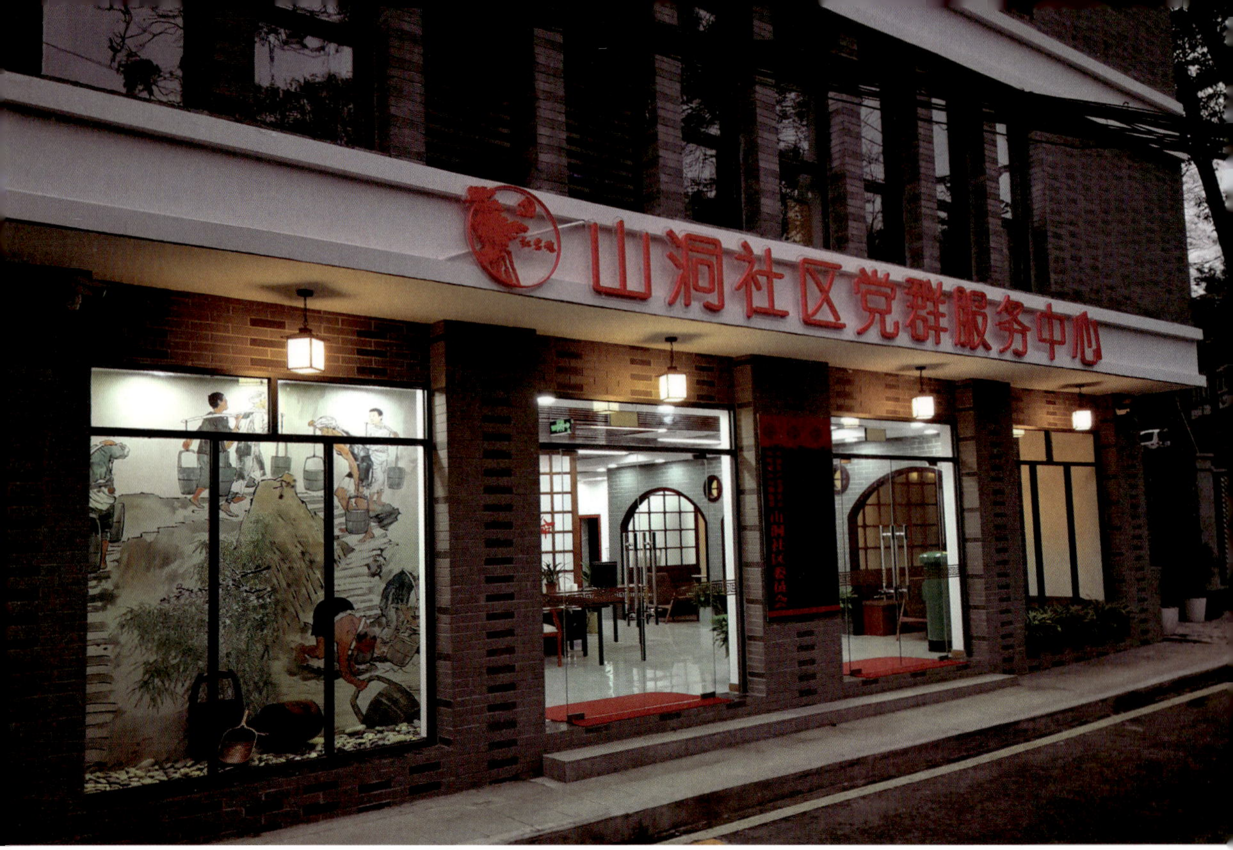

激发社区自治，共建共享健康

——沙坪坝区山洞街道山洞社区案例

案例概述

沙坪坝区山洞街道山洞社区成立健康社区领导小组，结合辖区“一老一小”人口构成特点，倡导“人人为健康，健康为人人”理念，有效整合辖区资源，有针对性地开展各类健康促进活动。社区建成“儿童之家”、自助式社区“健康小屋”，成立志愿者团队8个，有志愿者100余人，打造“民和微家”基层社会治理品牌，注重健康知识普及和志愿者服务相结合，加强社区困难群体健康指导帮扶。通过激发社区自治、共治活力，山洞社区实现了健康社区共建、辖区资源共享、特色优势互补，建成了居民有归属感、幸福感的健康社区。

一、背景介绍

山洞社区隶属于沙坪坝区山洞街道，社区服务范围0.65平方公里，户籍居民1000余户，2100余人，常住居民11 000余人，下设六个居民网格小组。辖区有山洞街道办事处、山洞派出所、重庆市第十五中学校、重庆市南丁卫生职业学校等机关事业单位。

社区秉持“民为山之本，和为洞之根”的和谐人文理念，以“民和微家”基层社会治理品牌为载体，按照“五步共治机制”的工作方法，推动形成基层党组织领导、基层政府主导的多方参与、共同治理的社区治理体系，紧密围绕老百姓日常生活中的衣食住行，结合辖区“一老一小”人口构成特点，激发社区自治、共治活力，打造有归属感、幸福感的健康社区。

二、主要做法

山洞社区高度重视健康社区建设工作，成立健康社区领导小组，每季度召开工作例会，讨论辖区主要健康问题，整合辖区资源，有序推进健康社区建设。

(一)建设儿童之家，助力儿童健康成长

山洞社区儿童之家于2017年9月正式开放，室内面积约150平方米，设有儿童活动室、阅读室、早教课堂和母婴室等，除向本辖区儿童免费开放以外，同时也服务于周边农村人口、流动人口，使服务对象得到延伸，儿童之家的影响力得以扩大。截至2023年，山洞社区儿童之家共服务785名儿童，基本实现辖区儿童全覆盖。另外，山洞社区儿童之家还成立了儿童委员会，委员除成年人外，还包括5~11岁的小朋友。委员会定期召开会议，搜集小委员们的意见和想法，制订建设计划，进行活动安排。其中，早教课堂、亲子运动会等活动就是在充分听取小委员们意见的基础上开展的。儿童之家针对0~6岁儿童生长发育的特点及需求，开设了手工、画画、语言互动、故事情节模拟、亲子互动等早教课堂的课程。早教课堂每月制订课程表，通过公开栏和儿童之家微信群张贴公示课程表，由家长选择报名参加，自开设之日起至2023年，已开课257次，累计550课时，服务1800余人次。儿童之家还先后举办了亲子运动会、亲子绘本阅读会，开展了“废品利用”等课外活动。

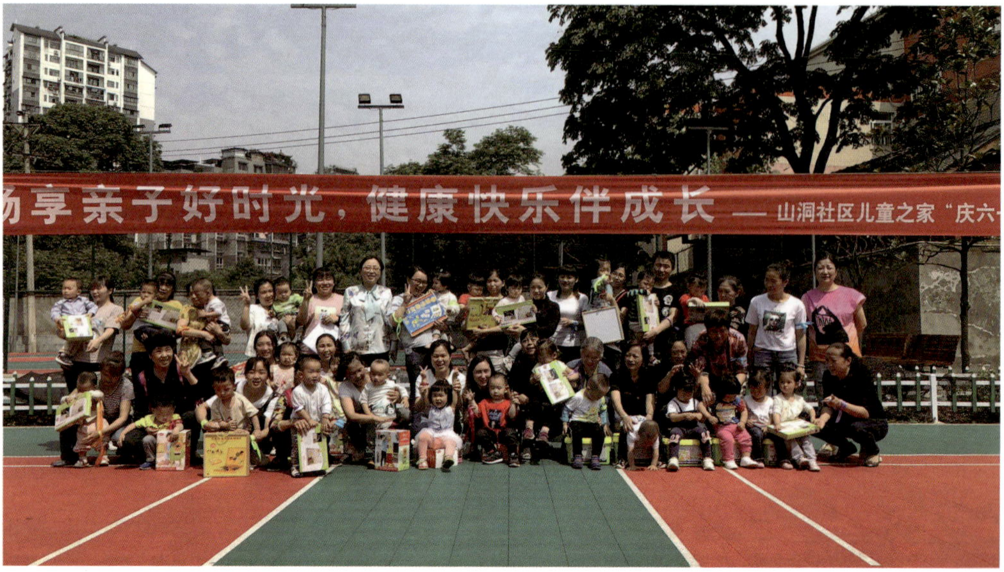

开展“畅享亲子好时光，健康快乐伴成长”亲子运动会

（二）关注困难群体，发展医养结合

山洞社区联合辖区内的重庆市南丁卫生职业学校，每月定期在山洞路党群服务站开展义诊义检活动，为居民提供测量血压、推拿按摩等健康服务。积极落实计生特殊家庭、严重精神障碍患者、残疾人、低保人员、独居老人等社区困难群体健康指导帮扶，山洞街道养老服务站、平正村养老服务站及山洞街道残疾人日间照料站联合医疗卫生机构为辖区困难群体提供休闲娱乐、生活照料、入户健康体检、健康咨询及心理辅导等卫生保健服务，2023年服务辖区居民1000余人次。

（三）充实志愿者队伍，扩大服务范围

山洞社区成立了由重庆光华女子职业中等专业学校、曙光幼儿园、山洞派出所、六一六五五部队、重庆儿童医院重点实验室、重庆瀚思律师事务所、社区居民等组成的8个志愿服务队，拥有警察、律师、医生、教师、军人、学生等志愿服务人员100余人，其中拥有研究生学历者占30%，切实保障了志愿服务队的专业化水平。志愿服务队在社区的统一组织协调下，为辖区重点人群提供包括卫生、医疗、教育、法律等方面的知识宣讲、信息咨询、义诊义检等志愿服务，形成了人人共建、家家共治、社会共享的志愿服务新格局。2023年开展各类志愿服务活动20次，服务辖区居民1000余人次。

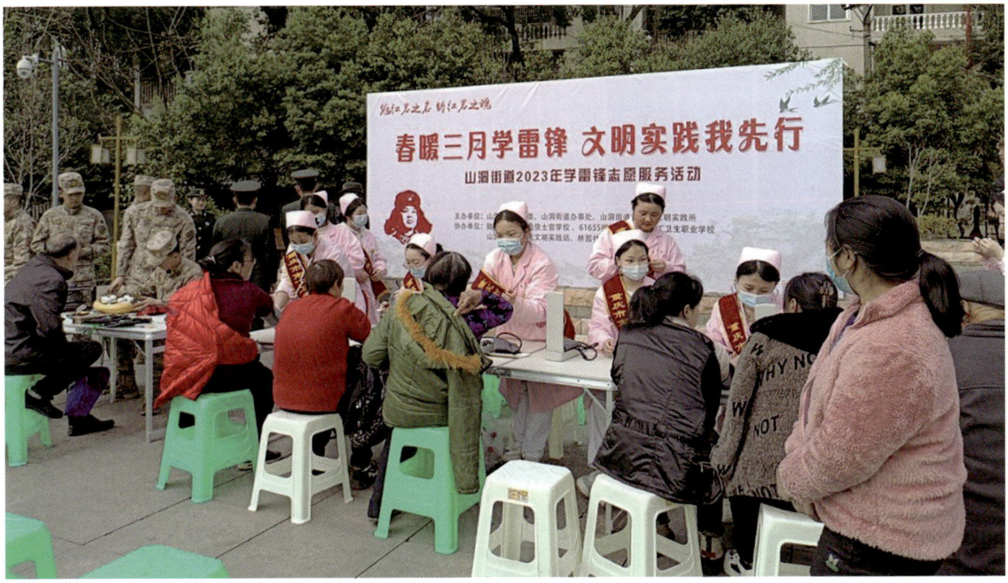

山洞社区承办的学雷锋志愿服务活动

(四)普及健康知识,促进健康自管

山洞社区每两个月组织居民开展一次健康知识讲座,同时利用社区居民微信群等网络媒介,线上线下相结合,深入普及健康知识,不断提高居民的自我健康管理能力。打造自助式社区健康小屋,居民可在健康小屋内翻阅有关健康的图书,查询健康信息,进行身高、体重、血压等身体指标自测。重视各类健身团体建设,社区居民自发成立了太极健身队、舞蹈队、山洞乒协等居民健身团体,利用文化活动中心、香樟广场、小游园等场地,自觉开展体育锻炼,促进全民健身运动。

(五)打造品牌理念,激发共建共享

山洞社区秉持“民为山之本,和为洞之根”的和谐人文理念,打造“民和山洞”社区管理品牌,结合山洞社区老旧小区较多、人员居住分散等特点,把“家是最小的国,国是千万家”的理念融入社会治理中,依托居民家庭打造“民和微家”基层社会治理品牌,建立党群服务站“‘颖’领空间”、德治微家“润心讲坛”、自治微家“人人山居”、法治微家“和顺茶馆”及新时代文明实践点“知行小屋”。每月18日在和顺茶馆以评书形式开展政策、法律法规、健康知识等宣讲活动;辖区居民成立院管会、巷管会,积极参与疫情防控、互帮互助、矛盾纠纷调解等活动,共建共享健康;各“微家”

建立“民和悦读站”,为居民提供与健康知识相关的图书,供居民“充电”。在“微阵地”上丰富“微活动”,以“微服务”带动“微治理”,把健康社区的触角延伸到家庭,调动社会最小单元主动参与,共享共建“民和山洞”的社会治理新格局。

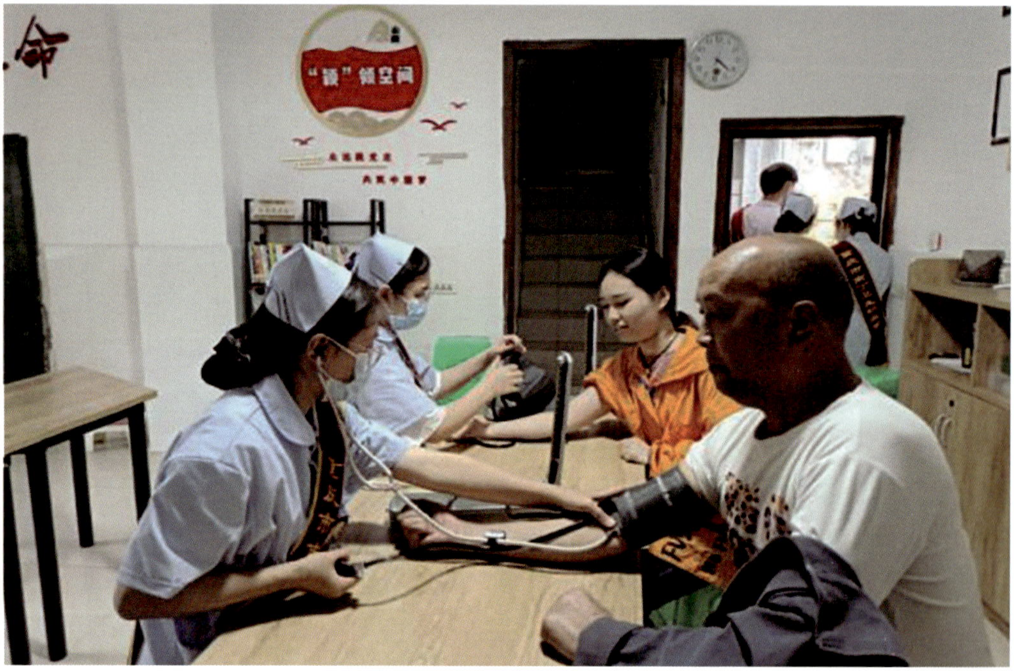

山洞社区在“‘颖’领空间”开展健康义诊活动

三、工作成效

在街道党工委领导下,山洞社区广泛发动辖区单位、党员、群众,携手并肩、齐抓共管、资源共享,努力挖掘社区资源,结合辖区实际情况,以满足居民健康服务需求为出发点,多措并举开展健康促进工作,不断增强辖区居民的健康意识和行为能力,全面提升居民健康素养水平和社区健康服务能力。截至2023年,辖区居民群众健康档案建档率达98%,健康教育覆盖率达95%,身体健康指数知晓率达93%,居民群众接受自救互救知识与技能学习覆盖率达80%;成人吸烟率逐年降低;先后获得“2019年书香社区”“重庆市民主法治示范社区”“沙坪坝区地震安全示范社区”“健康社区”“创建国家卫生区先进集体”“创建全国文明城区提名城区先进单位”等荣誉称号。辖区居民对健康社区建设工作从理解、关注到参与,形成了“人人知晓、全员参与、健康共享”的健康社区建设氛围。

四、工作体会

山洞社区在健康社区建设工作中，始终坚持以人为本，明确健康工作的目的和意义，从多个方面抓落实、促建设。一是坚持以辖区居民的健康需求为导向，打造健康文化，逐步形成辖区居民自我健康管理的良好的氛围，提升了居民的健康意识和素养水平。二是努力挖掘社区资源，满足健康社区建设需求。发挥歌乐山社区卫生服务中心、重庆市南丁卫生职业学校等辖区企事业单位的优势，为社区“一老一小”人口提供专业化健康服务，实现健康社区共建、辖区资源共享、特色优势互补。三是积极开展健康志愿者队伍建设，倡导“人人为健康，健康为人人”理念，吸引更多辖区居民加入志愿者队伍；通过组织培训、经验交流等方式，不断提高工作人员的健康服务业务水平，提升其健康服务的工作能力。

实际工作中，山洞社区仍然存在工作人员少、任务重、无专职卫生健康工作人员、健康社区建设经费不足等困难。山洞社区今后将继续以改善居民工作、生活环境，提高居民健康水平和综合素质为宗旨，开展形式多样、寓教于乐的健康教育活动，强化健康促进，激发辖区居民主动参与的积极性，形成人人参与的健康氛围。

专家点评

健康社区建设工作是健康促进区工作的重要内容之一。沙坪坝区山洞社区结合辖区特点，聚焦“一老一小”人口，注重健康知识普及和志愿者服务相结合，打造“民和山洞”社区管理品牌，获得多方肯定，构建起“人人知晓、全员参与、健康共享”的健康社区建设氛围。

（点评专家：何于一）

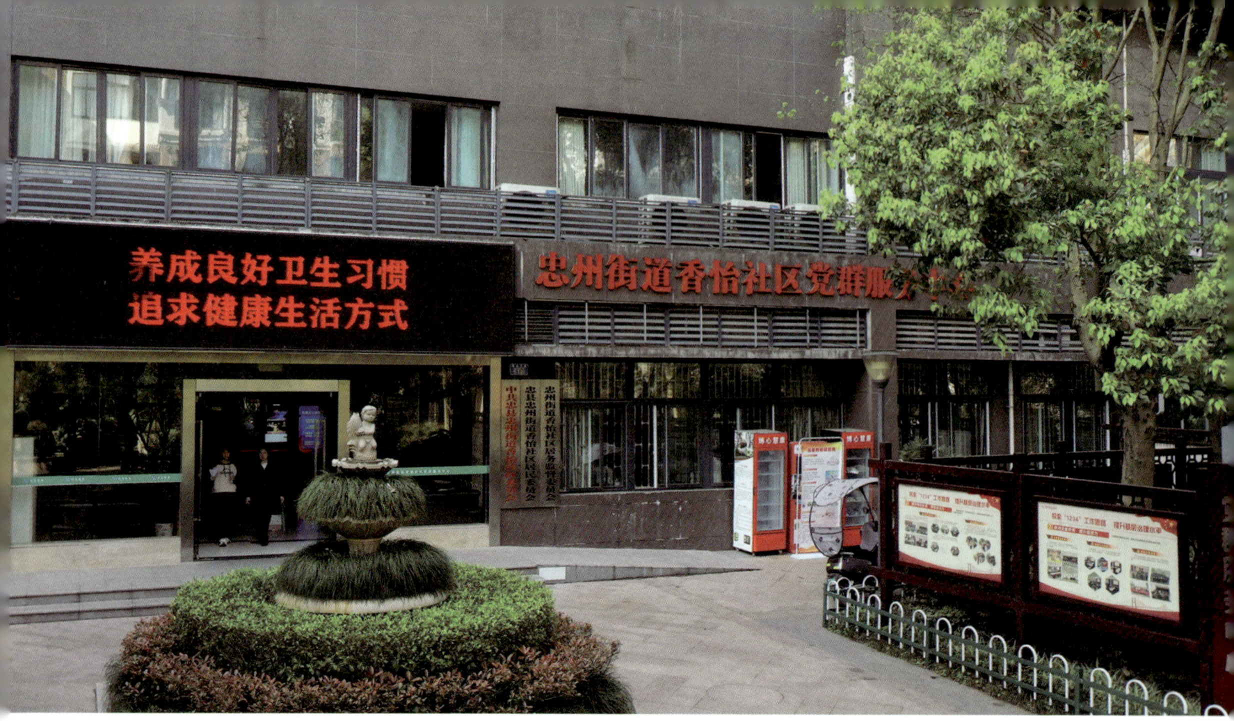

创新社区党建+健康模式，共建怡情、怡居家园

——忠县忠州街道香怡社区案例

案例概述

忠县忠州街道香怡社区以创建健康社区为契机，结合社区资源优势，以共建怡情、怡居家园为建设主题，把弘扬优良家风与社区治理相结合，不断提升社区居民的获得感、幸福感和安全感。

一、背景介绍

忠县忠州街道香怡社区成立于2017年2月,面积0.4平方公里,有10个居民小组,22个网格,56栋楼,9611户居民,常住人口3万多人。社区党委下设3个网格党支部,共有党员134名。辖区有企事业单位16家,商户253家,是集教育、医疗、商业、休闲为一体的综合社区。社区现有60岁以上老年人5800人左右,占社区常住人口比例的20%,老年人所占比例较高。为提升社区治理水平,香怡社区采取社区党建+健康模式,共建怡情、怡居家园,着力创建健康社区。

二、主要做法

(一)扎实开展居民健康问题情况调查,精准提供社区诊断报告

结合国民体质测试、育龄妇女生殖健康检查、实施“健康保姆”工程等活动,通过走访、召开居民座谈会等方式,广泛听取意见,了解居民的健康需求,掌握社区健康工作存在的问题和居民的健康情况,从而进一步完善居民健康档案,建立更为准确和全面的居民健康资料。调查结果显示,社区居民主要存在缺乏体育锻炼、体重超标、吸烟、喝酒等健康危险因素。调查结果为香怡社区创建健康社区提供了努力方向。

(二)打造社区环境,让居民怡情、怡居

根据社区诊断报告,香怡社区采取各种措施,对存在的主要问题积极进行整改。一是改善社区环境。社区会同物业公司做好环境卫生综合整治工作,美化社区环境,实施楼栋外装喷涂、楼栋内粉刷清理、绿化增补建设、夜间景观灯亮化等环境改造。二是提升社区卫生水平。在各居民小组设置灭鼠点180多处,坚持每年投放两次灭鼠药;提升社区卫生水平,基本消除卫生死角。三是充分发挥志愿者队伍的积极作用。将每月10日定为环境整治义务劳动日,义务清除社区内的乱堆

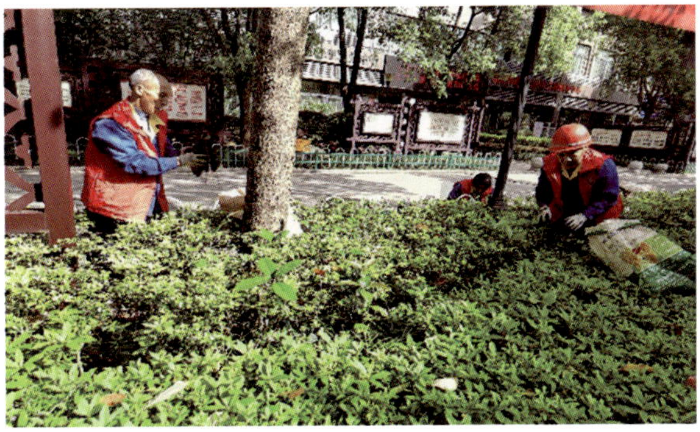

社区工作人员会同物业公司为社区花草修枝

放、乱张贴、乱种植等“五乱”现象。四是配备党员义务专管员,负责社区环境的日常维护和清理,保证做到对社区里的乱贴乱画、乱牵乱挂等进行日日清理。五是积极争取民生工程的实施,修复了健身步道,并增设健身器材10余件,给居民生活带来极大的便利。

(三)提供健康保障服务,提升救助水平

一是实施“健康保姆”工程,对辖区重点人群和慢病人员进行随访跟踪,为辖区居民进行义诊,开展家庭医生签约服务,为居民建立规范化电子健康档案。二是加强健康教育工作,邀请负责该社区的卫生服务中心医务人员定期入户宣传,在“全国爱眼日”“国际爱耳日”“世界残疾日”等节日,对社区内孤寡老人、残疾人等弱势群体、特殊群体开展关爱行动,普及各种疾病预防知识。三是倡导广大居民积极投身健康社区建设,利用业余时间给社区特殊人群送去帮助与关爱。

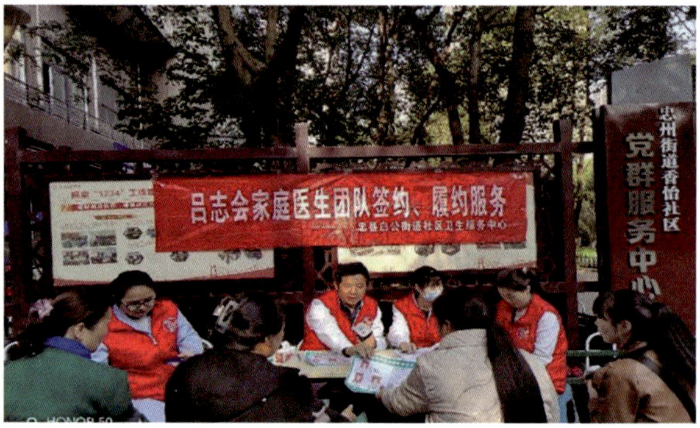

医务人员在社区开展家庭医生签约活动

(四)扩大健康人群,引导健康生活

一是充分发挥文化体育阵地优势,提高居民对健康的关注度。利用社区老年大学和社区怡情党支部的资源优势,建立老年腰鼓队、秧歌队、老年健身操队、十番锣鼓队、打连厢队等多种社区文艺队伍,开展跳健身秧歌、做第九套广播体操等多种文体活动。二是积极参加街道文化站组织的各类文化体育活动,切实提高居民对健康生活方式的关注度。三是改善社区居民锻炼场所。对社区健身步道进行维护,并增设约300平方米的健身广场。从硬件和软件上多措并举,吸引社区居民参与到晨练、晚练和各种文体特色队伍中来,增强全体居民的体魄。

(五)关注重点人群,实现老有所养

针对社区老年人比例较高的现状,社区采取了多种措施服务老年人群。一是开办老人食堂,为老人提供合理膳食。二是完善社区老年活动中心配置,全年无休地开放茶室、乒乓球室、棋牌室等多类活动室,为老年人休闲、娱乐提供场所。三是健全完善社区居家养老项目的服务工作，热心为老年人服务。2022年，社区累计接待社区内贫困、孤寡独居困难老人50余人次，为社区内日常生活有困难的老人提供满意而周到的生活照料，并阶段性地提供免费体检、保健咨询、运动指导等贴心服务。

三、工作成效

通过在社区开展多种形式的健康促进活动，社区居民对健康知识有了更深入的认识，了解到适量运动、心理平衡、饮食均衡和戒烟限酒是健康的四大基石，这对其建立良好的健康意识，养成良好的健康行为习惯，努力去除各种不文明、不卫生陋习有很大帮助，居民参加各种文体活动小组人数较以往有大幅度提升。同时，社区居民对健康社区也有了较全面的认识和了解，懂得社区环境、安全对健康的影响，并自觉参与到维护和改善社区环境的行动中，社区已形成人人参与环保活动、爱护环境卫生的良好健康氛围。社区居民的获得感、幸福感和安全感不断提升。香怡社区的健康社区模式还带动了忠县其他村居的健康促进工作，忠县居民健康素养水平连续四年稳步提升，从2019年的21.65%提升至2022年的27.23%，提升了5.58个百分点。

专家点评

忠县忠州街道香怡社区位于县城中心城区，是一个新近设立的大型社区，社区人口众多，老龄人口占比高。该社区开展了居民健康问题调查，大力倡导社区文体活动，积极营造健康社区氛围；积极改善社区环境，开展环境卫生综合整治，清除社区“五乱”，消除卫生死角，为社区环境增美添绿，营造出怡情、怡居的居住环境；同时还通过多种方式扩大健康人群规模，引导居民养成健康生活方式，增强居民健康体质。特别是针对社区老龄化突出问题，加强老年友好设施建设，营造老年友好型社区环境。香怡社区通过健康社区创建，提升了社区治理水平，具有典型意义。

（点评专家：刘亮晴）

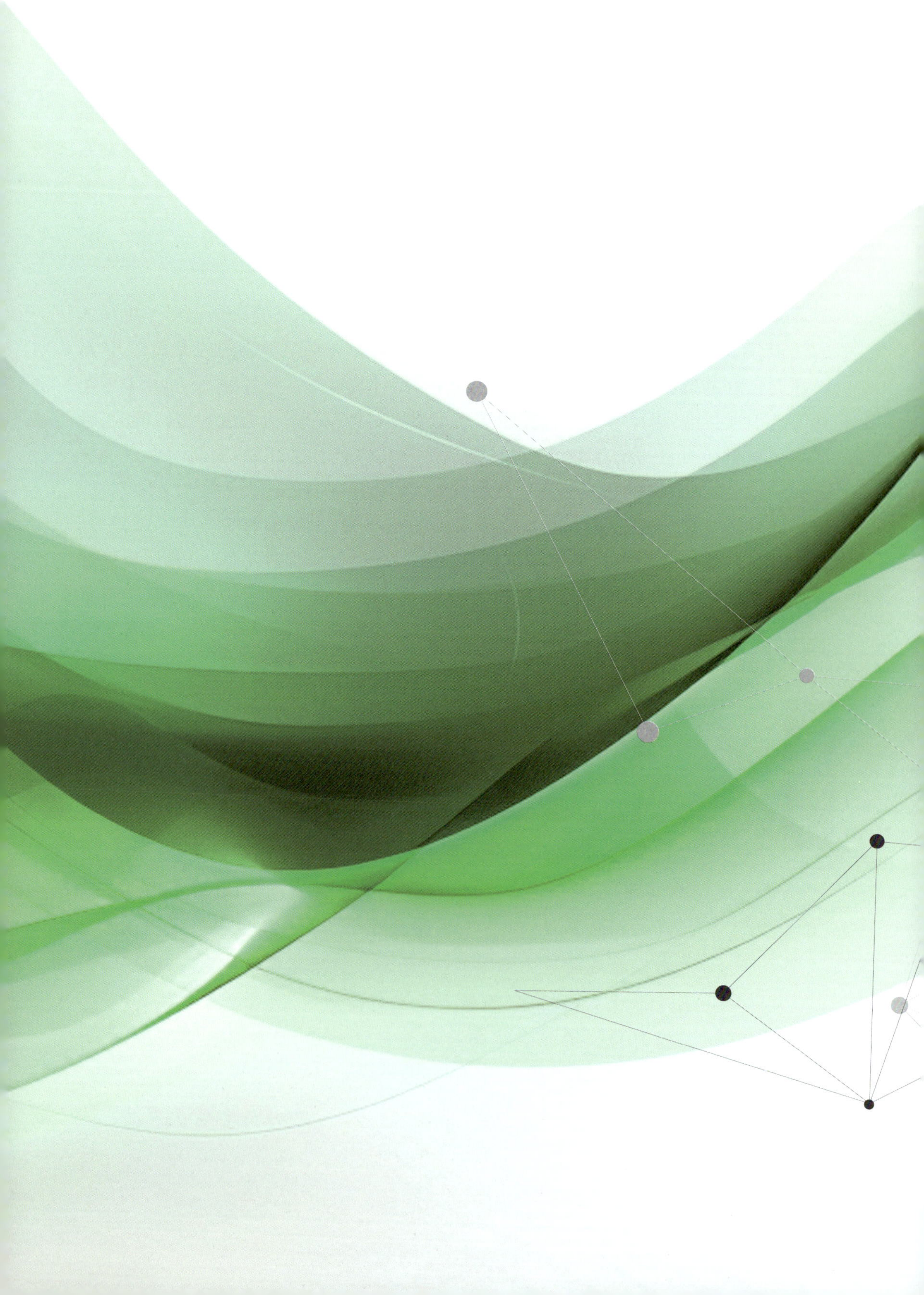

健康促进医院

中医特色营养食疗制品

阿胶糕

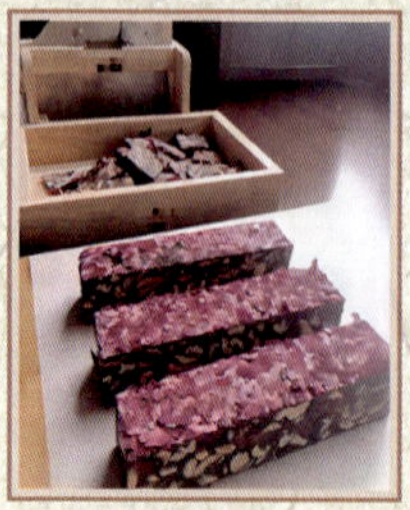

柠檬片

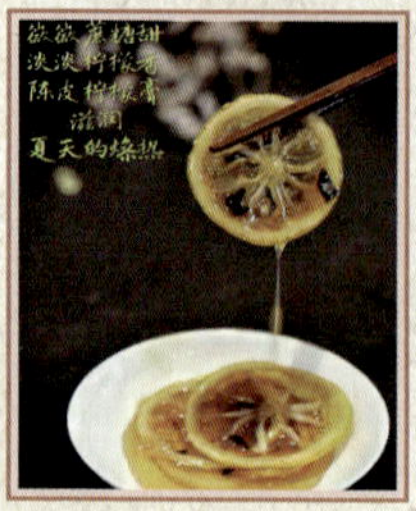

九制桑麻丸

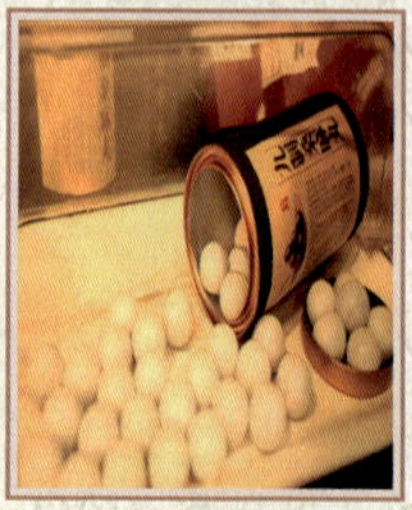

祛湿茶

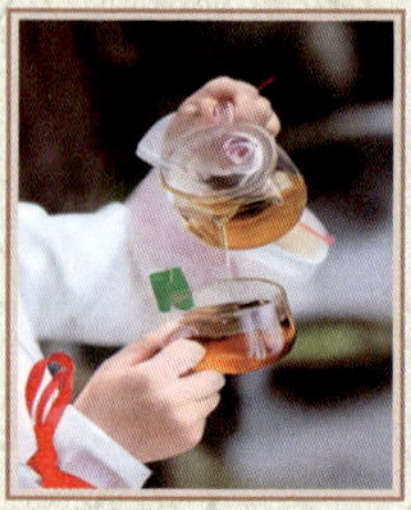

开胃糕饼

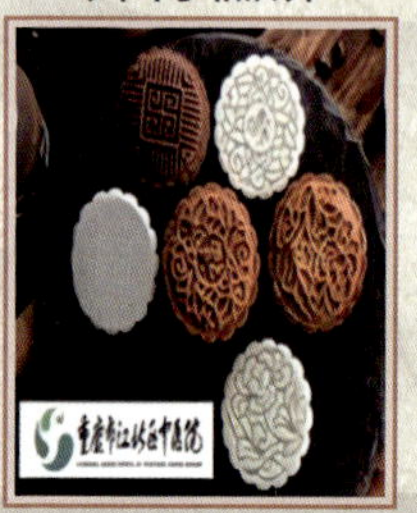

通气桃酥

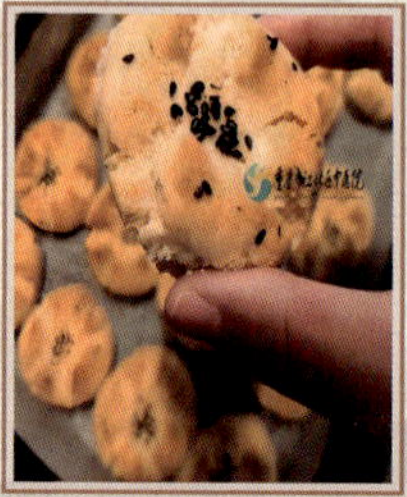

棒棒糖

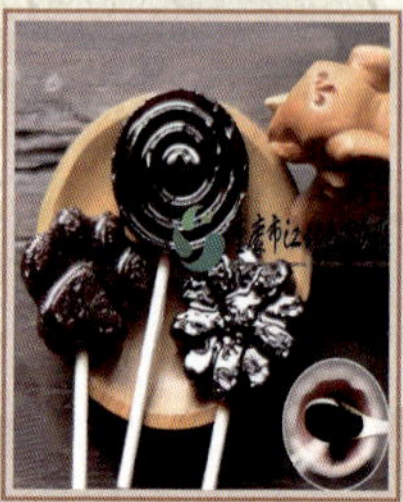

健脾饮料

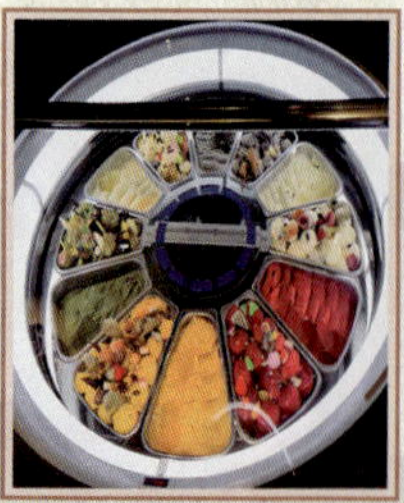

寓药于食，良药可口

——江北区中医院案例

案例概述

江北区中医院自2016年成功创建健康促进医院以来，致力于将健康促进理念融入日常工作中，在院内创建中医特色营养食疗专科，助力本地区健康中国战略实施落地。医院按照“以疾病为单元，以效果为导向，兼顾美学与美味”的中医特色功能性食品研制理念，率先在国内建成中医药膳项目“研—产—销”示范单元，摸索出行之有效的临床营养食疗模式，并将其应用于疾病预防治疗的各个环节，将传统中医中药学术思想转化为营养食疗产品，通过营养食疗的方式，让患者在轻松享受美食的同时，得到疾病治疗及康复保健等服务。

一、主要做法

（一）组建工作团队，开展与高校的合作

江北区中医院设置营养科，按照临床医技科室标准建设，实行科主任负责制。科主任由抽调的临床业务骨干担任，有丰富的现代医学和中医临床经验，有系统的营养与食品安全知识，熟悉现代烹饪技术。同时，在全院范围内抽调中医师、中药师、西医师、药剂师、营养师、营养技师、护师各1名，组建科室团队。现有专业人员11人，其中高级职称2人，中级职称3人，初级职称6人，中医类别占比40%。

江北区中医院与成都中医药大学药学院、黑龙江中医药大学药学院、重庆医科大学公共卫生学院签订了长期合作协议，组织高校专家与医院内名中医、重点学科带头人、名中医工作室合作研发食疗产品，并被确定为成都中医药大学公共卫生学院、黑龙江中医药大学药学院、重庆医科大学公共卫生学院长期实习基地，承担其本科段营养食品专业的实习带教工作。

（二）完善工作设施设备、保障工作顺利开展

江北区中医院营养科设有标准的营养门诊、中医辨证施膳室、标准肠内营养制作室、标准医疗膳食制作室、营养代谢室，建筑面积达300余平方米。配备有人体营养学检测系统、人体成分分析仪、人体体质辨识分析仪、标准营养学饮食模具系列、全套食品制作设施设备（包括食品包装机、全自动分装封口机、胶体磨、粉碎机、制丸机、打码机）、各式冷冻冷藏设备以及常见称量工具、餐厨用具、身高体重称量仪器、血压计等价值60余万元的设施设备。

（三）规范工作流程，为患者提供全方位服务

（1）营养食疗的工作流程与医院HIS系统整合，住院病人通过会诊流程获得营养食疗系列服务，门诊病人通过门诊流程获得营养食疗系列服务。

（2）执行营养风险筛查、营养状况评估、营养诊断与治疗、疗效随访的全流程诊疗规范，通过开展营养门诊、营养会诊、营养查房等方式，在全院范围内为病人进行中西医结合营养诊疗。不仅提供营养食疗咨询，还制备个性化肠内营养制剂和专科特色营养食疗制品。

(四)产品研发有序规范,保障食疗产品质量

江北区中医院在国内率先提出并践行"以疾病为单元,以效果为导向,兼顾美学与美味"的理念,并研发中医特色营养制品。其食疗产品制作分工明确:中药房负责中药采购以及原药质量的管控,制剂室负责中药加工工艺标准以及加工质量管控,营养科负责中药制剂的食品化加工和成品的质量管控、包装、储存、运输以及疗效数据分析及处理,临床科室负责产品销售以及售后服务、疗效数据采集。江北区中医院的食疗产品研发流程标准,配方来源于临床科室的名中医、大科室的中药处方,经过营养科多次试验性"烹调"(对中药食材的形、性、味进行巧妙处理)做成药膳,再经临床科室验证、接受并反馈(口感、外形、功效等)意见,由营养科生产、包装、定价、销售至临床科室,最后由营养科进行随访、功效数据采集,进一步优化产品。

(五)研发多样化的食疗产品,满足群众不同需求

江北区中医院的专科食疗制剂配方以及制作工艺均完全标准化,质量稳定。截至2020年12月,江北区中医院共研发出营养制剂38种、中医特色食疗产品10种,类型涵盖冲剂、丸剂、饮料(包括茶饮)、羹汤、糕点、果冻、膏方等,有改善弱视、近视、远视的韭菜曲奇和胡萝卜曲奇,有针对体弱多病、纳差人群健脾开胃的棒棒糖、桃酥和喜饼,有改善妊娠恶阻、产后体虚、产后缺乳的阿胶糕、祛湿茶,还有改善便秘、失眠的阿胶糕、陈皮柠檬膏,预防须发早白的九制桑麻丸,改善肥胖的代餐、赤小豆薏苡仁茶、果冻等,同时还有多款产品正在研发。多样化的食疗产品,满足了群众的不同需求,深受群众欢迎。

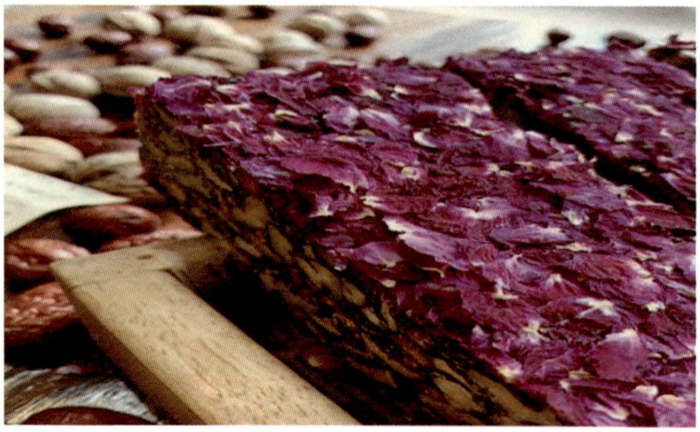

江北区中医院制作的阿胶糕

二、工作成效

(一)研发成果及时转化

对临床反馈有效率达到80%的配方,江北区中医院均进行国家发明专利申请,

不仅落实知识产权保护，也及时实现研究成果转化。现已获得国家发明专利许可受理2项。

（二）两个效益初见成效

2016—2020年间，江北区中医院的营养制剂满意度调查均在90%以上，并保持零投诉，全院营养制剂使用人次逐年上升。2020年，江北区中医院营养诊疗47 615人次，产销营养制剂61 899个包装单位，业务收入170多万元。

（三）业内认可度高

经过多年的发展，江北区中医院在业内获得了高度认可，现已成为《营养食疗科建设与管理指南（2018）》全国首批试点单位和编写组成员单位、全国卫生产业企业管理协会医学营养产业分会理事单位、重庆市中西医结合学会营养专业委员会会员单位、重庆市营养学会临床营养专业委员会会员单位等。

专家点评

医疗卫生机构是做好健康促进与教育工作的主阵地，必须加强健康促进医院建设，充分发挥其引领示范作用。江北区中医院积极开展健康促进医院建设，充分发挥中医治未病优势，立足疾病治疗及康养保健需求，坚持“以疾病为单元，以效果为导向，兼顾美学与美味”，另辟蹊径，研发中医特色功能性食品，建成中医药膳项目“研—产—销”示范单元，并将其应用于疾病预防治疗的各个环节，让患者在轻松享受美食的同时，得到疾病治疗及康复保健服务，实现经济效益与社会效益“双丰收”。期待其在实践中进一步深化完善，取得更大的进步。

（点评专家：袁礼文）

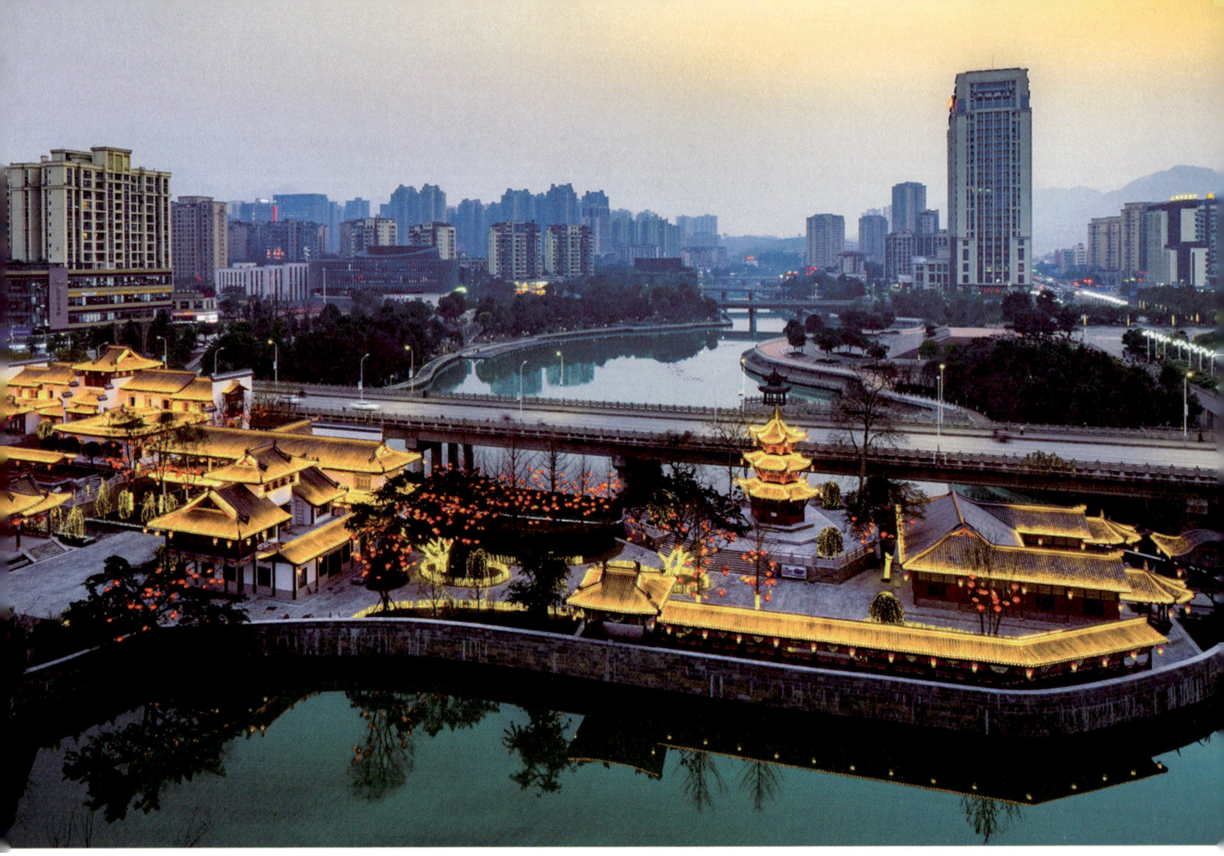

弘扬中医药特色优势，提高全民健康素养

——南川区中医医院案例

案例概述

南川区中医医院以打造渝南黔北地区“中医网络健全，中医特色突出，专科优势明显，西医追赶先进，社区服务到位，健康服务完善”的三级甲等中医医院为目标，以传承中医为己任，旨在更好地满足渝南黔北地区群众对中医药的需求，进一步扩大中医药的影响力。近年来，南川区中医医院转变发展理念，注重发挥公立医院的示范、引领、指导和辐射作用，紧抓南川区建设大健康产业集聚区、打造同城化区域优质医疗中心的契机，创建以中医药为特色的健康促进医院，以敢为人先的魄力和勇气，发挥中医药特色优势，构建中医特色三级健康教育网络，开展独具特色的“中医中药进万家”活

动，完善中医专科集群，建立基层中医药示范单位，助推重庆金佛山中医药养生示范基地建设，使全区的中医药服务能力得到不断提升，于金山风水之地掀起中医与健康教育相结合的工作热潮。

一、背景介绍

南川区位于重庆市南部，属于重庆主城都市区，是全市四个同城化发展先行区之一，面积2602平方公里，辖34个乡镇(街道)，总人口70万人，具有区位条件优越、生态环境优良、文旅资源优厚的“三优禀赋”，是国际大都市中的一片世遗净土、康养胜地。南川区在中医药发展方面有独特的地理优势，拥有全市唯一的中医药产业园区——大观中医药产业园，区内金佛山有“北药长白山，南药金佛山”的美誉，是享誉中外的“世界生物基因库”和“中华药库”。

南川区中医医院前身系1975年成立的南川县中医药研究所，坐落在世界自然遗产、国家5A级旅游风景区金佛山下，古老的凤嘴江之滨，与南川区西城街道社区卫生服务中心为一个班子，两块牌子，肩负着全区中医药推广的任务。医院遵循“中医为体，西医为用，体用结合，共享康宁”的宗旨，秉承“精诚仁和·传承发展”的院训，竭诚为每一位患者服务。2016年以来，医院抓住创建国家卫生城市和成为全国健康促进区的契机，以打造渝南黔北地区“中医网络健全，中医特色突出，专科优势明显，西医追赶先进，社区服务到位，健康服务完善”的三级甲等中医医院为目标，开展健康促进医院创建工作，为全区老百姓的健康“把脉”，创新性地提出让老百姓“领略传统文化之深邃，感受中医中药之魅力”的理念，构建了具有中医特色的三级健康教育网络，由点到线，由线到面，全面铺开，进行中医药特色健康教育，取得了较好成效。

二、主要做法

(一)构建中医特色三级健康教育网络

2009年，医院成立健康教育与健康促进工作领导小组，设立健康教育科室，配备专职健康促进工作人员，制订健康教育年度工作计划，落实健康促进工作经费与设备，定期开展中医与健康教育相结合的技能培训，积极推动中医特色三级健康教育网络阵地建设。

1. 区级阵地——南川区中医医院

(1)门诊就诊服务。

针对老人、儿童、妇女等重点人群,医院在常规健康教育的基础上,加用具有中医特色的健康教育处方,涉及泄泻、胸痛、脾心痛、颈椎病、不寐等疾病。2016年至2023年,发放实用、有效的健康教育处方83 600多张。

(2)住院患者服务。

医院在患者入院24小时内,对其进行健康教育宣传;在患者出院后一周内,对其进行电话随访。每月进行一次重点患者的入户健康教育和随访,不定时举办健康讲座、患者课堂,向患者及其家属传授疾病预防、治疗、康复和保健知识。

2. 镇级阵地——以南川区西城街道社区卫生服务中心为示范,辐射34个乡镇卫生院

南川区西城街道社区面积70.5平方公里,辖12个村居委,11个村卫生室,常住人口39 466人。为了给居民提供优质的服务,西城街道社区卫生服务中心成立了12个家庭签约式服务团队和慢病、针灸理疗康复、中医妇科、中医骨伤、肛肠、普外科6个专科诊疗团队,对辖区居民开展签约式服务,定期走进广场、企业、社区、学校进行健康教育宣传,让老百姓掌握常见病防治和卫生保健知识,培养居民科学、文明、健康的生活方式和行为习惯。西城街道社区卫生服务中心形成了中医综合治疗和中医药健康管理两大特色,并向南川全区34个乡镇街道卫生院推广。

3. 基层阵地——社区(村)卫生室

南川区西城街道加强村卫生室的硬件设施建设,建设了富有中医特色的中医馆,为老百姓提供最近、最便利的中医服务。辖区内东方红、长远、龙济桥、新桥、来游关、永隆、安平、沿塘、永合、会峰、金台11个社区(村)卫生室,作为最基层的医疗机构,依托中医馆建设,接受西城街道社区卫生服务中心和南川区中医医院的双重指导,每个社区(村)医根据群众需求开展健康宣教,形成工作模式。其做法在南川全区近300个社区(村)卫生室进行了推广。

(二)打造中医特色三级健康教育人才队伍

一是引进来。南川区中医医院邀请国家级、市级名老中医,上级医疗机构专家来南川义诊指导,累计邀请国医大师5人次,国家名中医10人次,市级名中医近100人次。二是走出去。南川区中医医院牵头组织区内医务人员到上级医疗单位进行对口培训、学习和实践500余人次。三是加强院内人员能力建设,南川区中医医院选择职称级别高且健康教育工作经验丰富的专业技术人员担任健康教育专业师资,对全院医务工作者进行培训,累计培训3000余学时。四是加强对乡村医生的培训，提升基层医生的执业水平和能力，累计1500余人次参加了培训。

（三）增添中医特色三级健康教育文化内涵

南川区中医医院在日常工作中将感受中医、体会中医与日常健康宣教相结合，形成了独特的中医文化氛围。

1. 开设"国学"讲座

从2016年10月开始，医院举办传统文化和中医药结合的相关知识讲座共计11期，吸引了1000余名小朋友和医务人员参加，提升了广大群众对民族文化的认同感，同时营造了弘扬中医国粹，懂中医、信中医的良好氛围。

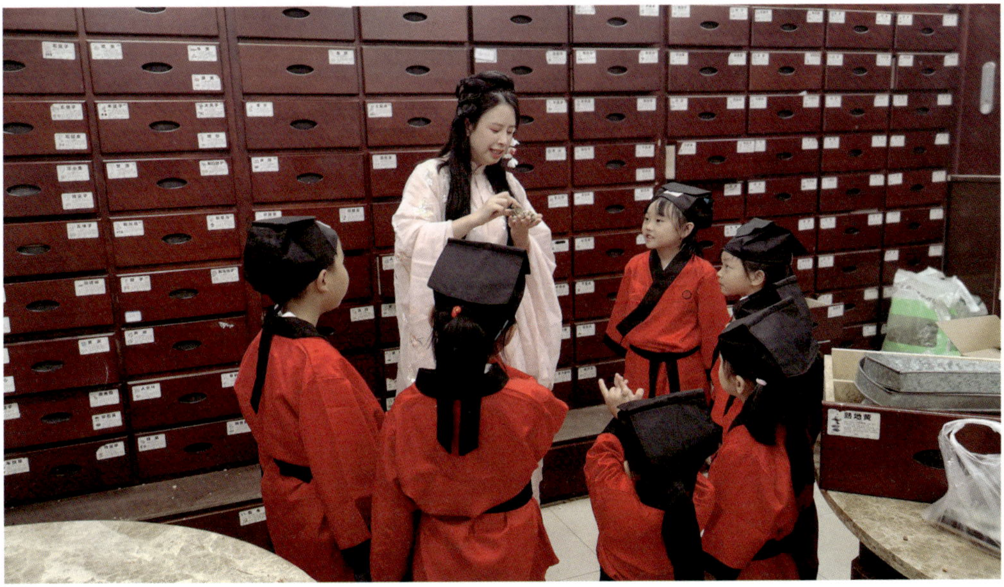

南川区中医医院工作人员带领小朋友辨识中药

2. 开展"中医药进万家"活动

从2016年起，南川区中医医院持续组织中医团队走进企业、校园、社区及区外乡镇卫生院，开展"中医药进万家"义诊宣教活动56场次，受益人群达5万人，力度大、服务对象多，深受各单位和群众的欢迎。

3. 开展节日慰问

每年端午节，医院为居民提供中医药义诊咨询、熏洗体验，免费发放艾蒲熏洗包3000份，参加现场咨询和艾灸、耳穴压豆、熏洗体验的群众超过1000人次；每年妇女节，医院都会为住院及门诊女性患者送上一支康乃馨，送去节日问候，并为她们提供心理健康咨询服务,累计服务女性患者3000余人次;每年五一劳动节,医院会为行动不便、年龄较大的劳动模范提供免费健康医疗服务,开展中医体质辨识,并为其建立健康档案,进行健康知识宣教。

4. 推广“八段锦”养生操

为了让更多的群众感受到中医养生之魅力,医院积极推广中医“八段锦”养生操,先后在各大广场、多个特色景点举行了20多场“八段锦”养生操示范教学活动,获得了广大群众的认可和好评。

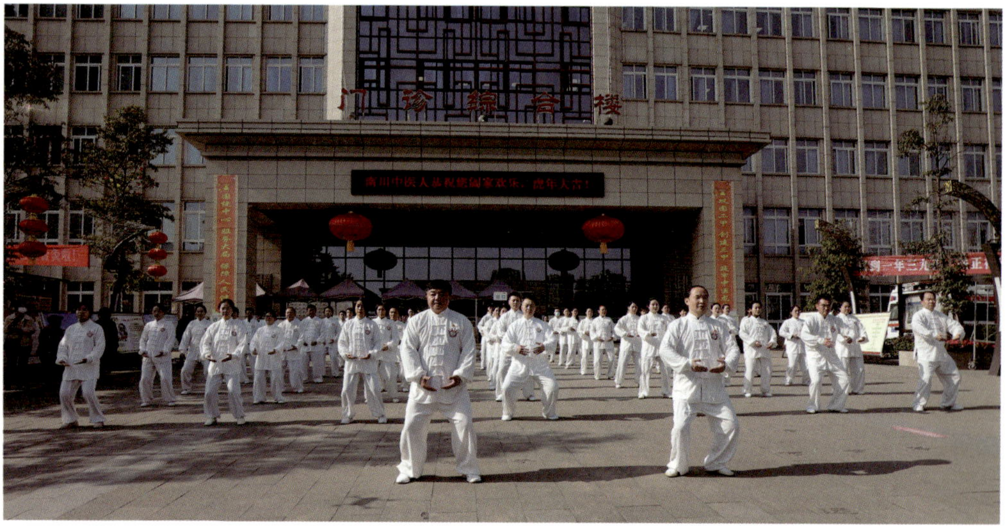

南川区中医医院迎新春活动“八段锦”养生操展示推广

(四)完善中医特色三级健康教育传播平台

南川区中医医院创办院报《南川中医》,向区内基层医疗卫生机构、患者及其家属和其他群众印制发放,传播健康知识,弘扬中医文化。建立医院官网和微信公众号,服务百姓健康,及时更新中医类健康保健知识和医疗技术最新资讯。医院还与南川区电视台合作,录制《中医药健康养生讲坛》专题节目,介绍中医文化和中药知识、倡导养生理念、关爱健康人生,并在南川电视台多个频道播出。

三、工作成效

南川区中医医院在健康促进医院创建中,立足传达“领略传统文化之深邃,感受中医中药之魅力”的中医文化理念,建立具有中医特色的三级健康教育网络,增强全区中医药健康服务能力，提升群众对中医药文化的认识，使全区的中医药服务能务得到不断提升。

一是首个市级名中医工作室在医院正式授牌运行，全区34个社区卫生服务中心、乡镇卫生院100%设置了中医馆，100%能开展8项以上中医适宜技术医疗服务，建设了中医馆的村卫生室达到乡镇全覆盖，100%的村卫生室具备中医药健康服务能力。

二是多媒体、全矩阵开展公众健康教育与健康促进知识传播活动，受益群众全域覆盖，近年来，主动接受中医药健康指导服务的人次数以每年10%左右的幅度持续增长。

三是充分发挥中医药优势，推广“扶正抗流汤以御毒”“熏艾绒苍术以祛戾”“戴口罩练‘八段锦’以健体”三项中医阻疫措施，助力疫情防控。2020年11月，南川区中医医院的阻疫三措施在第二十四届全国发明展览会、“一带一路”暨金砖国家技能发展与技术创新大赛上荣获“非遗智慧与创新专项奖”。目前，全区“八段锦”养生操练习人数已超过2万人。

中医药文化的推广带动了群众追求健康生活的新热潮。南川区中医医院将传统养生理念与现代健康需求相结合，助力全区居民健康素养水平稳步提高，逐步改变居民的健康意识，提高居民防病治病的能力，引导居民养成良好的卫生习惯和科学、文明的生活方式，取得了较好成效。

专家点评

中医药发展不仅是健康中国战略的重要内容，更是当前深化医药卫生体制改革的着力点之一，应充分发挥中医药的独特优势，使这一宝贵资源在健康中国建设中发挥出更加积极的作用。南川区充分认识到中医药发展对于区域经济社会发展的助推作用，立足本地实际，发挥中医药特色优势，通过激发南川区中医医院的龙头带动作用，构建起了层次清晰、架构合理的区—镇—村三级中医特色健康教育网络。同时，南川区中医医院在创建健康促进医院的过程中，创新提出“领略传统文化之深邃，感受中医中药之魅力”的理念，不仅在日常诊疗过程中积极纳入中医药元素，而且尤其注重中医药人才梯队建设、中医药保健知识宣传、中医药文化传播等工作，经过几年的实践，其中医药特色健康教育由点到线，由线到面，全面铺开，取得了较好成效。

（点评专家：黄媛夷）

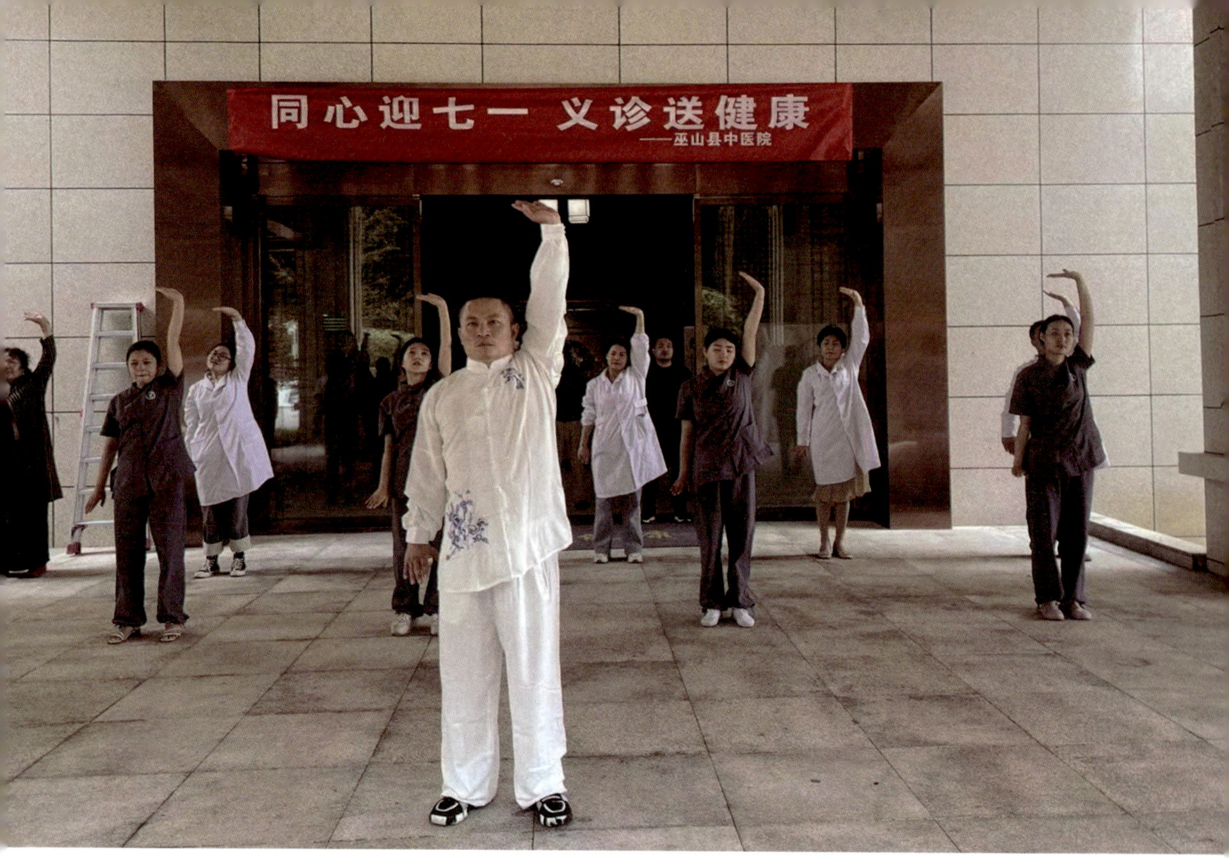

“两服务一营造”全方位抓实健康促进工作

——巫山县中医院案例

案例概述

医院是健康教育与健康促进的重要场所。健康教育是精神文明创建工作的一项重要内容，不仅关系到广大职工、患者及家属的身体健康，也关系到各项工作的正常开展。巫山县中医院健康促进医院的创建，提高了患者的健康意识，使其养成了文明生活、科学饮食的习惯，促进了其健康水平和生活质量的不断提高。

一、巫山县中医院简介

巫山县中医院地处三峡库区，位于风光秀丽的“渝东门户”，是全县唯一一所技术力量雄厚、设备先进、诊疗环境优良，集医疗、预防、保健、康复、教学、科研于一体的综合性中医医院。

二、主要做法

（一）建设三大体系，夯实创建基础

巫山县中医院在重视医疗业务发展的同时，始终把健康教育与健康促进工作视为推动医院高质量发展的引擎，将健康促进作为改善医患关系、提升医疗质量和服务水平的一项重要举措，努力满足人民群众的健康需求，构建全面规范的健康促进管理、制度和培训工作体系。

1. 管理体系有引领

成立了由巫山县中医院院长任组长的医院健康促进工作领导小组，设立医院健康教育中心，成员涵盖各行政科室，网络覆盖各临床科室，成立临床健康促进工作小组，科室主任和护士长为主要责任人。

2. 制度体系有保障

先后编制了《巫山县中医院健康促进工作职责分工》《巫山县中医院临床健康教育实施规范》《巫山县中医院健康教育工作奖惩办法》《巫山县中医院控烟工作管理办法》等管理制度。

3. 培训体系有基础

建立院、处、科三级培训体系。院级培训主要是针对全院中层及以上干部进行健康促进理论知识培训，重在提高认识，营造全院齐抓共管的氛围；处级培训主要是由医务处、护理部组织对医生及护士进行培训，重在健康促进技能的掌握；科级培训是科室内部对患者及家属进行的培训，重在方法掌握和行为习惯养成。

（二）聚焦三大环节，服务患者家属

随着经济、社会的发展，人们的需求从“能看病”发展到“治未病”。巫山县中医院将健康促进工作贯穿诊疗全过程，通过健康知识传播和健康行为干预，提升患者健康意识和自我健康管理能力,提高其健康素养水平和健康品质。

1. 门诊健康教育与健康促进工作

门诊患者集中且咨询方便,是开展健康教育、实施健康促进的最佳场所。

(1)开具“一病两方”。

医院每年编印健康教育处方数十种,患者就诊时,医生会为其开具一张检查和用药处方,同时开具一张健康教育处方,促进患者进行自我健康管理。

(2)成立患者俱乐部。

医院先后成立了肝胆相照(肝病中心)、馨粉家园(乳腺外科)、造口之家(肛肠外科)、棒棒糖(糖尿病)、风湿之家(风湿病)等十多个患者俱乐部,定期组织患者开展各种疾病专题交流,分享自我健康管理经验。

(3)成立专病门诊。

对患者来说,其更需要的是与自己所患疾病相关的知识,即专病知识。医院为让患者能够得到与自身所患疾病相关的健康教育服务,开设了以疾病危险因素评估和行为干预为核心的专病健康咨询门诊,涵盖糖尿病、高血压、高血脂、肥胖症、健康管理、孕期保健、戒烟等门诊。专病门诊的开设,细化了专业,丰富了患者健康咨询的渠道,使健康咨询更加精准。

2. 住院健康教育与健康促进

住院病人是医院患者中相对稳定的群体,他们在医院的停留时间较长,对其进行健康教育与健康促进,可以系统化、个体化实施,涉及其身体、心理、生活习惯等方方面面。

(1)入院健康评估。

病人入院当天,主管护师、管床医师要对入院病人进行健康评估。护理部将慢性病病人健康教育评估纳入日常检查工作,成立护理健康教育质量控制小组,由护理部主任带队,进行定期督导考核。

(2)住院健康讲座。

疾病专题健康讲座针对性强,患者参与度高,传播效果好。各临床科室健康教育讲座做到了年年有计划、月月有主题、周周有活动。

3. 出院后健康随访管理

(1)开具“一病两方”。

住院病人出院时,医生在其出院小结上除交代病情、康复等情况外,还为其开具一张相应疾病的健康教育处方。

(2)落实院后随访。

根据患者住院时的病种及病情,医生通过电话、QQ群等形式,对其进行出院后的随访,除关注其康复情况外,还侧重解答其疑问,对其进行健康知识的持续传播和健康行为的培养。

(三)建设两大平台,服务社会人群

1. 健康传播平台

为减少常见慢性病如糖尿病、高血压、高血脂等病症的发生,巫山县中医院面向社会搭建了立体化全覆盖健康促进传播平台,将健康知识和健康理念传播给群众。

2. 健康帮扶平台

"健康帮扶、医疗先行"是巫山县中医院长期坚持的一项公益活动,医院每年都组织医护人员深入县、乡、村、组,开展义诊咨询活动。在节假日、卫生日、疾病日等,组织开展专题健康教育义诊咨询活动。

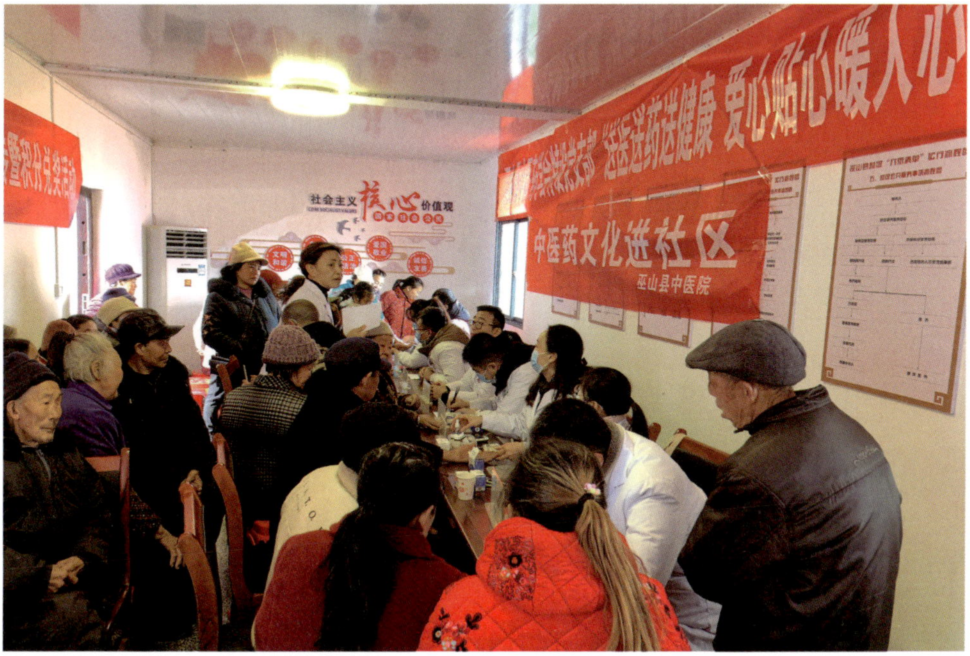

巫山县中医院开展健康送基层义诊咨询活动

(四)营造健康环境,共创和谐氛围

推进健康中国建设,营造健康环境是基础。“受益而不觉,失之则难存。”良好的健康环境,是人类生存与健康的基本前提。巫山县中医院把健康环境建设与文化建设、生态建设、优质服务、和谐医患关系建设融为一体,让患者在就诊过程中受到健康和谐气氛的熏陶,受到健康知识教育。

1. 营造健康知识宣传环境,让服务更有深度

在儿童病房走廊建设了童话故事墙,用图文并茂的故事和漫画,对患儿进行健康教育;打造具有医院特色的文化连廊,患者及其家属可在此了解健康知识,进行身体锻炼。健康环境建设凸显了巫山县中医院以“全民健康”为目的的宣教氛围。

2. 倡导健康生活方式,让服务更有温度

巫山县中医院每年举办健康文化活动,倡导健康生活方式,以“告别陋习、健康生活”为主题,向全院发出“不吸烟、不赌搏、不酗酒、讲文明、讲学习、讲奉献”的倡议;以“传承、创新、厚德、奉献”为院训,营造“诚”“精”医术文化氛围;坚持推广“八段锦”,向群众灌输科学健身理念,让医院职工和院外群众在锻炼中得到放松,以健康的体魄和更加饱满的精神状态投入工作。

3. 打造和谐社会环境,让服务更有广度

定期开展社区、养老院志愿服务,将优质医疗资源下沉到群众当中去,为居民提供免费义诊,送去健康关怀;守护未成年人身心健康,为留守儿童及家庭困难儿童配备健康“爱心家长”,进行一对一帮扶;通过给广大群众普及各类健康知识,使其增强疾病筛查意识,树立预防疾病观念;将专业的医疗知识分享给广大群众,帮助他们解决生活中遇到的健康问题;收集居民需求,根据居民需求举办各类志愿活动,缔造和谐社区;等等。通过多措并举,巫山县中医院为营造温暖和谐的健康社会氛围作出了自己的贡献。

三、工作成效

(一)健康环境有改善

健康促进医院的创建,为患者提供了一个清新、安全的就医环境,就诊环境不断改善,服务质量不断提高,人性化的服务如绿色通道、老年窗口等让患者就诊更

便捷，最大限度地解决了患者就医等候时间长、跑腿多等问题。

（二）服务人群更满意

医院通过健康传播和健康帮扶两大平台、中医特色文化长廊及患者俱乐部等为患者提供了新体验，不断优化医患关系，与患者建立良好的沟通机制，大大提高了患者的疾病康复水平，患者对医院的满意度显著提升。

（三）职工素养有提升

环境的精心打造，“诚”“精”医术的氛围营造，医院职工对中医养生文化的不断学习，以及深入基层开展健康科普活动对职工提升自我的促进，使医院职工不断提升自身素养和技能水平，为健康促进医院的持续巩固创造了有利的条件。

专家点评

开展健康促进工作是医疗保健服务的重要组成部分和有效易行的治疗手段，巫山县中医院构建了全面发展的医院健康促进管理、制度、培训三大工作体系，围绕服务患者、服务社会和营造健康环境的理念，通过不同途径、不同载体进行全面渗透，从而提高大众健康水平。巫山县中医院的健康促进工作使群众增强了健康意识，养成了文明生活、科学饮食的习惯，健康水平和生活质量得到不断提高。医务人员自身的健康状况也得到关注和改善，其健康水平和生活质量不断提高。

（点评专家：江光群）

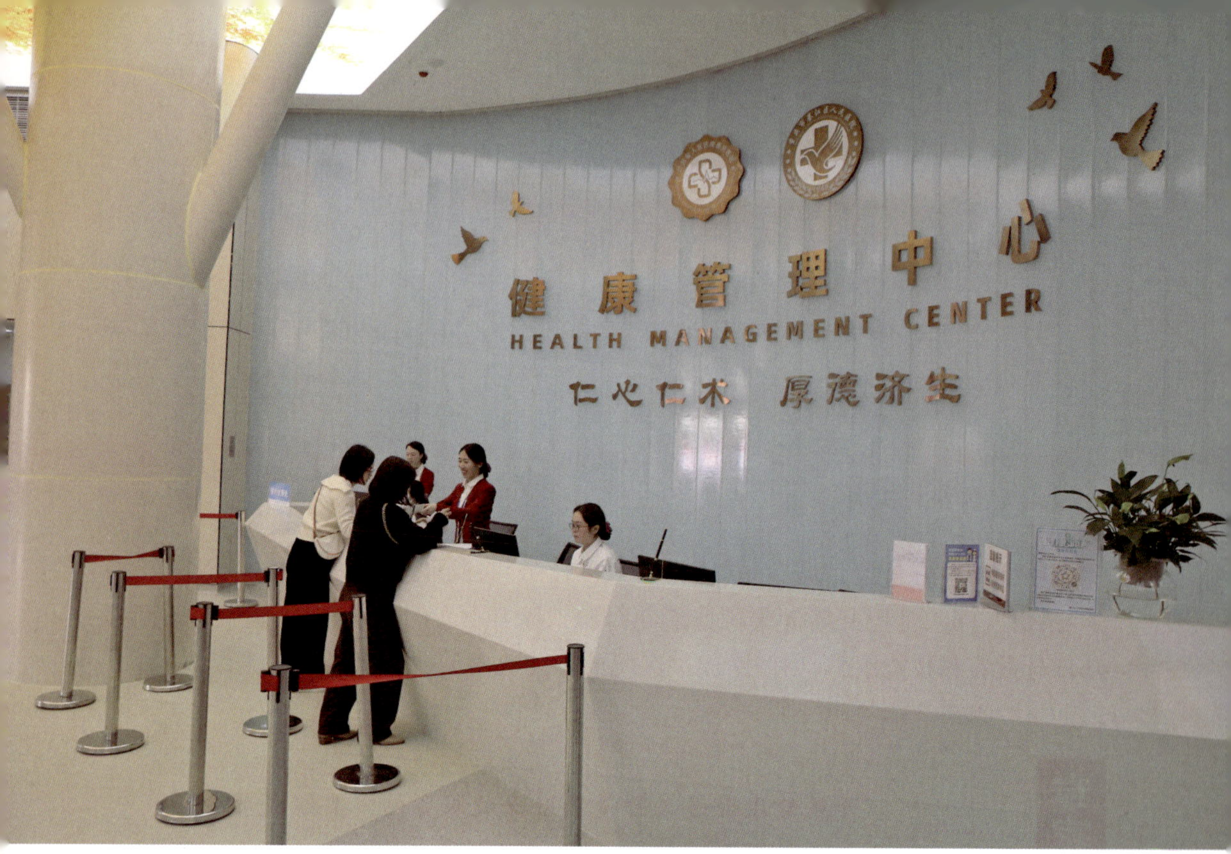

以"317护"平台拓展健康教育

——綦江区人民医院案例

案例概述

綦江区人民医院是一所集医疗、教学、预防、保健、急救、科研为一体的三级甲等综合医院。医院坚持"以人为本",时刻牢记"仁心仁术,厚德济生"的院训,树立"人人为健康,健康为人人"的核心健康观,扎实推动健康促进医院建设,切实履行健康责任。自2015年成功创建三级甲等综合医院以来,在原有健康教育传播手段的基础上,结合目前"互联网+健康"的新时代要求,不断创新健康教育宣传模式。充分利用"317护"健康教育宣传网络平台,提升健康教育服务能力;充分发挥网络平台优势,不断改善患者就医体验及医嘱遵从性;自主开发"健康促进"微信公众号,拓宽患者健康知识获取渠道,提高患者健康知识普及率。在促进疾病康复和预后方面,取得了明显成效。

一、“317护”平台简介

“317护”是一个秉持“三分治疗，七分护理”理念的在线护理宣教平台，具有开发健康教育课程、个性化推送健康信息、统计掌握患者接收信息情况等功能。将其运用到患者在医院的每一个环节，有助于患者对健康知识的了解，也可以帮助医生更好地促进患者早日康复及预后。

二、主要做法

（一）加强组织培训，提升宣教平台的参与度

1. 健全组织机构，保障平台正常运行

綦江区人民医院成立了由分管院长任组长的信息化工作领导小组，将医院护理部设为活动小组。活动小组由护理部主任任组长，小组成员为参与科室的护士。各小组建立专门的微信群。领导小组每月召开会议，商讨日常工作的开展并发布相关信息，促使科室护士加强交流学习，不断改进使用平台的方法。

2. 落实专人管理，明确层级使用责任

“317护”宣教平台主要由移动APP、网页版、网页管理后台组成。宣教管理员账号分院管理员、科室管理员、病区管理员三级分别设置。宣教角色分院管理员、科室管理员、病区管理员、护士四级。选派护理部信息化技术熟练的专业人员负责“317护”宣教平台的管理及维护，定期收集“317护”宣教平台片区负责人反馈的信息。

3. 加强操作培训，让人人都能熟练操作“317护”宣教平台

重庆市綦江区人民医院建立了医院、科室、护士三级培训制度。召开全院540余名护士参加的“317护”宣教平台全院护士动员会及启动仪式。组织中医肛肠科、产科等7个科室的护士长再次进行规范培训。科室内部利用业务学习的机会对全体科室医生、护士进行系统的操作流程培训。医院结合临床科室人员变化情况实时进行线上培训，使每名护理人员都能够熟练操作“317护”宣教平台。

（二）全流程加强运营维护，提升宣教平台的使用度

1. 规范设置宣教平台人员信息

收集全院科室名称、护理人员信息、科室管理员信息，按规范批量导入“317护”宣教平台，并开通使用人员账号。对于新增加的科室及人员，及时将其相关信息添加

到平台上,医院技术人员定期对科室及人员信息进行维护和更新。科室二维码及患者床号信息,由院级管理员在电脑端登录"317护"宣教平台设置。系统自动生成科室宣教二维码宣传页,彩色打印后放于护士站健康资料取阅栏,方便患者扫码阅读。

2. 大力推广宣教平台的使用

患者入院后,责任护士首次对其开展健康教育宣传时,指导患者使用微信扫描科室二维码注册登录,申请加入该科室,待申请获得同意后,责任护士结合患者的年龄、学历、职业,在不同时间段为其推送个性化的宣教课程。患者根据收到的课程提醒信息进行查看。患者对课程中不明白的问题进行提问时,由责任护士及时给予线上解答。患者出院时,责任护士及时在"317护"宣教平台上将该患者点击出院,并邀请患者加入"健康促进"微信公众号,使其能继续接收不同类别的健康信息。患者家属可以扫描患者手机端的家属二维码,查看护士推送的宣教课程,帮助患者学习健康知识,促进患者康复及后期保健。

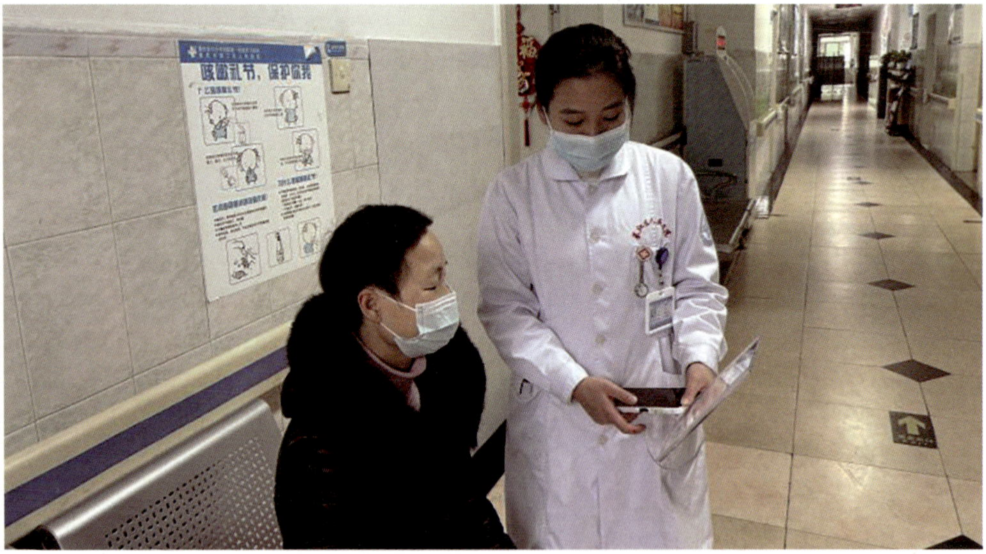

责任护士指导患者使用"317护"宣教平台

3. 系统设置健康教育课程

(1)自主编制健康教育课程。

綦江区人民医院"317护"宣教平台上的课程全部由医院的医务人员编制,医务人员登录平台进行课程制作,课程制作完毕后,由医院管理员组织院内专家对课程的规范性、实用性进行审核。

(2)共建共享健康教育课程。

审核通过后上传到平台的课程,对全院医护人员开放,并由护士把课程推送给患者。

(3)分类设置健康教育课程。

为增强课程的系统性和针对性,綦江区人民医院分类设置了药物宣教、饮食宣教、手术宣教、安全宣教4个板块的课程,结合不同科室的常见病、多发病的危险因素、症状、后期康复等编制具体内容,以文字、图片、动画、视频、音频等方式增强课程的趣味性、可读性,满足患者多样化的需求。

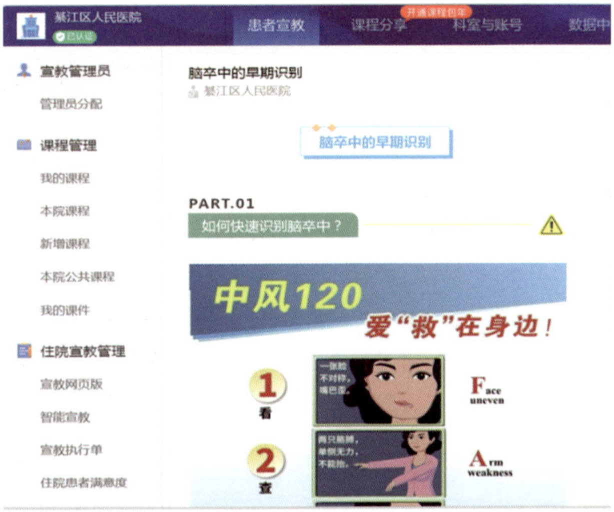

綦江区人民医院各科室合理设置健康教育课程

(4)集聚众智编制健康教育课程。

以制度约束和表彰激励保证每位医务人员参与课程编制,推动医务人员积极参与、群众人人参与健康教育宣传。

4. 全面推送健康教育课程

(1)智能化推送公共课程。

对于需要周知的公共课程,“317护”宣教平台采取自动全面推送的方式进行推送,内容包括住院规章制度、风险告知、吸烟有害健康、健康生活方式等,分别设定推送时间之后,系统将自动向患者推送课程信息。

(2)目标化推送个性化课程。

责任护士结合每位患者的疾病情况,在患者入院时、住院中、手术前、手术后、出院时等节点时段,分别为其推送个性化的健康宣教课程;患者查看课程后,系统会显示已经查看,责任护士可以通过平台了解患者查看健康信息的情况,如显示患者未查看,护士将及时跟进了解原因,采取其他方式将健康知识传递给患者,做到健康教育无间断。同时,医院有效应用“317护”宣教平台开展对门诊患者的健康宣教服务,实现了门诊—住院宣教课程资源共建共享。

三、工作成效

（一）提升了患者的满意度

以创建健康促进医院为契机，重庆市綦江区人民医院在保留口头宣教、纸质宣教、微信公众号宣教等健康教育宣传方式的基础上，增设了“317护”宣教平台，开展个性化、精细化的宣教，让患者享受到更加方便快捷的个性化健康指导，满足了患者多样化的需求，患者对医院的满意度不断提升。2018年，医院收到的感谢信较上年增加了38.6%，收到的锦旗较上年增加了25%。同时，通过“317护”宣教平台，綦江区人民医院实现了“患者—护士”一对一个性化定制宣教内容的目标，并将护士从重复繁重的日常宣教中“解放”出来，节省了工作时间。

（二）全面推动了健康知识普及

2018年引进“317护”宣教平台以后，綦江区人民医院将其分别投用到产科、中医肛肠科等7个科室，对患者进行全方位个性化健康教育。至2018年底，医院已自主开发设计课程115种，推送课程6751次，阅读覆盖率高达93%。心血管内科的心脏介入手术患者围手术期健康宣教知晓率从67.2%提高到88.15%，已使用平台的7个科室健康知识知晓率从66.6%提高到88.9%，同时也取得了很多良好的无形成果，宣教内容的规范化，课程资源的共享，增强了医院科室之间的凝聚力及沟通协调能力，提高了医护人员主动学习的积极性，同时也提高了健康知识的普及率。

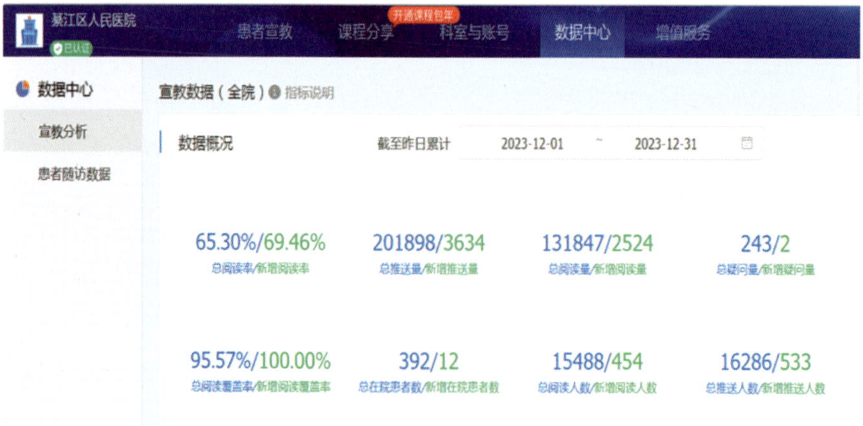

綦江区人民医院“317护”宣教平台2023年12月的阅读数据

（三）有序维护医疗护理安全

“317护”宣教平台使患者的健康知识接收率不断提高，在减轻患者痛苦，提升护理服务，促进患者早期康复等方面起到了积极的作用。2018年，使用“317护”宣教平台的科室，患者住院日数由7.876天降低到7.194天，医疗纠纷大大减少。通过对风险患者进行有针对性的健康指导，如跌倒的预防、压疮的预防等，其风险发生率明显下降，2018年，綦江区人民医院患者压疮发生率同比下降了1.6%。

专家点评

健康教育需要人人参与，更需要增强人人参与的吸引力。綦江区人民医院借助创建健康促进医院的契机，引进了“317护”宣教平台，拓宽了健康宣传渠道，吸引了医护人员、患者及其家属共同参与健康教育。其建设的“317护”宣教平台简洁实用。綦江人民医院还加强了院内对“317护”宣教平台的各级操作培训和推广应用，使医务人员、患者及其家属都能够熟练操作使用。医院自主开发设计的课程具有个性化特点，针对不同科室、不同类型患者分类设置了药物宣教、饮食宣教、手术宣教、安全宣教4个板块的课程，使健康教育内容具有更强的针对性。特别是医院采取约束和激励手段调动医护人员参与课程编制，使大家积极参与平台维护和使用，为持续改进平台注入了动力，这也是医院能够由点到面、持续应用好平台的关键之一。

（点评专家：向文献）

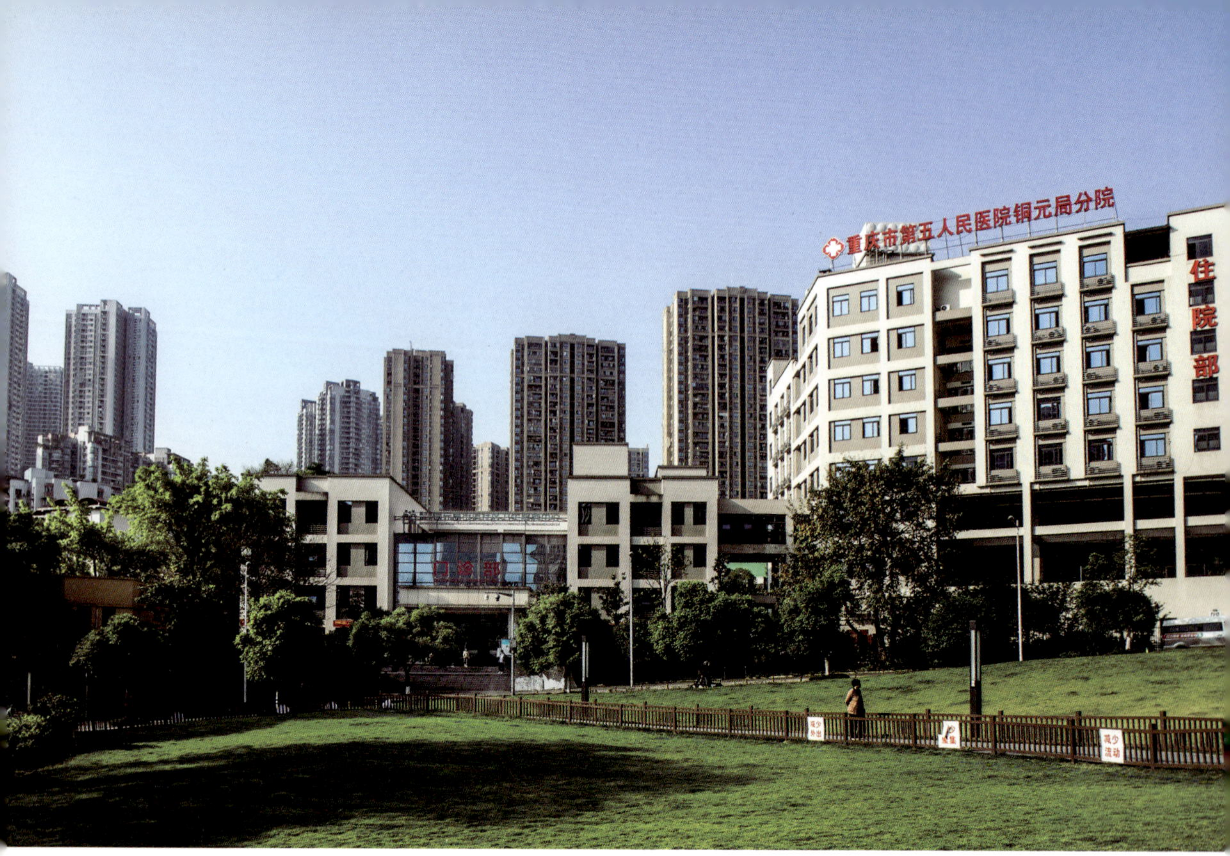

六大措施优化服务，贴心守护群众健康

——南岸区铜元局街道社区卫生服务中心案例

案例概述

医院是守护人民健康的重要阵地，在健康教育与健康促进工作中发挥着不可或缺的作用。南岸区铜元局街道社区卫生服务中心结合全区健康区创建，于2019年启动健康促进医院建设，社区卫生服务中心秉持“以人民健康为中心”的理念，通过采取优化服务架构、优化服务理念、优化服务措施、优化服务水平、优化中医服务、优化社区联动等六大优化服务措施，努力做好群众健康的守门人，先后荣获2020年全国“优质服务基层行”表现突出和成效显著机构、“重庆基层医疗高质量发展贡献力单位十强”单位、2020年度重庆市

"美丽医院"等荣誉称号;2020年成功创建"甲级社区卫生服务中心",2021年成功通过社区医院评审。2021年,辖区居民健康素养水平较全区平均水平高出3.23%,出院人员满意度达99.9%。

一、背景介绍

铜元局街道社区卫生服务中心由原长江电工厂职工医院转型而来,服务铜元局街道10个社区9.55万人。随着国家对基层医疗机构的重新定义,社区卫生服务中心的业务发生了显著变化。铜元局街道社区卫生服务中心(以下简称"中心")负责为该区域居民提供公共卫生服务和常见病、多发病的诊疗综合服务,由于前期转型等特殊原因,中心整体发展在南岸区处于中下等水平。为实现工作突破,提升服务水平,给群众当好健康守门人,中心积极探索符合自身特色的服务模式,依托健康促进医院建设,实施了六大优化服务措施。经过努力,中心的工作质量、服务区域居民健康素养水平和群众就医的满意度都得到了明显提升。

二、工作思路

中心围绕健康促进医院评价标准,采取综合性措施,进一步优化健康服务。一是搭平台、建机制。成立健康促进工作领导小组,整合临床与公共卫生技术力量,建立"中心—科—团队"三级健康服务网络,实行目标管理和制度化规范管理。二是强理念,提升内涵。通过不断的学习和实践,增强医务人员的服务意识。三是重落实,优化中心内外健康服务。通过完善中心内服务软件、硬件、人才队伍建设和开展有效社区联动,提升服务质量、居民健康素养水平、群众就医满意度。

三、主要做法

(一)优化服务架构,提升服务整体水平

中心坚持将健康促进医院创建作为"我为群众办实事"的一项重要民生工作,成立了以中心主任为组长,分管领导为副组长,各科负责人为成员的领导小组。结合中心的"三部一馆一专区"(三部:全科医学部、妇幼健康部、医卫部;一馆:中医馆;一专区:专科服务区)规划,优化了门诊科室及医技科室布局,整合临床与公共

卫生技术力量，在中心建立了“中心—科—团队”三级健康服务网络，实行目标管理，细化工作任务，明确职责分工，分部、分项指定专人负责，实行制度化规范管理，提升整体服务水平。

（二）优化服务理念，提升医防融合内涵

依托家庭医生团队建设，中心建立了“医、技、职、上、下、学”模式，中心所有医护、医技、职能科室人员无论是在上班工作时间还是在下班休闲时间，抑或是在其他各类学习培训、专题健康教育活动时间，都做到重心下沉，将“医疗”和“预防”服务融入其中，在工作、生活和学习中强化医防融合理念，适时为患者和社区群众提供健康服务。2021年，中心家庭医生团队成员数达140人，占全院职工总数的84.34%，较2017年增长了7倍。中心有13名专业骨干被纳入市、区级专家资源库。

（三）优化服务措施，提升就医服务体验

一是在门诊大厅设置健康小屋，配置血压仪、血糖监测仪、骨密度检测仪、心血管功能检测仪等测量设备，并安排1～3名专职医务人员为辖区居民提供智能化、一体化的健康服务。

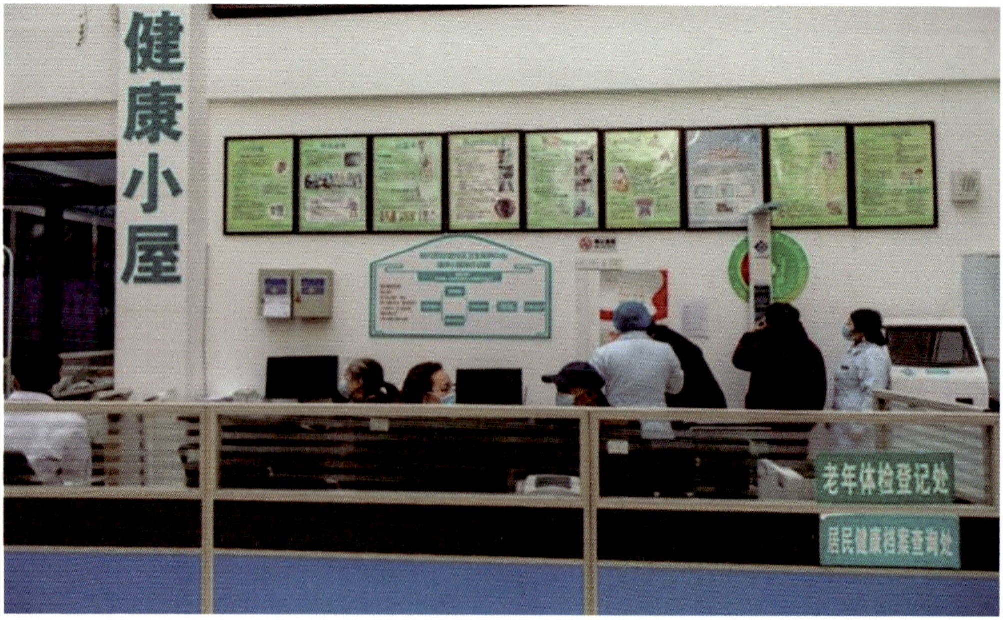

健康小屋提供智能化、一体化的健康服务

二是为患者提供便捷、安全、舒适、清洁的就医环境。中心在大门显著位置张贴温馨提示，24小时提供挂号、就诊、取药、收费、综合诊疗等便民服务；为残障人士、老年人、孕妇等特殊人群开通优先便利就医“绿色通道”，为行动不便的病员提供轮椅等。

三是使数据和信息互联互通。同步录入临床诊疗、公共卫生数据，同步提供服务，实现了健康服务精准化、扁平化管理，并制定健康教育流程和要点，对患者开展全流程有针对性的健康指导。

四是将辅助检查和医技科室设置在同一楼层，方便群众就医检查。

（四）优化服务水平，满足群众更高需求

一是与三甲医院建立医共体。2017年，中心与三甲综合医院重庆市第五人民医院创建紧密型医联体；2021年，中心成为南岸区首家医共体试点单位，通过三甲综合医院的技术支撑，推动基层首诊、双向转诊、急慢分治、上下联动的分级诊疗模式。2021年，中心向第五人民医院转诊27人，第五人民医院转回4人。中心还安排2名医生到第五人民医院市级戒烟门诊培训学习，提升戒烟服务水平。

二是通过南岸区远程会诊中心实时开展远程疑难病例会诊，2021年进行远程诊疗20余次。

三是储备110多种与三甲医院同品种药品，满足患者就近就医、用药的需求。

（五）优化中医服务，提升治未病能力

结合重庆市第五人民医院康复医学科和中心中医康复市级特色专科优势，整体打造中心中医馆，建成中医馆门诊部500平方米，住院部1000平方米。同时，不断完善人才梯队建设，配备正高级职称医生2名、副高级职称医生1名、中级职称医生5名。积极开展新技术应用，应用新技术10余项。2021年，“三伏贴”服务人次、物理治疗人数、中药外用分别较2020年增长107.1%、105%和101%。2021年，为65岁以上老人提供中医药健康管理服务7100余人次，辖区残疾人精准康复任务完成率100%。中心中医治未病服务能力不断提升。

（六）优化社区联动，健康服务不断延伸

中心与铜元局街道办事处签订了合作协议，10名家庭医生团队队长加入辖区居委会成立的10个公共卫生委员会，与社区工作人员形成工作合力，共同担起健康

服务职责，将健康干预、疾病预防、妇幼保健、疾病康复等健康服务不断向社区延伸。2021年，累计投入30余万元用于健康宣传材料的制作及发放，并派出医务人员1000余人次，深入各社区、小区等场所举办健康讲座20余次、义诊咨询活动40余次，受益群众2万余人次，安排家庭医生团队成员专程上门为行动不便、特殊人群服务100余人次。

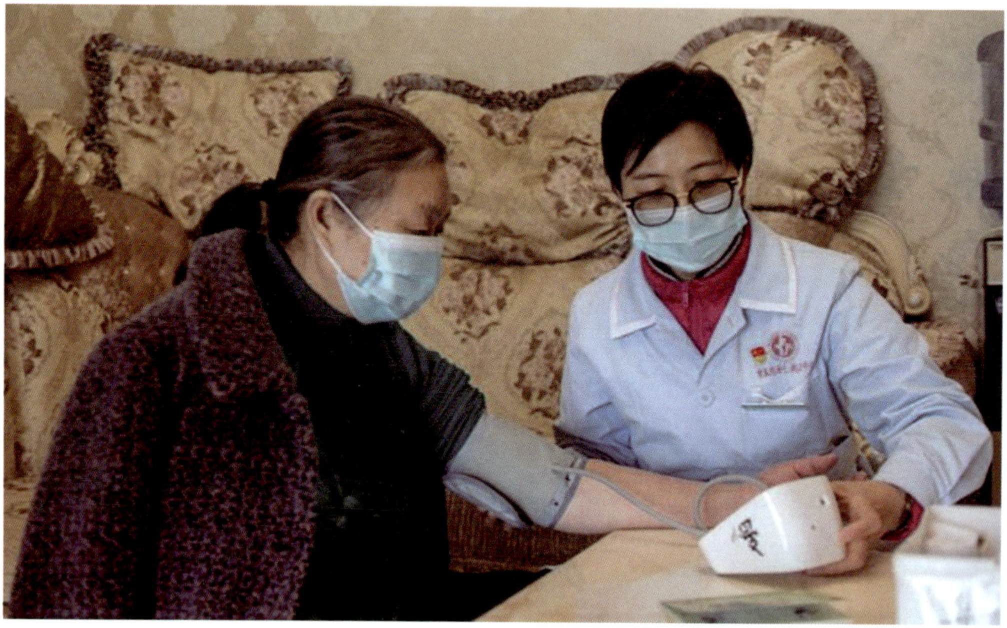

开展社区联动，家庭医生上门服务

四、工作成效

（一）服务质量得到提升

2021年，铜元局街道社区卫生服务中心老年人中医药健康管理服务项目年度考核位居全区第1名；高血压、糖尿病规范管理率100%，达到了国家要求；自我健康管理小组人员血压、血糖控制率均达到90%；辖区居民健康素养水平达28.75%，较全区平均水平25.52%高出3.23个百分点。

（二）就医体验得到提升

通过医共体一条龙闭环服务，群众在家门口就能享受三甲医院的服务品质，就医体验得到很大提升。秦大爷是辖区一名在管高血压病患者，以前由于药品限制，一直在重庆市第五人民医院看病取药，路途不便，加上三甲医院就诊病人多，每次去开药都要花费大量时间和精力。2022年初，通过医共体上下联动，秦大爷在中心就能开到所用的药物。秦大爷高兴地说："现在门槛费降低了，也不用来回奔波了，真是太方便了。"

（三）认同感和满意度得到提升

2021年，居民主动到中心建立健康档案的人数较2019年增长4.4%，参与自我健康管理小组的人员增加了20%，出院人员满意度达99.9%。

专家点评

南岸区铜元局街道社区卫生服务中心以南岸区创建国家健康区为契机，以健康促进医院建设为平台，秉持"以人民健康为中心"的理念，以做好群众健康守门人为己任，综合采取优化服务架构、优化服务理念、优化服务措施、优化服务水平、优化中医服务、优化社区联动等六大措施，进一步优化了健康服务。2021年，该社区卫生服务中心老年人中医药健康管理服务项目年度考核位居全区第1名，高血压、糖尿病规范管理率达到国家要求，辖区居民健康素养水平较全区平均水平高出3.23个百分点，出院人员满意度达99.9%。其工作取得了实效，经验值得学习借鉴。

（点评专家：谭平）

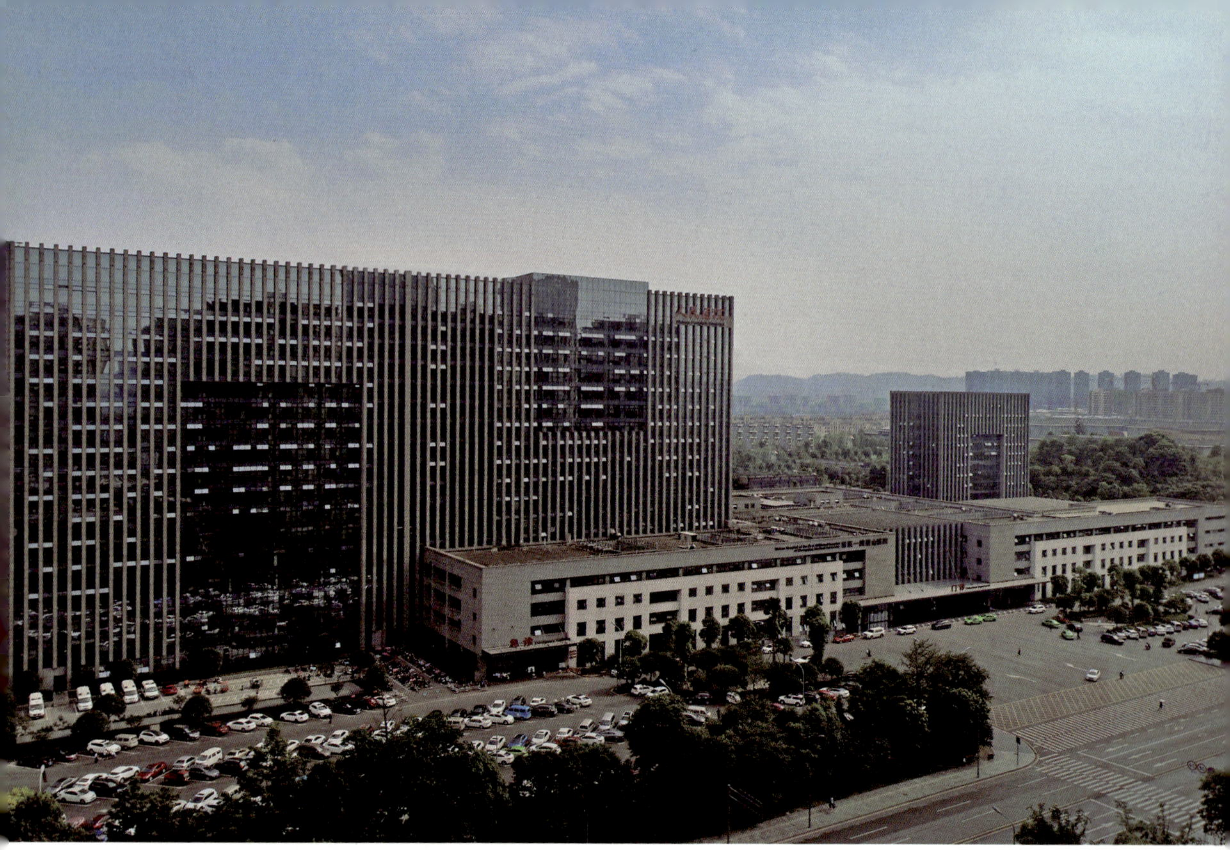

党建统领聚合力，健康促进全院行

——璧山区人民医院案例

案例概述

璧山区人民医院以满足群众健康需求为目标，以党建为统领，积极参与健康促进区创建工作。近年来，璧山区人民医院围绕党建+文化+服务+公益，通过凝练特色文化理念、深化优质服务内涵、创新公益活动方式等举措，初步探索建立了健康促进医院工作长效机制，在医院内外创新开展健康延伸服务，推动了医院职工人文素养、医疗服务质量、群众就医满意度、医院区域影响力的提升。

一、基本情况

璧山区人民医院坐落于璧山区城中心，始建于1939年，八十余年风雨兼程，成为一所集医疗、教学、科研、康复和预防保健为一体的三级甲等综合医院。现有在岗职工1400余人，年门诊量99.24万人次，埠外占比39.03%，年出院5.46万人次，埠外占比26.84%。

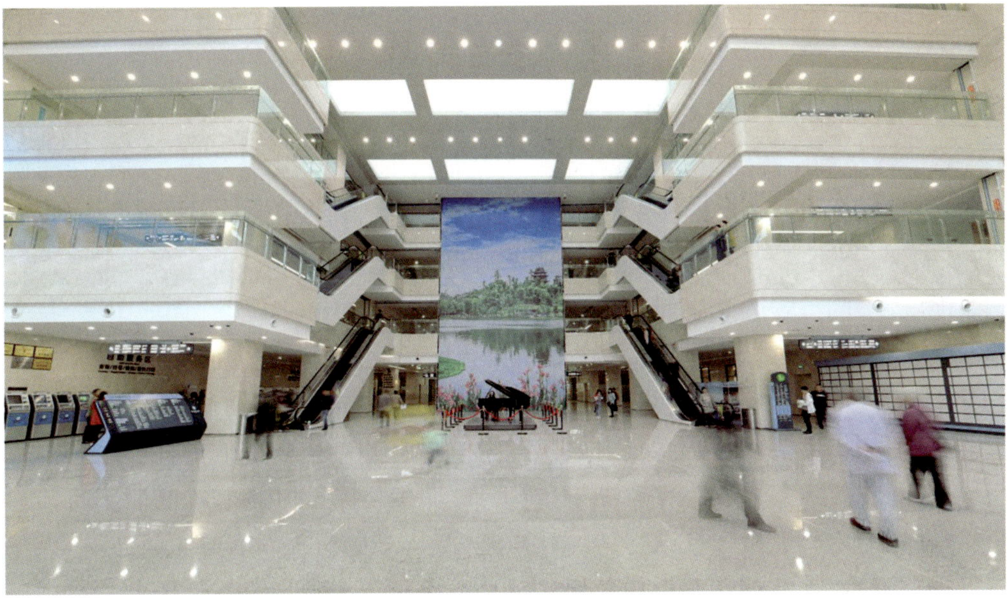

璧山区人民医院院内环境

二、主要做法

（一）夯实“两大基础”，明晰创建思路

1. 发挥党建统领

由璧山区人民医院党委统筹健康促进医院创建工作，将健康促进工作与党建工作相融合，做到年年有计划、季季有主题、月月有安排；定期组织党员深入小区、学校、乡镇等开展志愿服务活动。以“党建有活力、党员有形象”为目标，发挥党员在创建工作中的带头作用，党员亮身份、亮示范、亮业绩，开展创建具体工作，通过创建活动使党员“三亮”成为常态。

2. 建立工作机制

成立健康促进医院创建工作领导小组,由医院党委书记、院长总负责,院领导班子成员分工协作,相关职能科室抓落实,形成了全院联动、齐抓共管的工作格局。预防保健科负责健康促进创建工作日常协调、督查和落实,按照《创建健康促进医院实施方案》,明确各项任务责任,按时间计划表推进落实,形成全院职工积极参与、人人都是健康促进者的创建工作局面。

(二)着力“三大主题”,开展延伸服务

1.“琢玉精神”打造人文阵地

以党建统领医院文化,凝练璧医“琢玉精神”,推动人文阵地建设。结合改善医疗服务行动,着力打造医院人文服务品牌,连续三年在医院内实施“角色互换体验”“筑梦璧医·志愿同行”等志愿服务。开展“我是门诊导航员”、“请让我来帮助你”、钢琴演奏、书画母爱等健康促进服务项目近10项,全院50%以上在岗职工参与,有效改善了患者的就医感受。以“爱家爱院爱生活”为主题,组织开展“激情璧医·成就梦想”“绽放璧医最美芳华”“敬染夕阳”等文化活动30余项,通过职工运动会、艺术插花、摄影大赛等多种形式提升员工综合素养。相继搭建了瑜伽社、读书荟、掠影摄等10余个员工业余生活平台,不断丰富“职工之家”的内涵,提高职工身体素质。持续加强报刊、微信公众号等文化阵地建设,鼓励员工发表健康科普文章,唱响璧医好声音,连续两年获全国健康传播优秀案例五十强;院报《璧医苑》受“中国医院报刊展示平台”邀请展示;院刊《杏林春晓》每季度1期;微信公众号关注总人数达16万,总阅读量达120万次;荣获健康界“宣传我最强”改善医疗服务行动特别竞技赛优秀奖。

2.“美丽医院”提供优质服务

以“美丽医院”建设为抓手,着力推动服务美,将优质医疗服务贯穿于健康促进医院创建全过程,全面开展“亲情服务”和“全人全程”优质护理,推动服务环境温馨化、服务流程人性化、服务项目透明化、医患沟通亲情化,患者就医体验全面改善。医院连续两年荣获“重庆市优质护理服务先进单位”称号,连续三年第三方综合满意度调查满意度超过94%,在2019年全市和全国公立医院满意度调查中,位居重庆市前列。

围绕专科特色及患者不同的需求,40多个科室分别形成了有特色的优质服务品牌,并开展了丰富多彩的延伸服务。优质服务品牌如:ICU的“微视频探视”、心血

管内科的“爱‘心’之家”、肿瘤科的“防癌之家”、普通外科的“玫瑰之家”、肾病内科的“肾友圈”、神经内科的“帕金森之家”等。丰富多彩的延伸服务如:妇产科的“孕妇学校”每周一课,为孕妈妈讲解孕期知识、开展孕期保健服务;眼科和口腔科联合开展“明眸皓齿”服务项目,深入全区小学、幼儿园开展眼睛、牙齿疾病筛查;内分泌科“糖友之家”每月举办“爱未来·有名‘糖’”公益大讲堂,为全区糖尿病患者普及健康知识;神经内科开通“慢病之家”互助平台,以提升慢病人群生活质量为目标,致力于各类慢性疾病管理,医生们经常深入镇街、社区为居民免费测量血压、血氧,开展健康讲座、健康义诊活动;肝胆外科开展“肝胆相照,与爱同行”活动,主动佩戴“暖医”胸卡,诊室放置“暖医”座牌,规范使用“暖医”用语,从一个微笑、一句问候开始,让“外科一把刀”更加温暖;药剂科打造“药学服务暖人心”公益品牌,消除群众家庭用药安全隐患,他们发挥专业优势,进校入户,宣传合理用药,帮助群众清理过期药品,建立药学服务档案,定期回访跟进。全院各科室都积极投身健康促进医院创建,发挥专科优势,开展特色公益活动,受到众多媒体报道,赢得了患者及其家属和社会的充分认可。

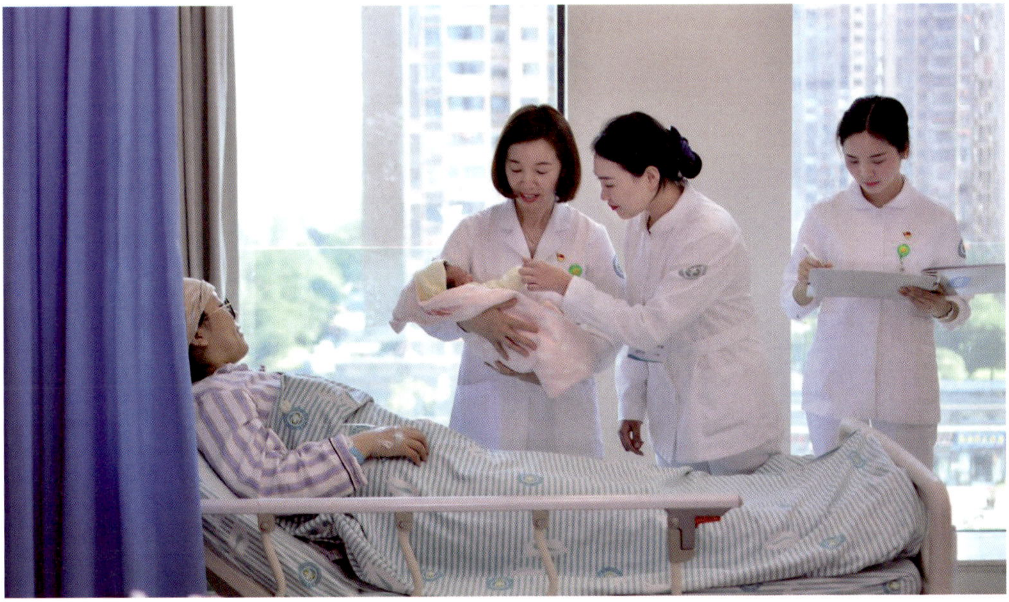

“美丽医院”优质健康服务

3.“温暖人生”做靓志愿服务

2014年,医院启动“温暖人生·健康同行”志愿服务品牌项目。深入开展进机关、进社区、进企业、进学校、进农村健康“五进”活动,通过义诊义检、健康宣教、健康咨询、心理辅导、患儿伴读、书画母爱、上门送医等多种形式,为居民提供健康服务,对乡镇卫生院进行专业技术指导。博士生服务团、医学专家深入村居开展健康义诊。2018年以来,服务团队从最初100人的规模发展成为拥有140人的专家博士团(博士团包括副高级职称以上医学专家和医学博士)、227人的党员志愿服务队、近50人的礼仪志愿队以及600余人的南丁格尔志愿服务队4支队伍,总志愿者超过1000人。"温暖人生·健康同行"服务内容不断丰富,开展"爱心进农家"扶志扶智助力乡村振兴行动、"志愿号健康动车"服务、"药学服务到你家"系列活动、"暖医惠百姓"服务改善行动、"护理领航号"服务,让更高品质的护理服务深入千万家。"温暖人生·健康同行"品牌项目运行两年来,志愿者的足迹遍布璧山的学校、乡村、企业、社区等各处,重点结合健康宣传节日,开展活动上百场,接地气、重效果,累计受益人数超过10万人,被重庆市委宣传部命名为"2018年重庆最佳志愿服务项目",获得2019年全国医疗公益品牌奖。

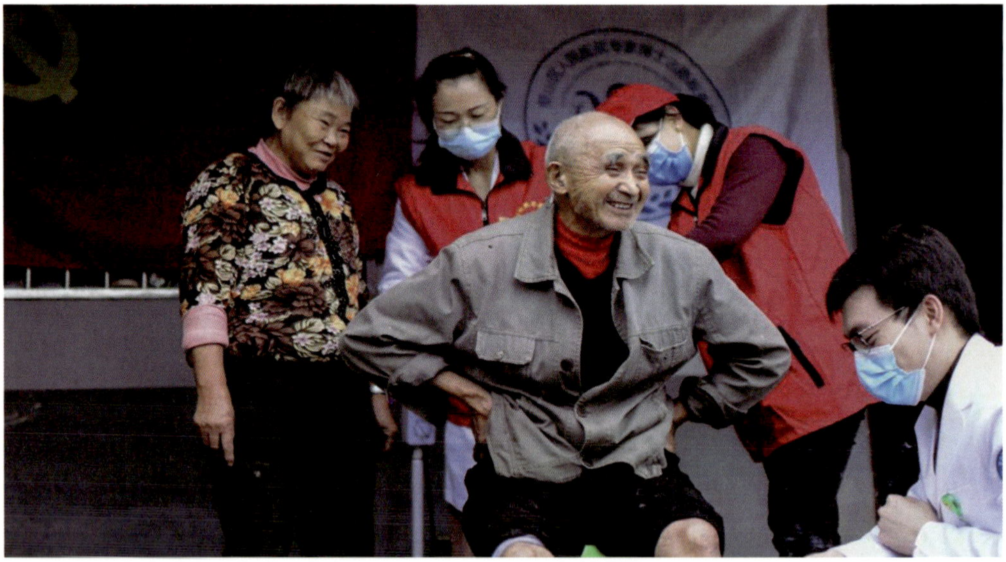

"温暖人生·健康同行"志愿健康服务

三、工作成效

(一)医院和谐度提升

以党建为统领,创新开展健康促进医院创建,是对党建与业务深度融合的有效探索,体现了人文关怀、秉持了公益性质、树立了医院形象。璧山区人民医院通过将各类健康服务和公益活动流程化、规范化、品牌化，全方位解决群众的健康诉求，提升了医疗服务质量，改善了医患关系，提升了医院和谐度。

（二）患者满意度提升

经过探索和实践，璧山区人民医院健康促进医院创建已形成了完善的组织架构、运行机制和评价体系，并取得了良好的效果。2019年，院内患者满意度同比增长了1.26个百分点，有效投诉率降低了49.67%，第三方综合满意度调查，满意度达95.56%，在全市公立医院中位居前列。

（三）医院影响力提升

璧山区人民医院的健康促进医院创建获得了社会各界的高度认可，2019年，璧山区人民医院接待来院参观学习的市内外医院、单位23家，并受邀在第六届中国医疗品牌建设大会上作经验分享，医院的影响力和美誉度持续提升。截至2023年，璧山区人民医院被全国行业和市、区主流媒体正面报道265次，其中，被《人民日报》等国家级媒体报道38次，被省市级媒体报道159次。

专家点评

璧山区人民医院围绕党建+文化+服务+公益开展健康促进医院建设，创建思路清晰，创建载体明确，创建成效明显。发挥党建的统领作用，以党员“三亮”带动全院积极投入创建；优化创建工作机制，创建任务明确，全院职工积极参与、人人都是健康促进者；深化“三大主题”活动延伸服务，以“琢玉精神”打造人文阵地、以“美丽医院”提供优质服务、以“温暖人生”做靓志愿服务，特别统筹40多个科室发挥各自的特色优势，开展丰富多彩的延伸服务，打造优质服务品牌，服务有载体、有抓手、有特色、有成效，促进了医院和谐度提升、患者满意度提升、医院影响力提升。

（点评专家：向文献）

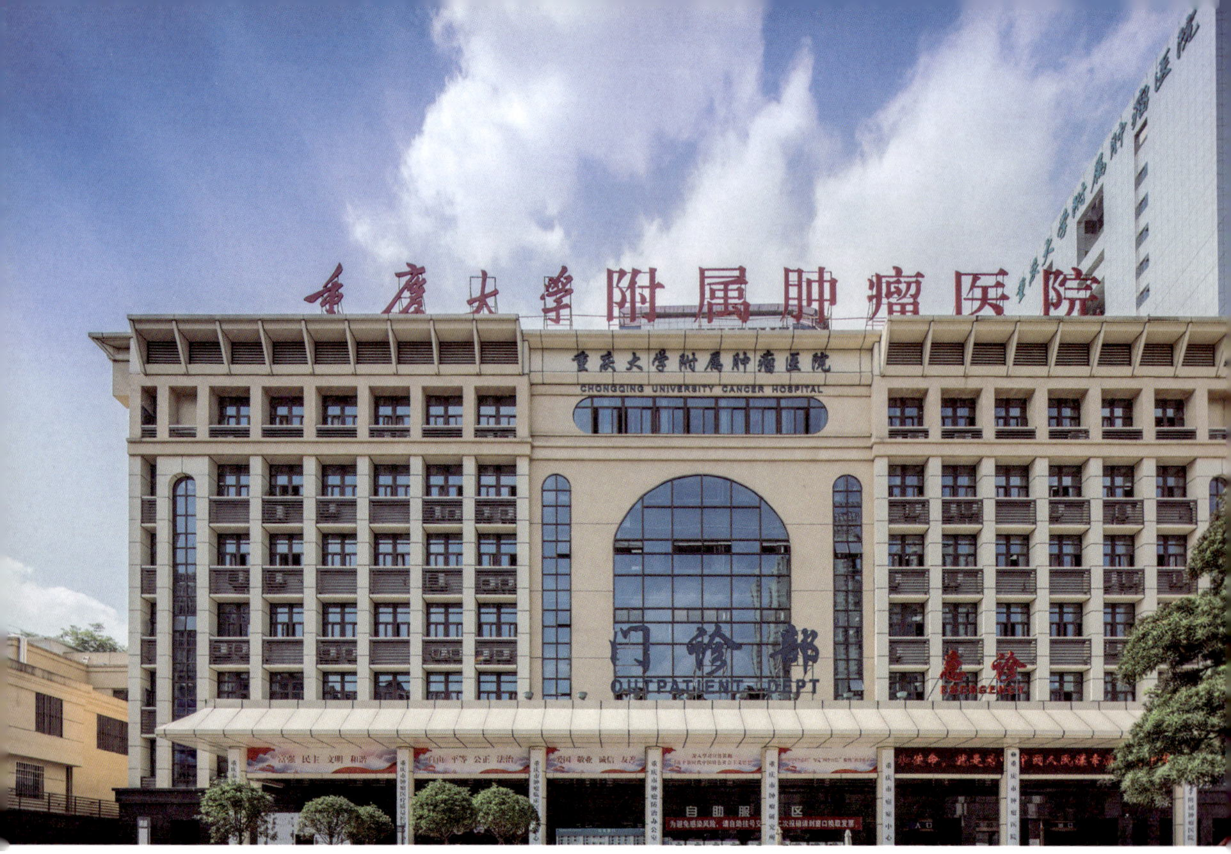

构建“四位一体”胖熊科普，优化肿瘤防治健康服务

——重庆大学附属肿瘤医院案例

案例概述

重庆大学附属肿瘤医院作为肿瘤防治的专科医院，自2016年创建健康促进医院以来，在健康中国战略指引下，积极推进健康中国癌症防治行动，聚焦科普品牌建设，通过采取打造立体化科普平台、建立分层次科普团队、创作多类型科普作品、策划多元化科普活动等措施，构建“四位一体”胖熊科普体系，大力开展肿瘤防治健康科普工作，不断满足群众对肿瘤防治健康知识的需求，引导群众科学开展肿瘤防治。

一、背景介绍

癌症防控是世界性难题，目前，我国每年新发癌症病例约380万例，死亡约229万人，癌症发病率和死亡率全球第一，癌症防治形势十分严峻。近年来，重庆大学附属肿瘤医院以推进健康中国战略为指引，将健康促进同科学普及相结合，加强对民众进行防癌抗癌科学知识普及，不断创新科普服务理念，健全常态化科普保障机制，打造具有肿瘤专业特色的胖熊科普品牌，探索“四位一体”健康科普体系的建立，构建适合重庆地区的肿瘤防治模式。

二、主要做法

(一)打造立体化科普平台

一是建设融媒体科普矩阵。设计“胖熊科普”专属品牌IP(知识产权)，用卡通形象作为科普形象，统一用于科普创作与活动；搭建“一台一网两微六号”自媒体矩阵，建成视频制作、内容剪辑、在线直播一体化的科普演播厅，开设医院健康教育频道，实现全院606个病房电视信号覆盖，实行7×24小时科普内容播出。

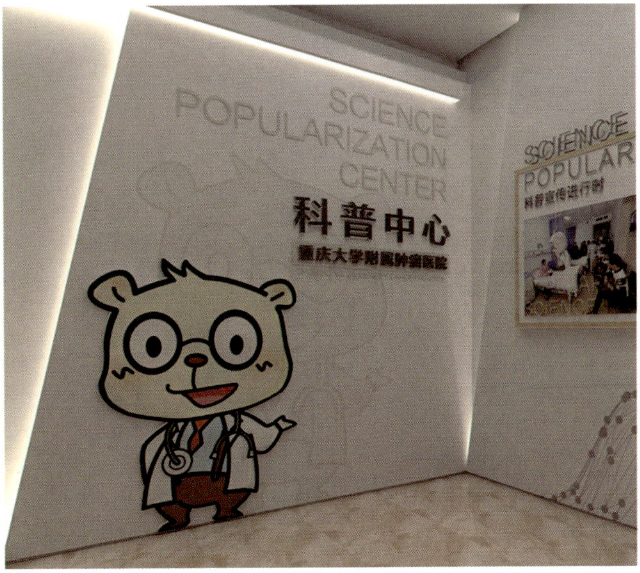

重庆大学附属肿瘤医院科普中心

二是建设肿瘤专科科普基地。乳腺肿瘤中心、血液肿瘤中心获批沙坪坝区专家科普工作室，有6个学科分别获批中国抗癌协会单病种科普基地。

三是建设院级科普平台。依托重庆市健康促进医院平台整合资源，成功获批全国科普教育基地、科普中国共建基地、全国健康管理示范基地、重庆市科普基地、重庆市中医药文化宣传教育基地等，规范全院科普工作建设。

(二)建立分层次医学科普团队

从2016年起着手建立分层次医学科普团队。

一是建立医院科普专家团。在全院范围遴选出72名能说会讲善写的医学科普专家,组建医院科学传播专家团队,建立科普工作考核体系,实施动态调整机制。牵头组建沙坪坝区健康科学传播专家团和重庆市肿瘤防治科学传播专家团。

二是选拔培养中青年科普人才。每两年举办一届中青年医学科普能力大赛,选拔120名优秀青年科普骨干充实医学科普专家库,组织选手参加全国各类医学科普比赛。

三是组建医学科普志愿团队。成立医院“讲健康”志愿服务分队,定期到沙坪坝区、江北区、新时代文明实践站点等地开展癌症防治科普基层行活动,推动科技志愿服务向常态化发展。

(三)创作多类型科普作品

一是编印系列科普读物。组织100多位专家,历时两年,编印了西南地区首套成体系的“肿瘤防治科普丛书”;连续两年编制《重庆市居民常见恶性肿瘤筛查和预防指南》,联合重庆30多家医院倡议发布,向公众普及癌症预防知识;制作肿瘤单病种科普折页12种32万份,免费向西南地区医疗机构发放。

二是制作精品科普视频。遴选临床科室76位专家录制了1405集医学科普短视频,涵盖各类型肿瘤治疗、康复、随访等健康知识。制作胃癌、肝癌、乳腺癌、宫颈癌、淋巴瘤等宣教动漫42期,被新华社、人民网、科普中国等媒体转载。

三是打造“胖熊讲科普”图文作品。定期在自媒体矩阵发布“胖熊讲科普”原创科普文章,通过“顺口溜”“故事会”等形式推送癌症防治核心知识,方便民众利用碎片化时间了解健康信息。“胖熊讲科普”在微信上共推出250余期科普图文,各平台总阅读量接近1000万次;在《生命时报》《健康时报》等行业媒体刊发150余篇原创稿件,被各大门户网站转载。

(四)策划多元化科普活动

一是打造科普品牌活动。联合政府、公益组织和社会媒体共同举办重庆市全国肿瘤防治宣传周、世界癌症日、肿瘤防治健康科普嘉年华等大型互动体验式科普活动,普及防癌抗癌知识;每年联合市总工会、市体育局、市科协发起重庆希望马拉松义跑活动，为癌症科学研究募集资金，该活动已成为重庆健康公益活动的一张亮丽名片。

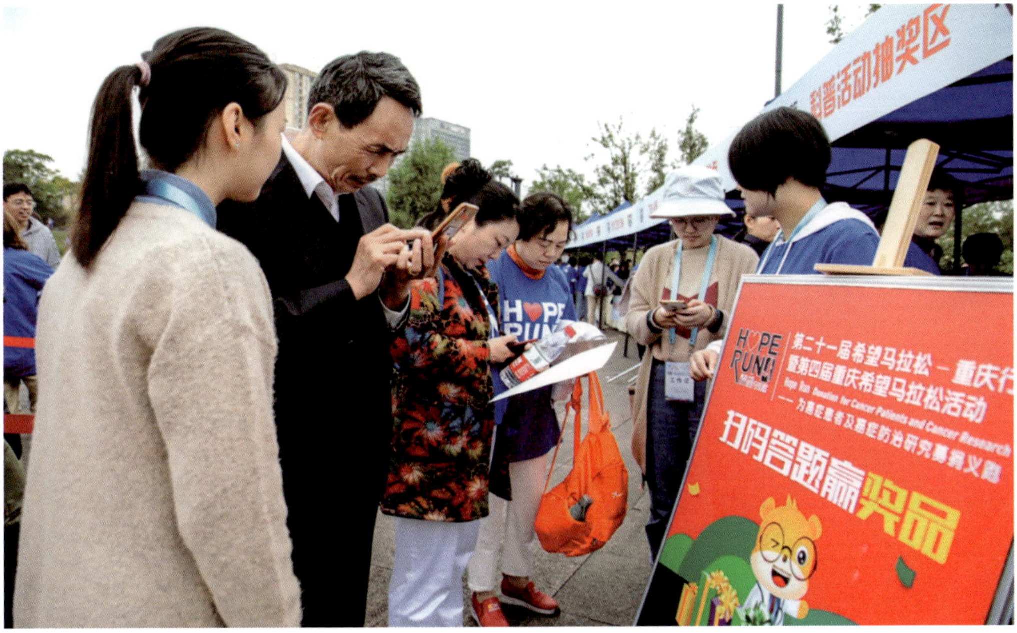

举办重庆希望马拉松义跑活动

二是参加主题科普活动。每年组织科普专家、科普资源等参与全国科技活动周、全国科普日和全国科技工作者日等主题科普活动，联合沙坪坝区科协、重庆大学科协联合举办“黄葛树下科普故事会”。

三是开展科普进基层活动。联合市卫生健康委、市科协、市总工会采取“菜单+订单”相结合的方式，定期发布健康科普课程，让企事业单位有针对性地进行选择。近五年组织进企业、学校、社区等开展科普宣讲560余场，网络科普直播400余场次，在线参与人数超过6000万人次。2023年策划举办以“喜迎二十大 科普送健康”为主题的癌症防治行动科普“五进”活动119场，线下活动累计受众50 000余人次。

四是探索肿瘤防治健康科普进校园。2023年，面向中小学生开展体验活动12场，走进沙坪坝区树人小学、沙坪坝小学、奉节县西部新区第一小学等校园，服务中小学师生1200余人次，服务高校师生600余人次。经过培育，妇科肿瘤中心开设了西南地区首个科普门诊，一期病房创建“药牛牛”科普形象，形成医院有品牌、科室有特色的科普活动体系。

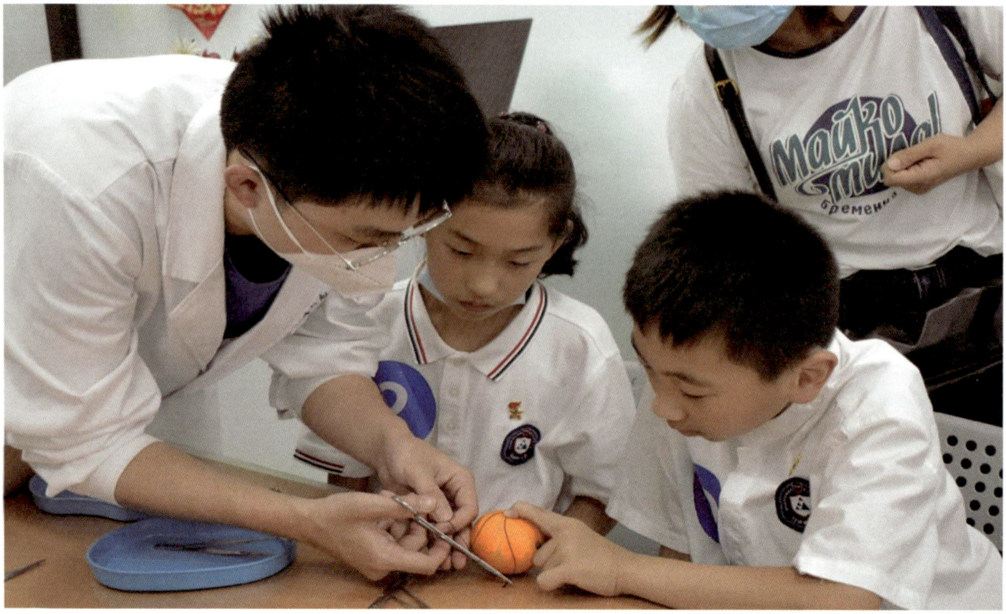

开放重点实验室,探索肿瘤防治特色科普

三、工作成效

(一)平台成果

经过几年的建设,重庆大学附属肿瘤医院荣获中国医疗自媒体联盟“十佳特色自媒体(医疗机构类)”、算数健康金处方奖等荣誉,基层肿瘤防治能力提升项目入选首届中国科技志愿服务项目典型案例,重庆市肿瘤防治科普基地获评重庆市优秀科普共建基地,融媒体建设入选重庆“十四五”重点建设科普自媒体品牌,成为具有影响力的川渝科普榜样。《重庆大学附属肿瘤医院科普体系健康实践案例》获国家卫生健康委推荐,医院员工张维同志在2023年全国健康促进医院培训班做大会交流,吴永忠同志在国家卫生健康委新闻发布会上介绍重庆经验。医院获批2023年重庆市全国科普日活动优秀组织单位、全国科普工作先进集体。医院开展的“世界淋巴瘤日City Walk(城市漫步)”主题活动被评为中国科协全国科普日优秀科普活动。

(二)人才成果

重庆市肿瘤防治科学传播专家团2人入选全国首席科学传播专家,1人当选中国肿瘤防治健康科普工程学术顾问专家,1人获得国家卫生健康委“中央转移支付地方健康素养促进行动项目优秀巡讲专家”称号，22人入选重庆市院士专家科普团队，16名专家入选重庆市科学传播专家团健康知识普及专家库。肿瘤防治科学传播专家团获“典赞·科普重庆”年度科学传播团队、重庆市创新争先奖先进集体和“十三五”全民科学素质工作先进集体。中青年科普专家中，4人被授予重庆市十佳科普使者，2人获得全国青年医生健康科普演讲大赛三等奖，1人荣获全国科普讲解大赛二等奖，1人荣获全国科普讲解大赛三等奖。王维教授荣获重庆市十佳科普志愿者称号。

（三）作品成果

“肿瘤防治科普丛书”入选重庆市优秀科普图书、全国优秀科普作品和国家卫生健康委优秀图书推荐名单，荣获重庆市科技进步二等奖。

专家点评

健康促进医院建设是医疗卫生机构落实“预防为主”工作方针，推动“以病人为中心”向“以人民健康为中心”转变的重要前提和保障。重庆市肿瘤医院在建设健康促进医院过程中，充分发挥医疗卫生机构主阵地和医疗卫生工作者主力军的作用，广泛开展肿瘤防治科普知识宣传，成功打造了具有肿瘤专业特色的胖熊科普品牌，不断满足群众对肿瘤防治知识的需求。一是注重平台建设。线上打造“一台一网两微六号”融媒体科普矩阵，线下加强肿瘤专科科普基地和院级科普平台建设。二是建设科普团队。专家团队、青年科普人才、科普志愿团队等各司其职，相得益彰。三是创作科普精品。“肿瘤防治科普丛书”荣获重庆市科技进步二等奖。持续编写《重庆市居民常见恶性肿瘤筛查和预防指南》，遴选临床科室76位专家录制了1405集医学科普短视频；“胖熊讲科普”总阅读量接近1000万次。四是活动多元经常。开展了肿瘤防治系列互动体验式科普活动、重庆希望马拉松义跑活动，举办了“黄葛树下科普故事会”，采用“菜单+订单”相结合的方式发布健康科普课程，开设了科普门诊等，科普成为医院特色品牌，“防治结合”全方位保障人民健康。

（点评专家：袁礼文）

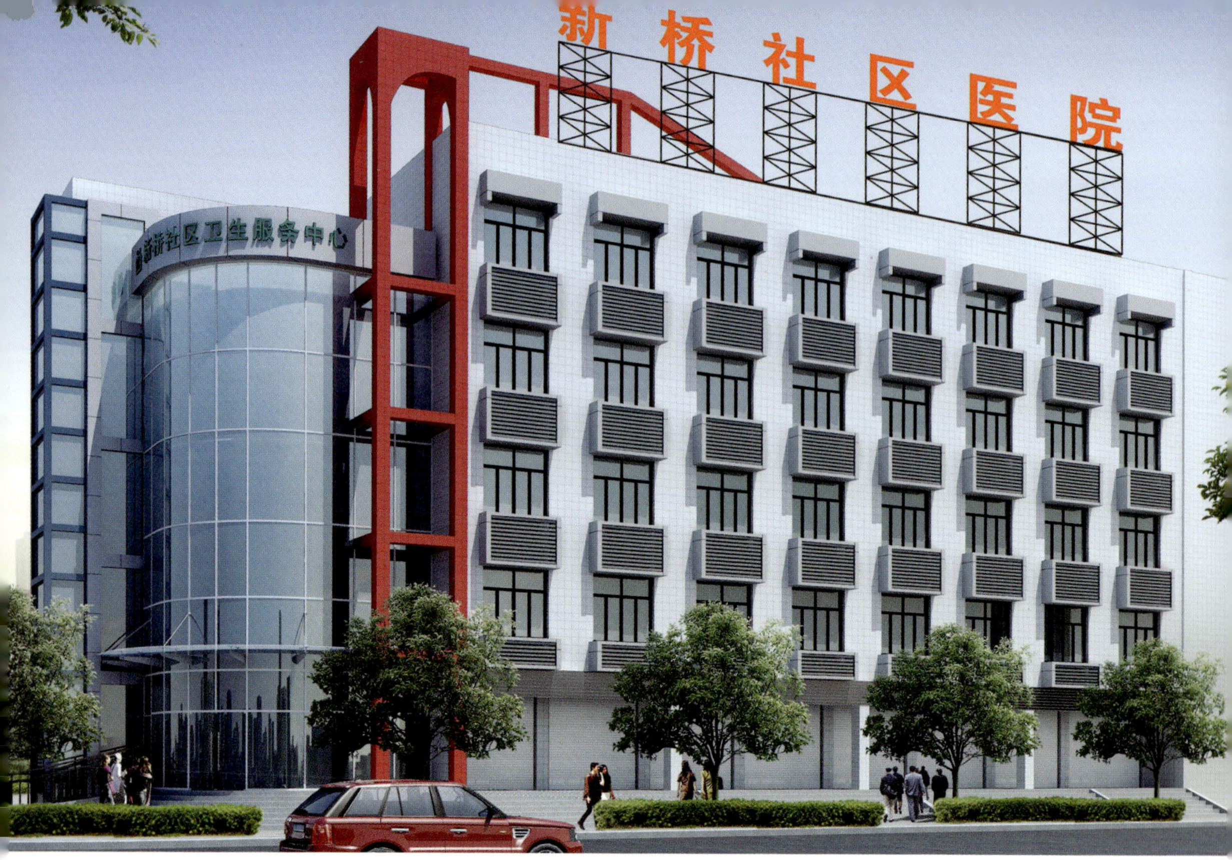

“健康夜话”创新健康教育形式，提升居民健康素养

——沙坪坝区新桥社区卫生服务中心案例

案例概述

为持续提升群众健康素养，沙坪坝区新桥社区卫生服务中心在健康促进医院建设中结合重庆市的人文特点，率先利用重庆夏季时间长、气温高，居民特别是中老年群体有傍晚在外纳凉、聊天的习惯，采取搭建健康平台、融合健康队伍、讲好健康知识三个措施，有针对性地在山城居民傍晚乘凉之际，以摆健康“龙门阵”的形式，错时开展“健康夜话”活动，将健康知识送上门、送到家，增强了辖区居民的健康生活意识、获得感和幸福感。

一、背景介绍

“健康夜话”主题活动是由沙坪坝区新桥社区卫生服务中心在重庆市率先打造的健康教育与健康促进的健康特色品牌。重庆是有名的“火炉”，夏季时间长、气温高，居民特别是中老年群体有傍晚在外纳凉、聊天的习惯，新桥社区卫生服务中心在山城居民傍晚乘凉之际，以摆健康“龙门阵”的形式，错时开展“健康夜话”活动，拉近了社区卫生服务与居民的距离，解决了健康宣教和居民工作休息时间不一致的矛盾。

二、主要做法

（一）搭建健康平台，传播健康理念

新桥社区卫生服务中心担负着新桥街道4万余人的基本医疗和公共卫生服务工作，社区健康促进是社区卫生服务中心的先导性工作，为此，沙坪坝区新桥社区卫生服务中心积极争取政策支持，搭建“健康夜话”融合平台，促进居民树立健康理念，培养居民健康意识，改善社区卫生状况，从而提高群众健康水平。

“健康夜话”活动由新桥街道辖区5个居委会轮流开展。社区卫生服务中心在进行健康素养入户调查、家庭医生上门签约、到家随访慢性病的同时，对新桥街道各社区环境情况进行实地查看，筛选出居民相对集中、地势开阔，能开展“健康夜话”活动的场所24个。由街道和社区提供场地、设施设备等方面的支持。

（二）融合健康队伍，增强健康意识

新桥社区卫生服务中心作为重庆市首家军地共建社区卫生服务示范基地，通过签订医联体合作协议，初步建立了由新桥街道辖区三级医院（新桥医院）及二级医院（沙坪坝区人民医院、沙坪坝区中医院等）共同参与的疾病预防和救治网络。医院专家定期与新桥社区卫生服务中心联合开展义诊、健康宣

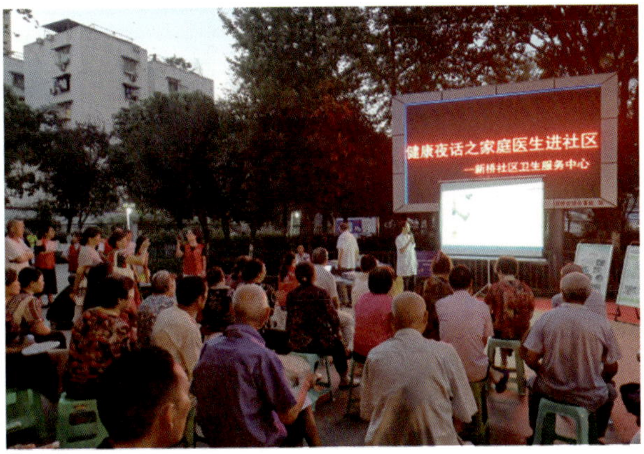

家庭医生利用傍晚时间传播健康知识

传、健康教育活动,为各社区居民提供高品质的卫生服务,提升了群众的获得感。

由新桥社区卫生服务中心牵头,成立了5个家庭医生团队,分别与街道及各社区卫生专干组建健康教育队伍,实现街道辖区健康教育全覆盖。依托医联体、医共体军民共建,争取上级医院支持,有6名专家加入家庭医生团队,并承担了“健康夜话”活动的相关工作,提升了“健康夜话”的内在品质。

(三)讲好健康知识,提升健康素养

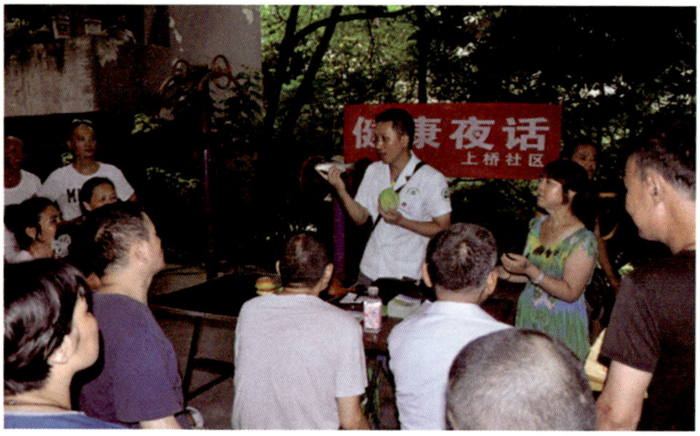

医护人员利用食物模型宣传健康常识

“健康夜话”活动设置了模型展示、专家讲解、互动分享三个环节,专题讲解与互动问答、分享交流相结合。

1. 模型展示

活动前,新桥社区卫生服务中心组织居民观看健康宣传展板、试用健康辅助工具,展示健康食品和垃圾食品分类等,激发居民兴趣,提升其参与度。医护人员利用食品、医学模型进行讲解,宣传健康常识。同时,新桥社区卫生服务中心工作人员还为参与居民提供免费测量血压、血糖等服务。

2. 专家授课

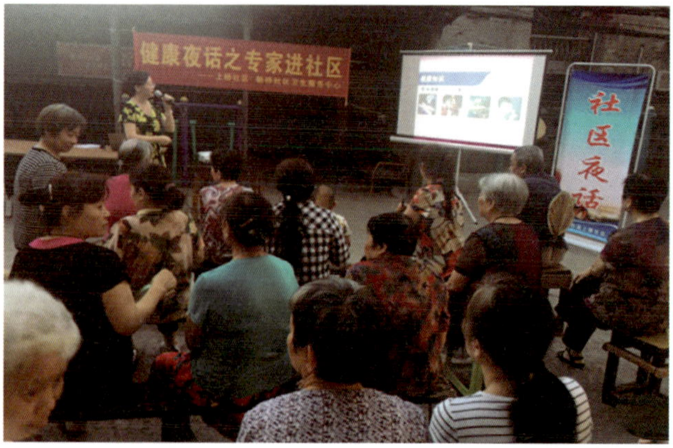

新桥医院专家为辖区(上桥社区)居民讲解健康知识

三级医院专家亲自到各社区为居民讲授健康知识。主讲人利用视频、图片、数据等生动形象地给大家讲解健康生活方式及慢性病预防等健康知识。居民在家门口就能享受到三级医院专家的指导,疾病缠身多年的患者在专家的讲解下,找到病源根本,

对疾病治疗更有信心。专家授课的内容丰富多彩，青少年可在垃圾食品和健康食品分类的讲解中了解过多食用汉堡、薯条的危害。通过健康辅助工具演示，家庭主妇们能清楚地知道一天中油盐的摄取量应控制在多少才有利于健康。健康知识的讲授，为预防慢性病的发生打下了坚实的基础。专家图文并茂的讲解加辅助工具的演示，让居民更直观地认识到健康生活方式的指标要求。

3. 互动分享

一是设置问答环节，授课专家为居民答疑解惑。通过互动，畅通了居民与专家的沟通渠道。二是宣传国家公共卫生免费服务政策，提高居民对国家基本公共卫生服务项目的知晓率。三是挑选文化程度高、保健意识相对较强、有长期学习意愿的居民作为“健康夜话”的互动参与者，分享其健康体验。通过其分享，扩大活动的影响力，调动更多居民参与到“健康夜话”活动中。

三、工作成效

（一）增加了居民对社区卫生服务的认同度

截至2023年，新桥社区卫生服务中心已组织开展“健康夜话”活动84次，参与居民累计2800人次。问卷调查显示，居民二次参与率达91%，自我保健意识不断提高。医院专家到社区讲解健康知识，居民在家门口就能享受到专家级诊疗待遇，居民们认为这样的健康“龙门阵”可以“多摆摆”。

（二）提升了辖区居民的健康生活水平

新桥社区卫生服务中心通过倡导健康生活方式，提高了辖区居民的健康生活水平，减少了慢性病发病率。2023年，辖区慢性病发病率同比减少了0.22%。辖区慢性病患者的健康意识不断提高，血压、血糖控制得到明显改善；从2021年至2023年，高血压规范管理率提高了6.7%，糖尿病规范管理率提高了8.2%，血压控制率提高了6.7%，血糖控制率提高了4.3%。

专家点评

针对重庆夏季长、气温高，居民喜欢傍晚纳凉、聊天的习惯，新桥社区卫生服务中心组建健康队伍，搭建健康平台，到居民家门口摆健康“龙门阵”，开展“健康夜话”活动，通过模型展示、专家讲解、互动问答、分享交流等环节，传播健康知识和健康理念，培养居民的健康意识，提高居民的健康水平，做到了结合实际，因地制宜，军民共建，精心组织，规范开展。新桥社区卫生服务中心组织的“健康夜话”活动，成效明显，打通了健康知识传播的“最后一米”，增进了与社区居民的感情，增强了居民的健康获得感、幸福感，也树立了良好的医院形象，其经验可复制、可借鉴、可推广。

（点评专家：袁礼文）

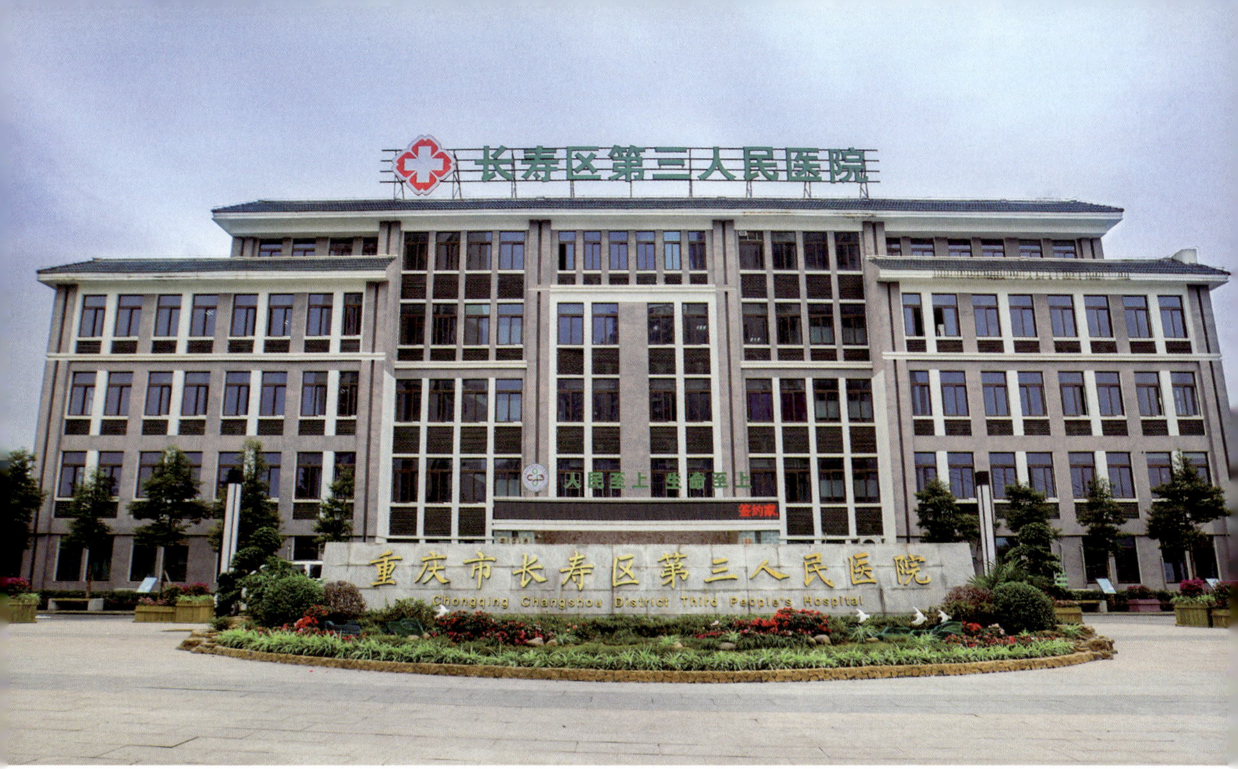

“六进”健康音符奏响健康教育最强音

——长寿区第三人民医院案例

案例概述

为深入贯彻习近平总书记关于“把人民健康放在优先发展的战略地位”的重要指示精神，长寿区第三人民医院以习近平新时代中国特色社会主义思想为指导，秉持“将健康融入所有政策，人民共建共享”理念，坚持“健康促进行动，健康教育先行”，扎实推进医院健康促进工作，通过建立完善体制机制、充分整合多方资源、丰富健康教育内涵、持续优化服务等举措，搭建了内外结合、城乡结合、医校企社联合的多层次、多维度“六进”健康教育模式，营造良好健康教育氛围，打通“健康教育最后一公里”，全面提高人民群众健康素养和身体健康水平。

一、背景介绍

长寿区第三人民医院始建于1984年,医院集医疗、预防、康复、教学、科研和心理健康服务为一体,开设有内科、外科、全科、心理科、康复科等临床医技科室17个,成立了青少年情绪障碍研究室、精神障碍流行病学研究室、精神分裂症临床研究室等3个研究室。医院职工总人数404人,业务用房5.2万平方米,编制床位499张,开放床位1050张。医院先后获"重庆市新冠疫情防控期间未成年人心理健康辅导工作先进单位""重庆市家庭医生技能赛优秀奖"等荣誉称号。

习近平总书记指出,"没有全民健康,就没有全面小康"。为推进全面健康工作,实施健康中国战略,长寿区第三人民医院坚持把人民健康放在优先发展战略地位,树立大卫生、大健康理念,服务方式从"以治病为中心"向"以人民健康为中心"转变,将健康促进工作纳入医院长期发展规划;成立了以医院党委书记、院长负责的健康促进医院领导小组,以分管副院长为组长,公共卫生科牵头、全院科室参与的健康促进医院工作小组;建立完善继续教育管理、健康教育培训、健康教育等工作制度、奖惩制度和工作流程,为健康促进工作提供组织保障与制度支撑,充分发挥专家智力和大数据技术支撑作用,为广大人民群众提供科学实用的健康知识,引导群众树立正确的健康管理观,实现全方面、全周期保障人民群众健康。

二、主要做法

"六进"健康教育模式,是指健康教育进院区、进诊室、进家庭、进机构、进村社、进学校。

(一)拓宽健康教育空间,使健康教育进院区、进诊室,守好健康教育"主阵地"

1. 强化硬件阵地建设

长寿区第三人民区院因地制宜,将医院打造成健康教育"主阵地":投入60万元在门诊候诊大厅及住院病区打造健康书吧和健康情报室;投入约12万元采购"智健康"系统,引导和方便群众利用候诊和休息时间学习健康知识、健康操等;在医院各病区定期更新健康教育宣传资料、展板,方便群众随时领取、查阅;利用LED显示屏、电视24小时滚动播放健康教育宣传片。

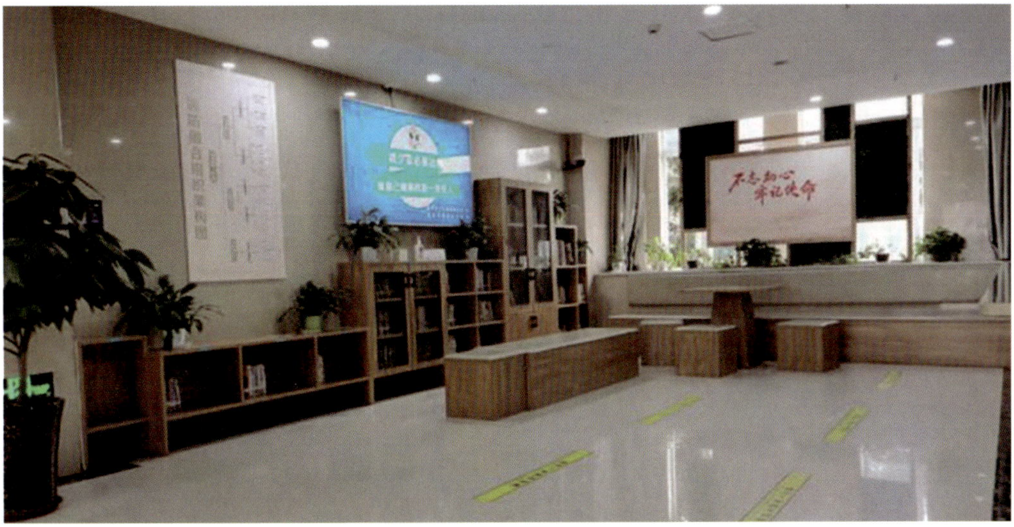

长寿区第三人民医院候诊区健康书吧

2. 强化文化浸润宣教

长寿区第三人民医院秉持“润物细无声”的科普宣教理念，将健康宣传教育融入医院人文环境与日常工作中。在文化浸润方面，打造了健康宣传与园林建设有机融合的“懿德园”“四叠泉”“彩绘壁画”，让来院群众身心得到放松；在就医环境方面，改扩建园林式娱疗坝8000余平方米，增铺草坪、增种树木，建设廊亭等人文气息浓厚的活动场所，改善传统的冰冷严肃的就医氛围，着力提升患者的幸福感。

3. 强化壮大宣教队伍

在日常门诊中，长寿区第三人民医院充分发挥医护人员“健康科普主力军”作用，引导他们成为医学科普、健康教育的实践者，要求各诊室医护人员实施全链条、全流程健康科普，确保患者入院有健康评估和健康教育指导，病程中有“一对一”健康指导，离院时有医护人员给予合理化健康教育指导建议，离院后有定期电话回访，持续为患者提供健康建议与科普知识，为患者及其家属送上一件无形的“健康防护服”。

(二)深化服务，进家庭、进机构，架起健康教育“连心桥”

1. 实施“健康知识进万家”行动

长寿区第三人民医院以家庭医生签约服务为主要抓手，配合专家上门义诊、发放健康宣传礼包等形式,开展“健康知识进万家”行动,积极推进健康教育“进家庭”。医院对医务人员实行团队管理,成立家庭医生团队7个,充分利用家庭医生团队开展健康教育,为每个家庭定制服务名片,建立团队微信服务群7个。家庭医生团队定期深入家庭了解群众健康问题,开展家庭医生签约履约服务,将健康促进工作推进到每一个家庭。同时有针对性地分析服务人群的主要健康问题,并制定措施进行相应的健康教育,让群众在家门口就能享受到优质健康服务。重点关注脱贫不稳定户、边缘易致贫户、突发严重困难户家庭,为他们发放健康大礼包,定制健康方案,帮助他们解决困难。

2. 实施“银龄健康科普”行动

组织医务人员走进养老机构,对高血压、糖尿病患者,65岁以上老年人等重点人群进行健康管理,定期组织体检、随访及健康指导,积极开展“健康医学堂”“同伴支持”“慢病患者自我管理”等健康宣教专题培训,把尊老爱老助老、扶弱恤贫的传统美德与健康教育宣传有机融合,提高老年人、慢性病患者等重点人群的健康教育素养,助推健康教育。

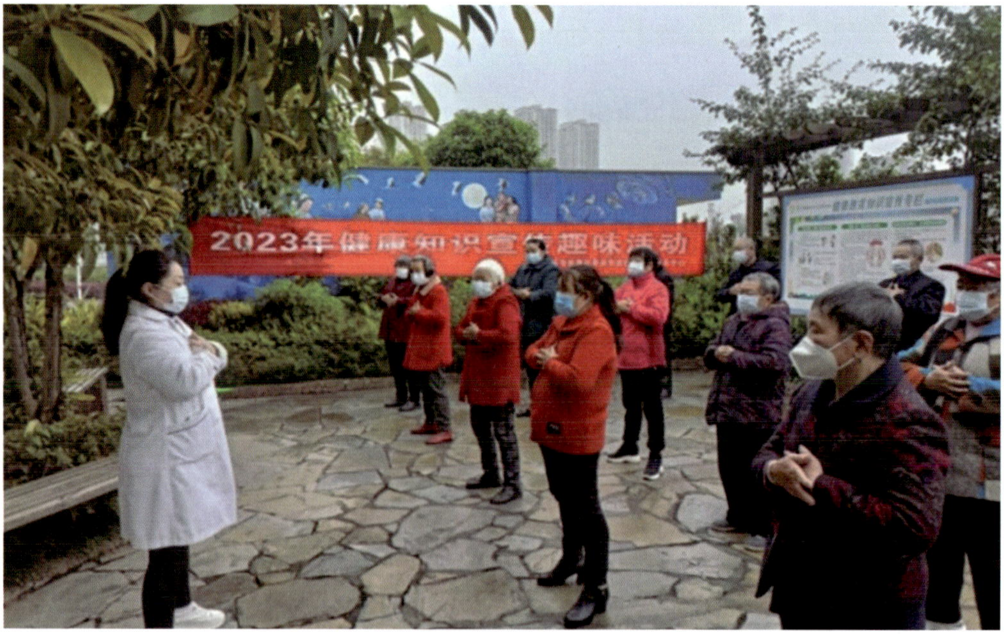

长寿区第三人民医院医生在开展健康教育活动

3. 实施"健康服务进机构"行动

长寿区第三人民医院坚持医企共建，主动走进158家企业开展健康知识宣讲，举办讲座41次，将健康理念、急救知识等传递给企业员工，指导和帮助企业守护职工身体健康。与扬子江乙酰化工、华彩化工等6家企业签订医企EAP（Employee Assistance Program，员工帮助计划）心理服务协议，与区司法局、区检察院签订社区矫正人员心理服务协议。此外，为满足企业职工的心理健康服务需求，与区红十字会、区工会等群团组织协作，组织精神科、心理科专业骨干5名，提供义诊、科普讲座及心理咨询等服务。2023年以来，举办公益心理健康讲座24场，开展心理干预82人次，心理危机干预7人次，居民心理健康促进调查2300人次。

（三）融合资源，进村社、进学校，拓展健康教育"朋友圈"

1. 多元化宣传教育模式

长寿区第三人民医院组建了包含全学科专家、医学健康宣传秘书等在内的健康科普师资团队，采取快板、舞蹈、小品以及角色扮演等寓教于乐的形式开展健康教育宣传活动，为社区（村）居民送去健康知识科普课，累计覆盖111 026人次，常态化开展健康知识宣讲和健康咨询，定期提供公益义诊、上门义诊等便民利民服务，将优质医疗资源和健康服务送到居民"家门口"，与社区（村）携手共建健康和谐新社区（村）。

2. 个性化健康需求满足

作为长寿区的精神卫生中心，长寿区第三人民医院一直重点针对精神病患者及其家属开展健康教育，深入社区（村）宣传健康知识，提高居民对重性精神病的识别与应对能力，定期组织精神科医生到社区（村）开展健康教育及疾病风险评估，定期对精神病人进行支持性心理治疗和帮助。在全市率先组建"六部一基地"（六个辅助性就业部和一个农疗基地），设置清洁员、护理员等辅助性就业岗位70个，帮助精神障碍患者再就业。协调院外企业为院内患者提供手工制作、包装等工作，促进精神障碍患者实现辅助性就业。采用"安置—培训"的方式，协助出院后症状稳定的精神疾病患者就业，帮助其获得技能和收入，增强自信和自我认同，提升社会适应能力，减少"病耻感"，帮助他们早日回归社会。

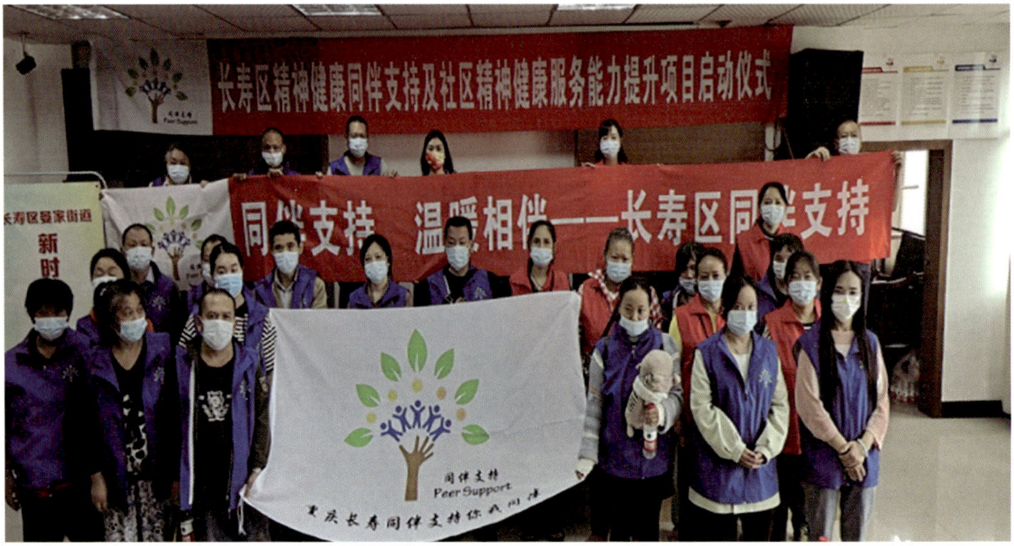

长寿区第三人民医院开展精神健康同伴支持项目

3. 为青少年健康成长护航

长寿区第三人民医院成立了长寿区心理健康服务中心，设立青少年专科特色心理门诊，组建心理危机干预、健康促进队伍，开通24小时心理援助热线，为青少年等人群提供心理危机干预和应急心理救援。借助心理CT系统开展大规模心理健康筛查，关注全生命周期心理健康。强化医校联合，组织心理咨询师和心理治疗师走进学校，免费开展心理健康教育和科普宣传，广泛普及健康心理知识，减少青少年心理问题的发生，并通过微信公众号、电视媒体等多种渠道，广泛开展抑郁症、焦虑症、强迫症、睡眠障碍防治及青少年心理健康教育等科普知识宣传，公开发表原创科普心理健康文章30余篇。

三、工作成效

目前，长寿区第三人民医院已成功创建“无烟医院”、“健康促进医院”、“老年友善医疗机构”和二星级“基层糖尿病星级门诊”。在医院全方位、多层次、广覆盖的健康教育宣传体系下，辖区群众健康教育覆盖率从75%提升到90%，人均健康素养水平和健康形成率大幅提升。自2017年开展家庭医生服务以来，已累计签约居民150 585人，履约率达100%。不仅有效提升了群众的健康水平，而且建立了良好和谐的医患关系，推动了健康促进医院的发展。未来，长寿区第三人民医院将继续探索创新，建立健康教育科普基地，培育专业健康教育科普人才，开创更多符合群众需求的健康教育方式，不断推进群众健康素养的提升，助力健康促进行动。

专家点评

医院是实施健康教育与健康促进工作的重要阵地，医护人员是健康知识的专业传播者，除了在医院主阵地开展健康教育，长寿区第三人民医院还充分发挥医护人员的先锋作用，将健康教育扩大到其他场所，开辟了健康教育进院区、进诊室、进家庭、进机构、进村社、进学校的“六进”模式。主动将健康教育送出去、传出去，提升健康服务水平，增强医院影响力，赢得了良好的社会声誉。

（点评专家：赖维云）

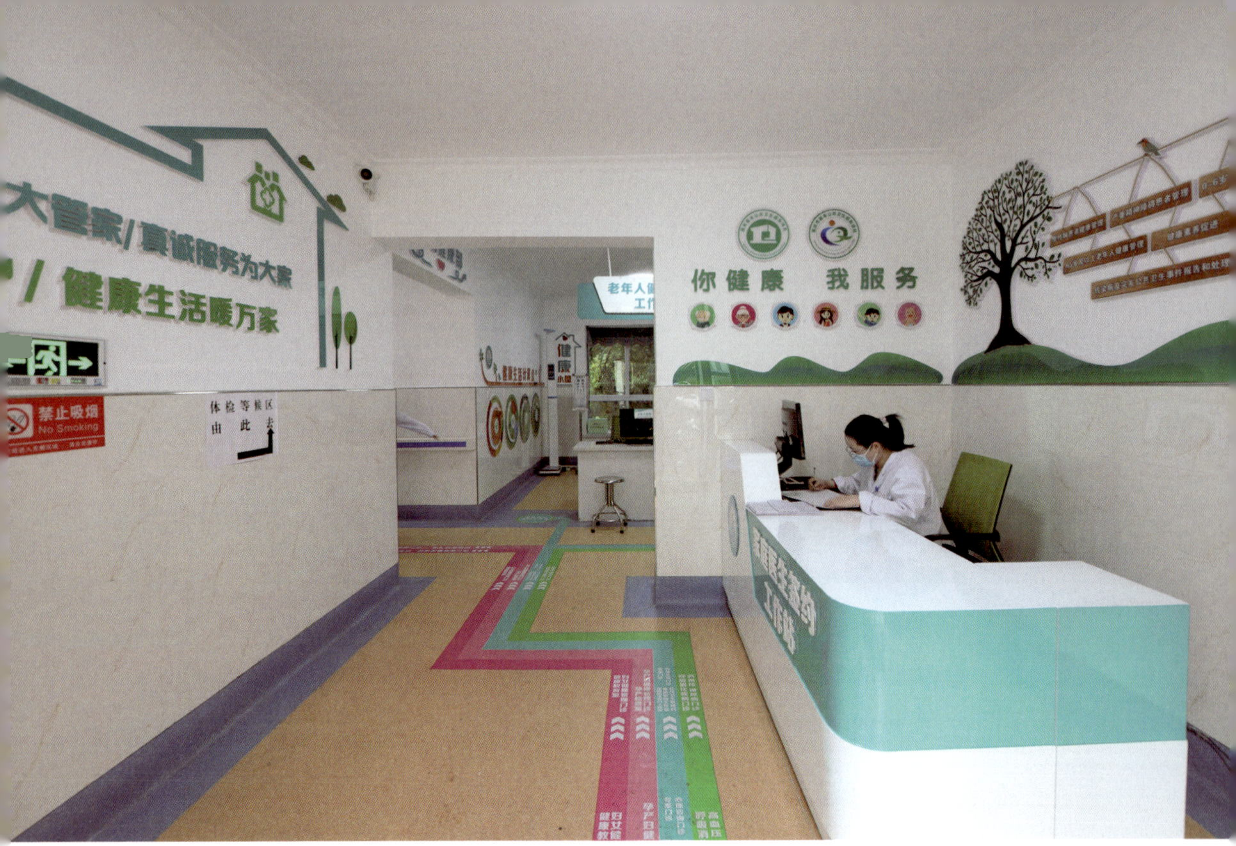

“1234”工作法推进健康促进医院建设

——云阳县凤鸣镇中心卫生院案例

案例概述

云阳县凤鸣镇中心卫生院是一级甲等乡镇卫生院。近年来，卫生院采取“1234”工作法，围绕“抓融合、提标准、强服务、求实效”的思路，全方位、多层次推进健康促进医院建设，达到了群众愿意来看病、医院留得住病人的目标，实现了卫生院影响力、服务质量和患者满意度的全面提升。

一、背景介绍

云阳县凤鸣镇位于长江南岸，同县城隔江相望，与盘龙街道、宝坪镇、龙角镇、外郎乡以及万州区的太安镇等街道、镇、乡接壤。因“凤凰鸣高冈”的传说而得名，素有“鱼米之乡”之美誉，先后被列为市级特色小城镇、市级蚕桑产业示范镇、县级城乡统筹发展示范镇、市级乡村振兴示范镇。凤鸣镇面积129平方公里，户籍人口6.3万人，常住人口4.9万人；辖24个社区(村)，307个居民小组，19 606户人家，其中65岁及以上老年人10 472人。场镇建成面积3.5平方公里(含凤凰岭、院庄、里市、凤桥四个社区)。凤鸣镇是一个农村场镇，场镇面积大，流动人口多，老年人多，健康意识淡薄，健康技能不足。为了推动医疗模式的转变、提高医院的服务质量、适应群众的健康需求，凤鸣镇中心卫生院积极探索健康促进工作方法，取得了显著成效。

二、主要做法

(一)围绕“一个目标”，实现健康促进医院建设有统筹，思路清

凤鸣镇中心卫生院紧紧围绕从“以治病为中心”向“以健康为中心”转变的理念，进行健康促进医院建设，加大健康知识普及力度，倡导健康生活方式，致力于提高居民的健康意识和自我保健能力，让群众具备基本的健康常识，了解如何预防和控制疾病，从而更加主动地管理自己的健康。经过不懈努力，卫生院达到了群众愿意来看病、医院留得住病人的目标。

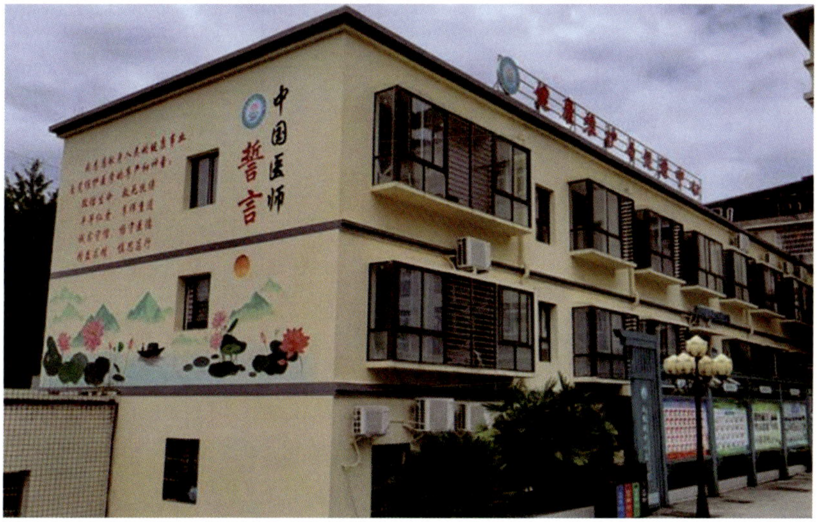

凤鸣镇中心卫生院的健康维护与促进中心

(二)打造“两大基地”,实现健康促进医院建设有载体,能落地

1. 打造健康促进综合服务基地

建成健康维护与促进中心,面积1000余平方米,具有健康科普、慢病管理、家庭医生签约、健康监测等多种功能,为群众提供“一体化”健康服务。其中设置独立的主题健康教育室一间,面积约160平方米,配备有利亚德4.6米×2.6米高清LED显示屏,利亚德会议扩声系统,可移动的双人会议桌40张,靠背椅80把。健康维护与促进中心每月开设6期以分类指导为主的有针对性的健康讲堂,其中包括高血压、糖尿病、慢阻肺等慢性病防治主题内容。设置个性化健康教育室一间,面积约40平方米,配备有会议平板电脑,便于根据老年人、慢病患者开展个性化的一对一健康知识科普。

2. 打造健康科普基地

健康科普基地设置在人群集中的凤凰岭社区白鹤广场,配备有圆形石桌9张,圆柱体石凳36个,条形石凳9个,石桌桌面、石凳凳面都刻有健康知识宣传语。为了增加健康知识宣传的趣味性,健康科普基地还用熊宝宝形象对“八段锦”进行生动的展示。健康科普基地入口处设有健康科普宣传专栏3块,宣传专栏的宣传内容定期更换;还设有健康锻炼器械,便于听课居民在听课前后自行锻炼。每月利用赶场日举办两期以兴趣引导为驱动的赶场日大讲堂。多层次、多维度地推动“四级”健康大讲堂建设,从群众的兴趣培养、个性化教育、针对性服务、全覆盖目标着手,综合提升群众健康素养水平。

(三)实施“三项融合”,实现健康促进医院建设有机制、常态化

1. 将健康促进工作与医疗服务相融合

凤鸣镇中心卫生院与云阳县人民医院等县级医疗单位建立了紧密型医联体,通过县域医院信息互通和专科技术支撑,着力提升重大疾病防治、慢病管理服务能力,推动基层首诊、双向转诊、急慢分治、上下联动诊疗模式的实行,实现优质医疗资源有序有效下沉,2022年,凤鸣镇辖区居民在县域内的就诊率提高到95%左右。开展远程诊疗服务,借助云阳县区域卫生信息化优势资源,与万州区三峡医院(三甲医院)建立远程会诊中心,实时开展远程诊疗会诊,2022年全年进行远程诊疗会诊7320余次。

2. 将健康促进工作与基本公共卫生相融合

在公共卫生服务区域设置健康管理站,科学设置健康服务流程,将健康促进工作融入健康服务全过程,有效提升个性化健康教育质量,改善了群众的健康服务体

验，深受群众好评。凤鸣镇中心卫生院组建家庭医生健康科普团队23个，评选健康科普专家25名，培养授课人员34名，评选金牌讲师8名，定期在卫生院内或家庭医生随访中进行健康教育宣讲，全面提升卫生院的健康教育质量。

3. 将健康促进工作与美丽医院建设相融合

凤鸣镇中心卫生院通过健康促进医院建设，对院内的健康文化环境进行合理规划。在核心区，打造主题鲜明的健康中国宣传阵地；在健康维护与促进中心，根据不同年龄和不同病种，设有个性化健康教育，寓教于乐；在妇幼服务区，以海洋为主题，打造拥有阳光、沙滩、大海的童话世界，卡通小动物可爱有趣，深受小朋友欢迎。由于医院环境的改善，就医群众的舒适感和认可度明显增强。

（四）打造“四级讲堂”，实现健康促进工作有抓手、效果好

1. 以兴趣引导为驱动，打造健康“赶场日”大讲堂

利用农村居民赶场习俗，打造健康“赶场日”大讲堂，在固定的时间、场所开展健康“赶场日”活动，达到了群众感兴趣、愿意来、听得懂、有效果的目标。2019年至2022年，凤鸣镇中心卫生院开展健康“赶场日”活动96场，参与群众12 000余人次。

2. 以分类指导为主，打造有针对性的健康大讲堂

根据就诊居民的健康问题、健康危险因素等，打造有针对性的健康大讲堂，定期开展有针对性的健康讲座和健康服务活动。每月5日，开设针对慢阻肺的“肺心肺意”课堂；15日，开设针对糖尿病的“甜蜜家园”课堂；25日，开设针对高血压的“爱心”课堂。共开展针对性服务活动363场，覆盖群众23 500余人次，有效提升了群众的慢性病防治能力。

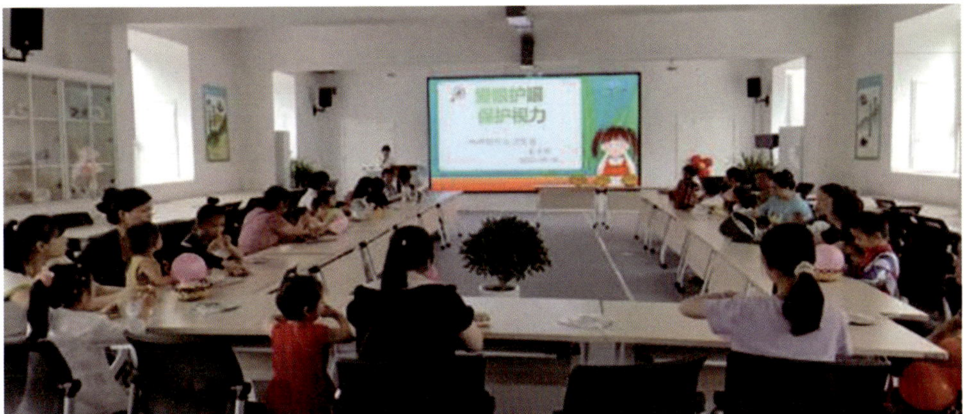

根据群众特点，开展有针对性的健康大讲堂

3. 以医防融合为支撑,打造“个性化”健康大讲堂

根据就诊患者的病情给出特定的治疗方案,由门诊医生对其进行一对一个性化健康教育,为患者提供临床治疗方案和干预措施。2022年以来,对就诊患者进行个性化健康教育人数超过1000人次。

4. 以全面覆盖为目标,打造移动健康科普讲堂

凤鸣镇中心卫生院还建立了移动健康科普讲堂,进村组开展健康服务活动。利用每年5月、11月的家庭医生集中签约月,通过家庭医生签约平台,组织医护人员进村入户,集中开展健康教育、家庭医生随访、慢性病用药指导等健康促进工作,为群众发放健康科普宣传资料、健康教育处方、健康实用工具包,培训健康“明白人”。以科学的健康理念和知识传播,精准的健康服务,实现镇、村、组健康科普全覆盖。通过进村组、进家庭等“入户”服务活动,惠及群众17 968人。

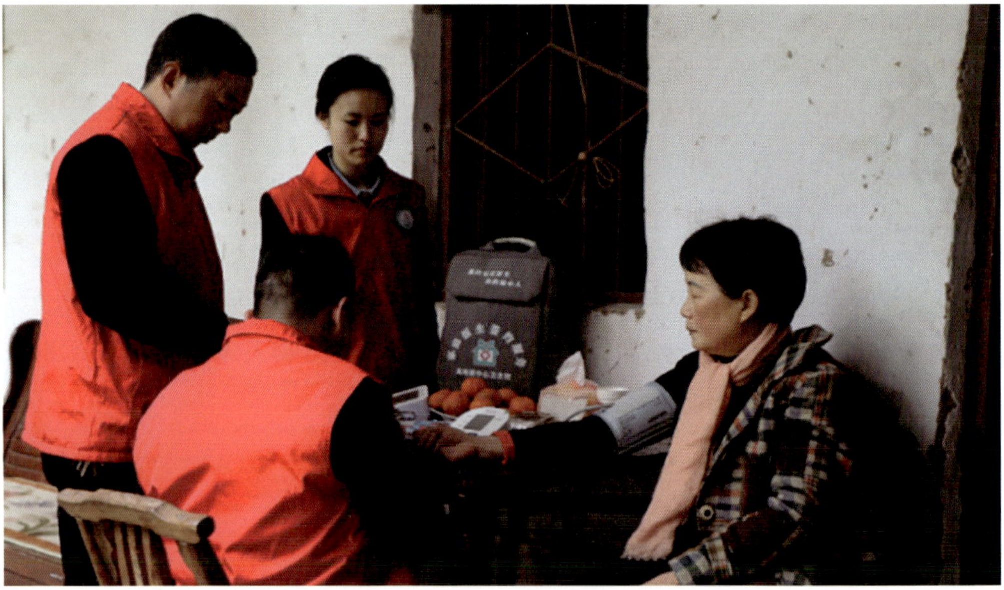

家庭医生团队定期入户开展健康教育服务

三、工作成效

(一)医院影响力提升

健康促进医院建设推动了凤鸣镇中心卫生院的服务能力、就医环境和个性化服务质量的综合提升，群众的认可度和满意度明显提高，卫生院顺利完成了重庆市首批医防融合试点，先后荣获全国首批“群众满意的乡镇卫生院”、国家乡镇卫生院300强、云阳县健康科普基地、云阳县健康促进示范医院等殊荣。2023年7月，川渝协作健康促进暨健康县区建设现场观摩交流会在云阳县召开，凤鸣镇中心卫生院作为现场点接受观摩，获得了国家卫生健康委宣传司及参会领导的充分肯定。

（二）服务质量提升

通过健康促进医院建设，凤鸣镇中心卫生院的服务理念得到切实转变，实现了从“以治病为中心”向“以为全民健康服务为中心”的转变，慢病管理和疾病预防能力明显增强。糖尿病管理由2017年的937人增加到2022年的1267人，增长率超过35%；老年人健康体检由2017年的6027人增加到2022年的7796人，增长率超过29%。

（三）患者满意度提升

经过探索和实践，凤鸣镇中心卫生院健康促进医院建设形成了完善的组织架构、运行机制和评价体系，并取得了良好的成效。2022年，凤鸣镇中心卫生院在第三方机构调查测评中，群众满意率达93%，院内患者满意度达95%，过错投诉为零。

专家点评

云阳县凤鸣镇中心卫生院紧紧围绕“一个目标”，打造“两大基地”，实施“三项融合”，打造“四级讲堂”，以“1234”工作法整体推进医院健康促进工作上新台阶。工作有思路、有载体、有落地、有方法，不仅提升了服务水平，增强了服务能力，还提高了医院影响力、赢得了百姓的信任。

（点评专家：黄浩）

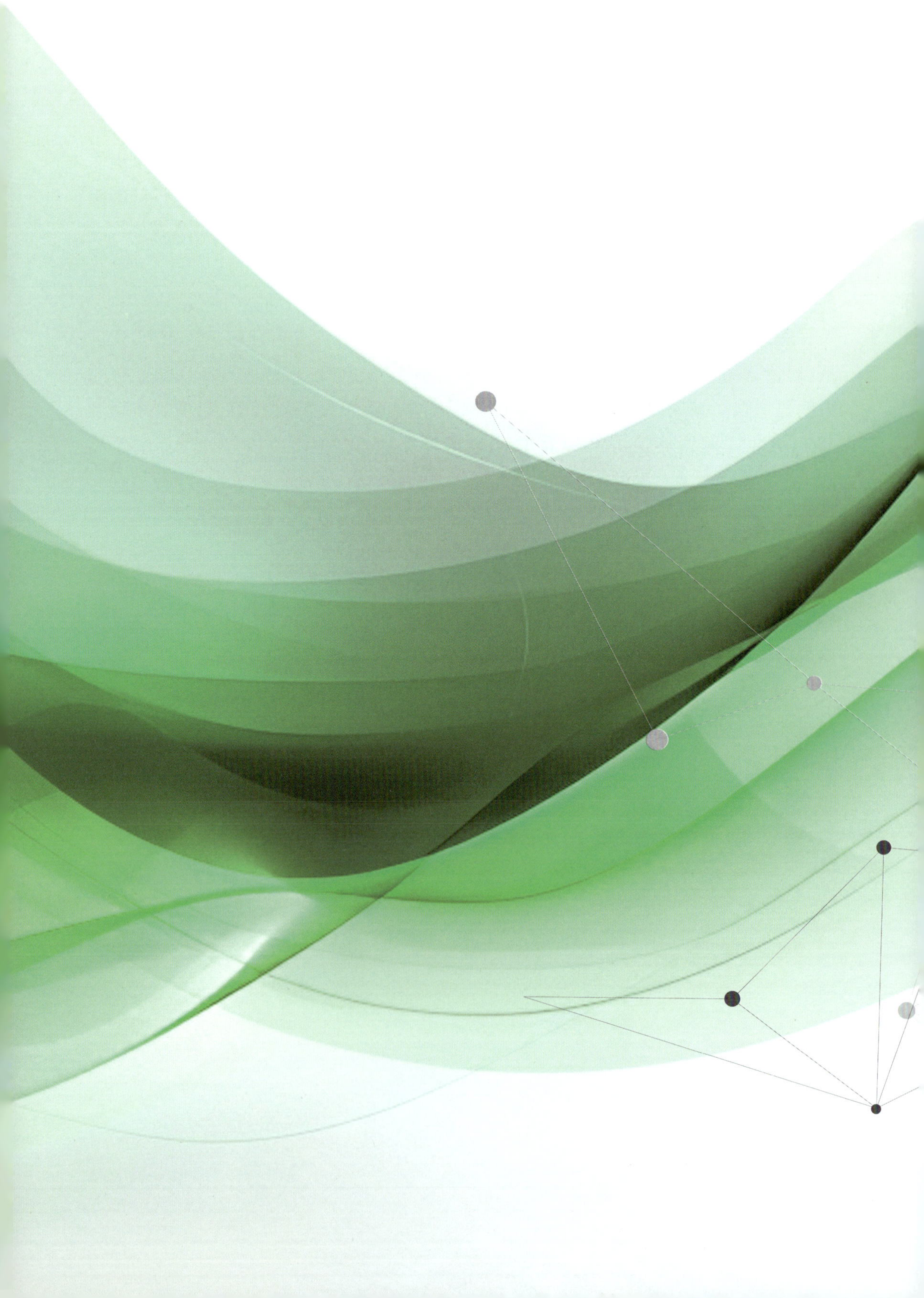

健康学校

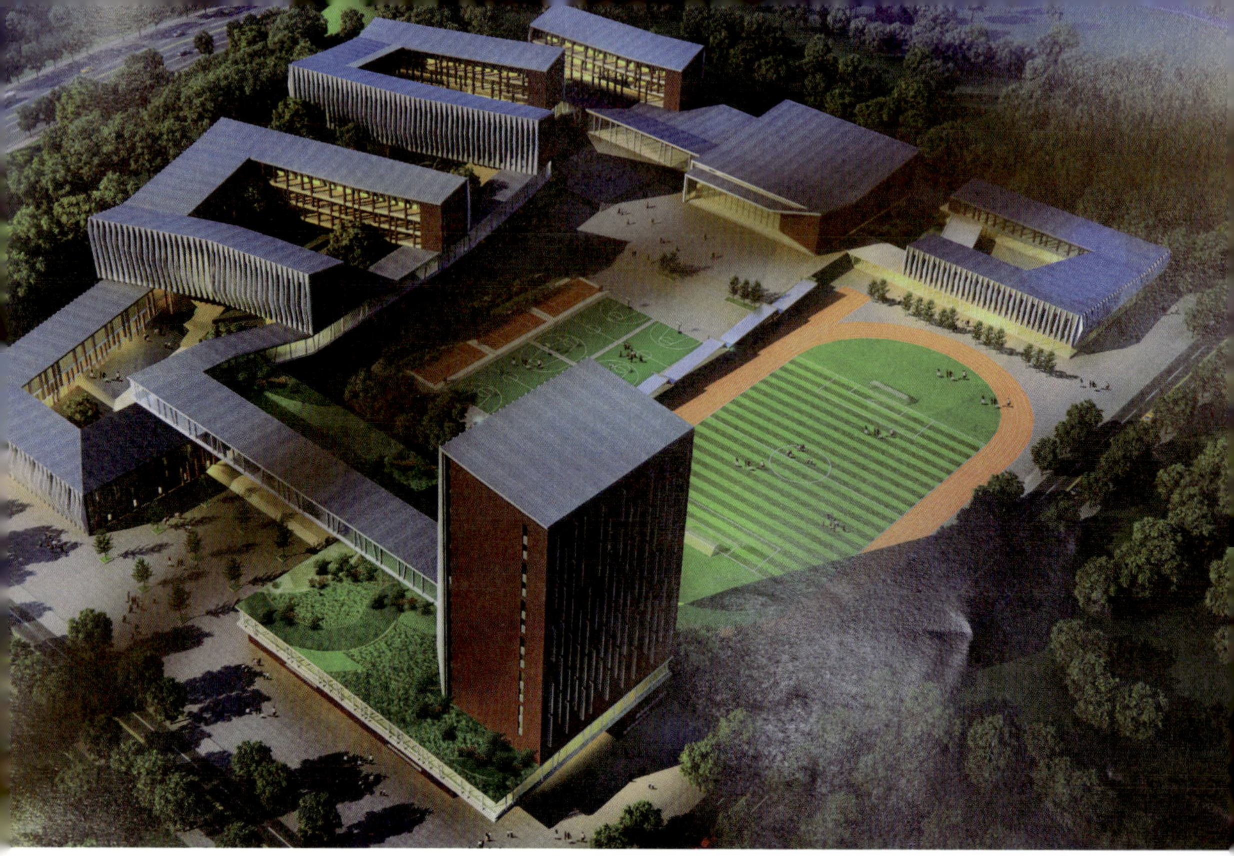

建设健康促进学校，提升健康素养水平

——江北区健康促进学校建设案例

案例概述

在健康促进学校建设过程中，江北区始终坚持联合动员、夯实基础、保障投入、医教结合的原则，经过多次部署、健全机制、改善环境和家校联合，创建成功的学校比例不断提升。同时，各学校结合自身实际，开展“一校一品”富有特色的健康促进活动，提升了师生的健康素养水平，建设成果获得国家和重庆市的肯定。

一、背景介绍

江北区健康促进学校建设经历了以下历程：

2015年，江北区启动全国健康促进区建设试点项目，同步部署开展健康促进学校建设工作。

2016年，江北区通过全国健康促进区试点项目验收，辖区58所中小学中有29所达到健康促进学校标准，达标比例为50%。

2017年，江北区通过国家慢性病综合防控示范区复评，29所健康促进学校中的11所参加了健康促进学校验收，并获通过。

2019—2020年，按照重庆市卫生健康委员会、重庆市扶贫开发办公室《关于印发贫困地区健康促进三年攻坚行动实施方案的通知》（渝卫发〔2018〕78号）和《2020年重庆市健康促进学校创建工作方案》，江北区进一步深化了健康促进学校建设。

二、主要做法

（一）联合动员，多次部署健康促进学校工作

2015年，江北区卫生计生委、江北区教委印发了《重庆市江北区健康促进学校创建工作方案》（江北卫发〔2015〕190号），明确了创建范围、创建任务和工作要求。

2019年，江北区卫生健康委等三部门联合印发了《江北区卫生健康委员会 江北区教育委员会 江北区妇女联合会关于开展2019年健康中国巴渝行暨全民健康生活方式月——“健康中国，我在行动”主题宣传活动的通知》，江北区卫生健康委印发了《江北区卫生健康委员会关于做好2019年健康素养促进项目工作的通知》，在两个文件中，对健康促进学校工作进行了再次安排。

2020年，江北区印发了《江北区卫生健康委员会关于做好2020年健康素养促进项目工作的通知》，包含《2020年江北区健康促进学校创建项目实施方案》，进一步明确了工作目标和工作要求，以慢病示范区健康学校标准开展创建。

（二）夯实基础，健全健康促进管理机制

（1）区教委和各学校始终坚持“健康第一”的思想，将健康促进融入教育教学管理全过程。成立了健康促进领导小组，明确了责任机构和人员，制定并完善了开设

健康教育课程、保障每天一小时体育锻炼时间、食品安全、全面禁烟、健康体检、预防接种、突发事件应急等一系列有关健康促进的规章制度和管理措施。

(2)从2015年参与实施全国健康促进区试点项目以来,进一步明确了政府主导、跨部门合作的全域健康促进行动工作机制,加强了学校卫生管理。

(3)2020年以来,社区卫生服务中心定期到学校指导,区教委与区卫生健康委每年对学校卫生工作进行督导评估,评估结果与校长绩效挂钩。

(三)保障投入,全面改善学校健康环境

保障教育投入"三个增长",江北区学生人均公用经费全市第一。

(1)加快了新建、改扩建学校建设,办学设施不断改善,高标准配备卫生室、心理咨询室等六大功能室,教学建筑、体育场地、环境噪声、厕所、洗手设施符合国家标准。

(2)2007年,在重庆市率先实施了学生饮用奶工程,江北区所有小学生、在园幼儿及家庭经济困难的中学生每天免费饮奶,其他学生由政府补贴饮奶。2011年起,扩大"爱心午餐"范围,将农村学校学生全部纳入。每年区政府投入营养改善计划超过1500万元,生均每天近5元。

(3)2015年以来,以创建全国文明城区为契机,进一步净化、绿化、美化校园环境,在所有学校全面禁烟。

(四)医教结合,提供专业健康服务

为破解教育部门缺乏卫生、健康专业人才的难题,区教委与区卫生健康委加强了医教结合。

(1)坚持每年开展校医和保健教师业务培训,提高学校健康促进专业指导能力。疾控部门和学校应急处置部门密切配合,共同应对突发的公共卫生事件。

(2)学校和社区卫生服务中心每年合作组织学生免费体检,针对流动人口子女学生多的区域特点,增加了血红蛋白检查项目。根据体检结果开展区域、学校、学生个体三级评价,并提出合理的干预策略和建议。

(3)合力推进心理健康教育,建成未成年人心理健康辅导中心两个,江北区心理热线电话——"天使在线"和校外心理健康咨询中心的中小学生受众占比均超过50%。2021年,举办了"你笑起来真好看——江北区首届中小学心理健康节"活动。

（五）“一校一品”，提高师生健康素养

各学校结合自身实际，开展了富有特色的“一校一品”健康促进活动。

1. 开展学生喜闻乐见的健康教育

作为剪纸艺术特色学校，江北区钢锋小学组织师生开展了“口腔卫生我知道”剪纸评比活动。行知学校践行陶行知先生“生活即教育”理论，开展了生活实践体验系列活动。新村同创国际小学开展了“亲子真心话”心理团体辅导。二〇三中学开展了“心语心晴”毕业减压活动。五宝实验学校组织了“校园小厨师”评比。苗儿石小学开设了“保护女童防性侵”课堂。鲤鱼池小学开展了“呵护孩子眼睛，共筑光明未来”爱眼日主题活动。

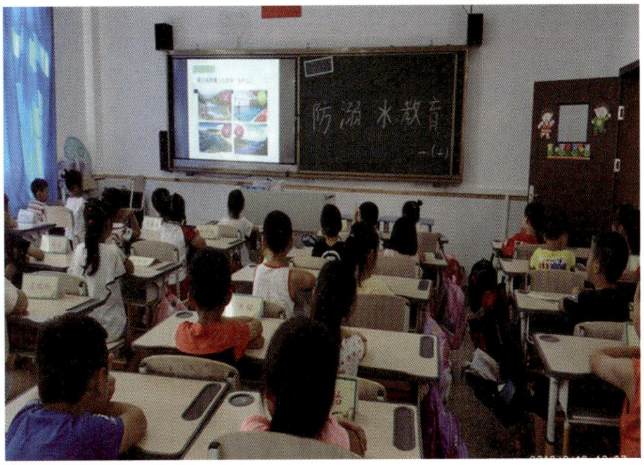

行知学校生活实践体验系列活动：防溺水安全教育

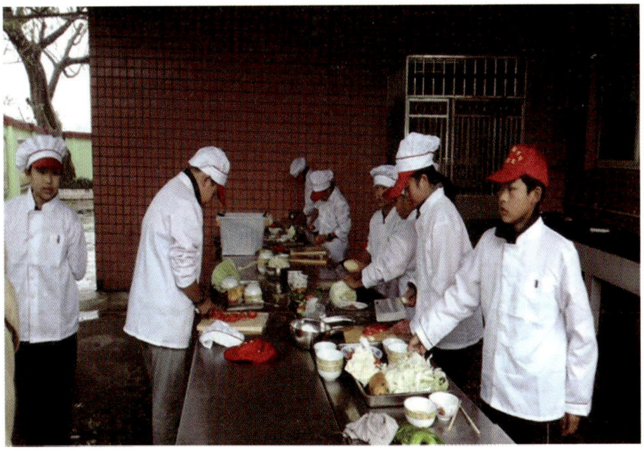

五宝实验学校组织的“校园小厨师”活动

2. 开展师生全员参与的体育锻炼

江北区学校100%保证了各学段的体育课时，确保每天一小时学校体育锻炼时间。20所体育特色学校发挥优势，锻炼形式体现了各自的特色。比如，港城小学以跳绳运动为特色，米亭子小学、和济小学以校园足球运动为特色，苗儿石小学以毽球为特色，蜀都小学以软式棒垒球为特色，雨花小学和新村小学以游泳为特色，字水中学以田径为特色等。

3. 争取家长和社会参与学校健康促进

一是学校每年向家长反馈学生体检结果，提出科学建议。二是通过学校网站、微信以及“江北健康行”公众号等平台宣传健康知识。三是定期组织学生到社区、公园、街头进行义务劳动，同时开展爱国卫生、健康促进、预防艾滋病、提倡健康生活方式的宣传活动。四是借力家长和友邻单位的资源，补充学校的健康教育。华新小学、观音桥小学举办了家长课堂，邀请当医生的家长举办口腔卫生、流行病防控等系列健康知识讲座；诚善中学、华渝实验学校邀请家长参与中国学生营养日亲子班会；鲤鱼池小学邀请相邻的医院共同开展爱耳日、全国爱眼日、全国爱牙日和世界卫生日专题宣传。爱尔眼科医院作为江北区青少年近视防控中心的专业医院，积极开办学校眼健康公益讲座，为家庭经济困难学生免费赠眼镜和提供后续服务。

（六）毫不松懈，积极进行疫情防控

1. 健康教育宣传

2020年疫情期间，区教委、各学校利用多种线上平台开展疫情防控健康教育宣传，通过家长群、学生群发布信息5万多条，通过校讯通、微博、微信公众号等形式发布信息4万多条，浏览量超过1000万人次。复学后，各学校利用海报、折页、LED显示屏、宣传栏、主题班会、家长会等形式继续开展疫情防控宣传。

2. 常态化疫情防控

一是各学校组建了以主要领导为组长的防控工作组，制定了疫情防控工作方案和应急预案。二是各学校对全校教职工、学生开展风险排查。三是配备了个人防护物资和消毒物品，对校园、教室、寝室、食堂、下水道、厕所等进行彻底清理、消毒，确保校园干净卫生。四是规范人员管理。五是加强信息报告。

三、工作成效

2020年，江北区58所中小学中的32所达到慢病示范区健康学校标准，达标比例为55%。无烟学校覆盖率达到100%。连续五年未发生校园食品安全事故。全区中小学生《国家学生体质健康标准》成绩及格率达到97.2%。

四、工作体会

（1）健康促进学校的建设离不开卫生健康部门和教育部门的共同努力，师生健康素养的提升是政府、社会、家庭共同关注的结果。

（2）在做好规定动作的同时，各健康促进学校开创自选动作，积极开展“一校一品”活动，这是健康促进学校做出特色的关键。

（3）学校是健康环境的重要一环，要结合全区的各类创建活动，持续推动健康促进学校建设。

专家点评

学校是健康环境的重要一环，健康教育进学校具有基础性、根本性的作用。从小养成健康行为方式和良好生活方式，对人的一生至关重要。江北区在创建健康促进学校方面做了大量工作，成效明显，亮点突出。一是持续用力，久久为功。2015年，江北区启动健康促进区和健康促进学校建设工作以来，结合全国文明城区创建、国家慢性病综合防控示范区建设、健康促进三年攻坚行动等，不断丰富内容，增加内涵，深化拓展，实现了健康促进学校建设工作的可持续发展。二是“一校一品”特色鲜明。剪纸评比活动、生活实践体验、“心语心晴”毕业减压活动、“校园小厨师活动”、“保护女童防性侵”课堂的开设等，具有很强的针对性和实效性。

（点评专家：袁礼文）

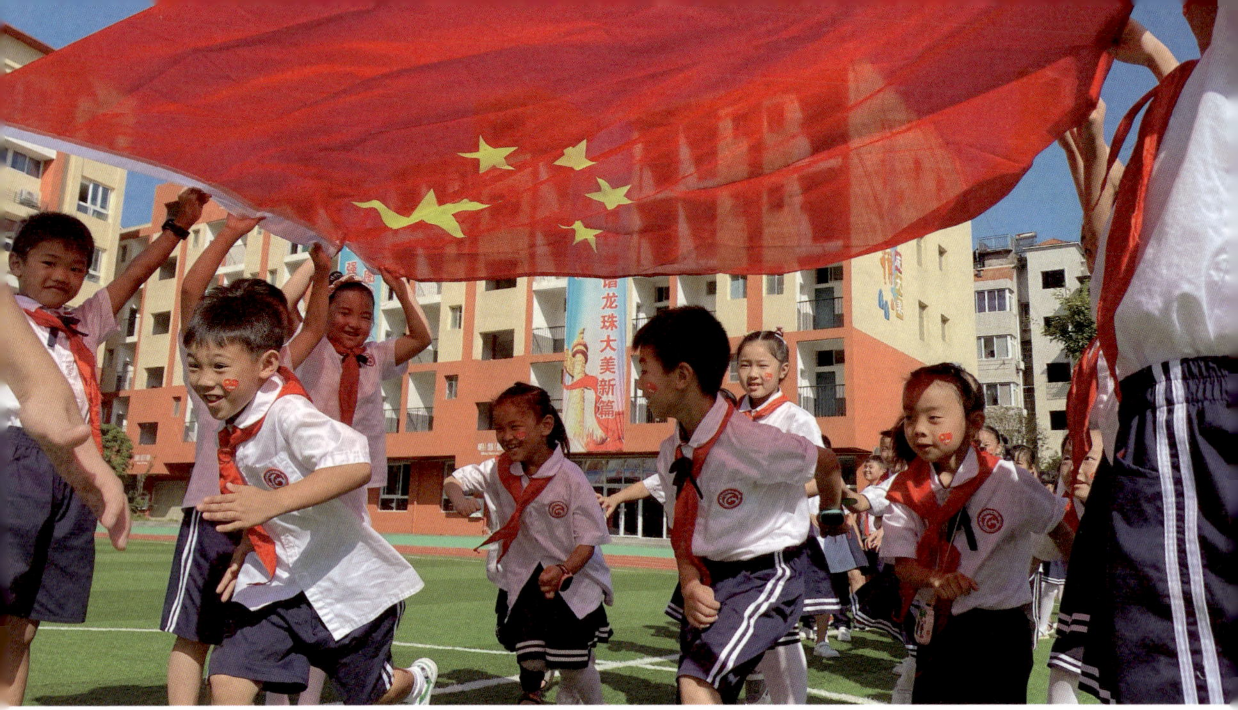

突出六大特色，推进健康促进学校建设

——开州区龙珠小学案例

案例概述

开州区龙珠小学重视学生健康与卫生工作，始终把素质教育、学生的健康成长作为学校工作的重心。其健康促进学校建设工作启动以来，始终以健康促进学校标准为抓手，扎实有效开展相关工作，认真贯彻落实健康中国中小学健康促进行动的要求，以学生发展为本，以培养良好行为习惯为突破口，以各项规章制度为保障，以加强考核评比为动力，勇于创新，在开州区各级各类学校的健康促进工作中起到了模范带头作用。

一、背景介绍

健康促进学校建设对提升师生健康素养水平、推进健康中国战略目标的实现具有重要意义。现阶段，学校卫生健康工作仍存在以下问题：一是重视程度不够，把健康促进学校建设当成任务来完成，未将其作为工作去开展，主要精力放在创建资料的完善及迎检工作上；二是学校健康教育课程开展程度不同，部分学校健康教育课的开设流于形式，甚至有课程时间被其他主课占用的情况，没有正规的健康教育教材，教师口头讲述一些知识，学生基本是课上听了课后忘，更不能将知识转变成行为，健康促进的效果不佳；三是健康促进活动较少，据基层医疗卫生机构反映，相关工作人员到学校举办健康知识讲座难度大，学校常以“学生学习任务重、时间紧，安排不过来”等理由推诿，即使安排讲座，也只给短短20分钟时间，健康促进工作仅停留在文件上。

开州区龙珠小学位于开州城区云枫街道江北街37号，总占地面积20亩，建筑面积14 000平方米，共设24个教学班、1080个学位，2020年9月1日招生开班行课。学校以“书写灵动的未来”为核心办学理念，把立德树人作为学校教育的根本任务，坚持打造个性化的学校课程体系，努力把学校建设成为一所播撒阳光，滋养灵动生命的三峡库区新优质小学。针对上述普遍存在的问题，龙珠小学突出六大特色，积极推进健康促进学校建设。

二、主要做法

(一)强化组织保障

学校成立健康促进学校建设领导小组，建立健康教育工作网络体系，完善相关工作机制。在健康促进学校领导小组的统一领导下，明确工作任务，职责到位，定期召开工作例会，加强与兄弟学校的经验交流，相互支持，共同促进。

(二)完善健康制度

为了更好地开展常见病、传染病的防治工作，落实膳食营养、安全等有效措施，学校制定了与健康相关的管理制度，并将其融入日常教学管理中。2020年，学校制定了《禁用违禁药物管理制度》《学校禁烟管理制度》《困难学生帮扶制度》《食堂管理制度》等相关制度文件,同时还提出了防治视力不良的措施、预防贫血的措施、预防龋齿的措施等具体举措,为师生印发了“接种疫苗、预防水痘”等宣传材料。

(三)突出健康促进学校建设六大特色

1. 开展学生文明习惯养成活动

学校以“讲究卫生、保护环境、崇尚文明”为主题,开展了文明习惯养成教育活动。在活动中,各班对每位学生的日常卫生文明习惯进行量化记录,促使学生根除卫生死角、洁净生活学习环境。倡导班组回收废纸,学校统一配备饮水机,禁止学生喝生水,杜绝零食进校园,严禁乱吐、乱倒行为,让学生学会合理安排作息时间,自觉做到不吸烟、不酗酒、远离毒品等,引导学生养成良好的卫生习惯和健康文明的生活方式。

2. 开展阳光体育活动

积极给学生灌输“每天锻炼1小时,健康工作五十年,幸福快乐一辈子”的阳光理念,推广校园集体舞、社团体艺等活动,增加学生的体育锻炼时间和户外活动时间。

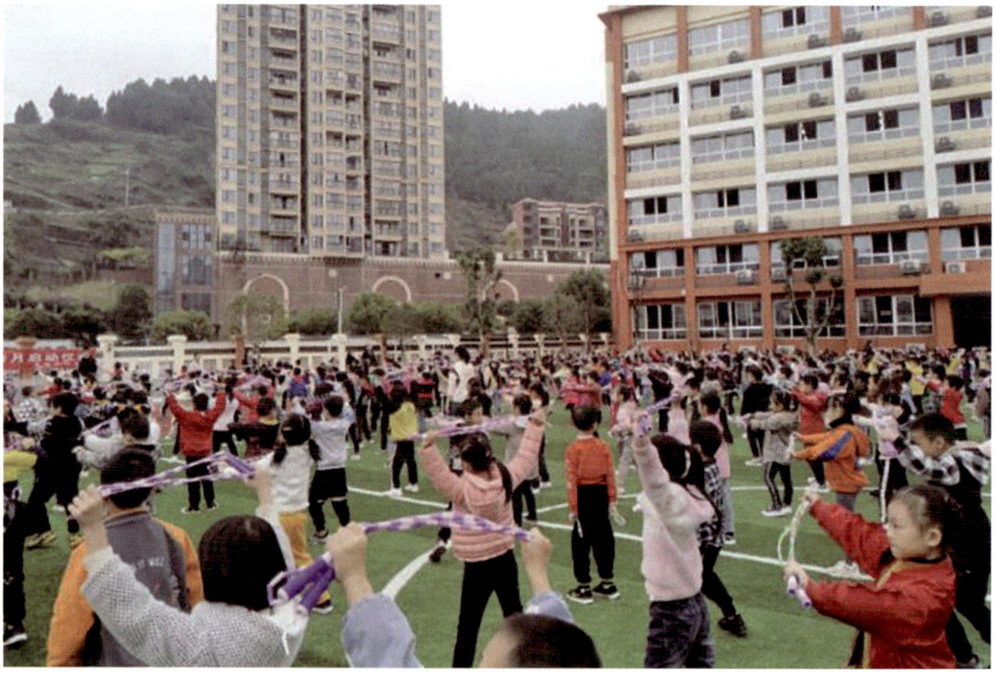

学生课间的花式跳绳

3. 开展健康知识科普行动

每学期根据季节变化、学生的生长发育、疾病流行等情况，通过广播对全校师生进行健康知识宣传；学校设置了健康教育课，为学生配备了健康教育教材；放学时间段，利用校园广播、LED显示屏为学生和家长播放健康知识相关信息和视频。

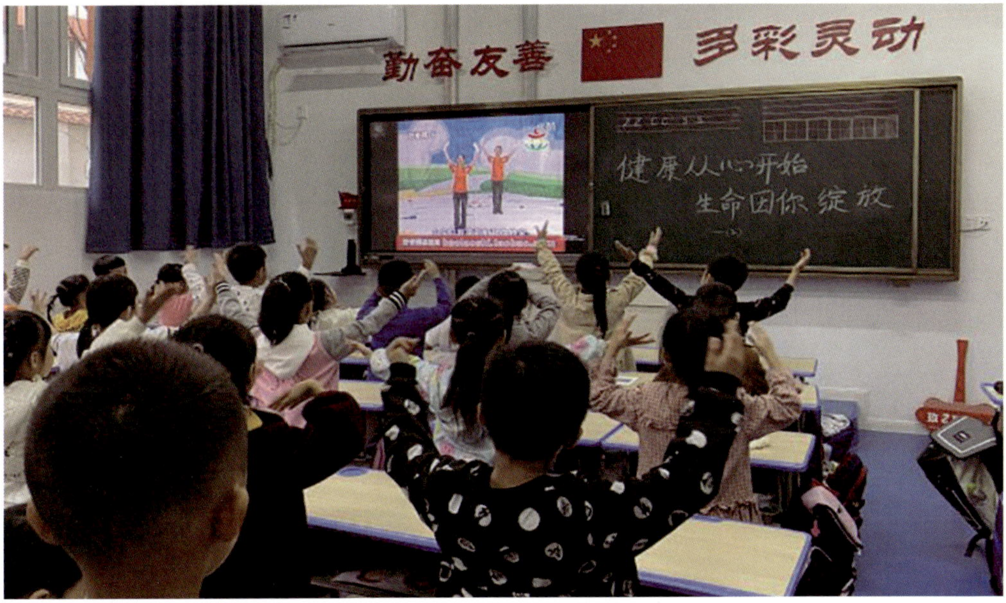

龙珠小学的健康教育课

4. 注重家庭心理健康教育指导

学校定期召开家长会，促进家长转变教育观念。学校设置了心理咨询室，配备了专职心理咨询师，使家长从单一地关注孩子的学习成绩向关心孩子的心灵成长转变。

5. 开设特色课程，挖掘学生潜能

学校的发展离不开文化的支撑，学生的进步有赖于精神的成长。学校注重打造校园特色课程，传承有特色的校园文化，开设了英语、篮球、足球、葫芦丝、排箫、合唱、舞蹈、美术等特色课程。

6. 注重教师队伍的健康促进技能培养

2020年，开州区卫生健康委组织开展面向全区各级各类学校教师的公众卫生应急技能培训，龙珠小学全校教师积极参加。

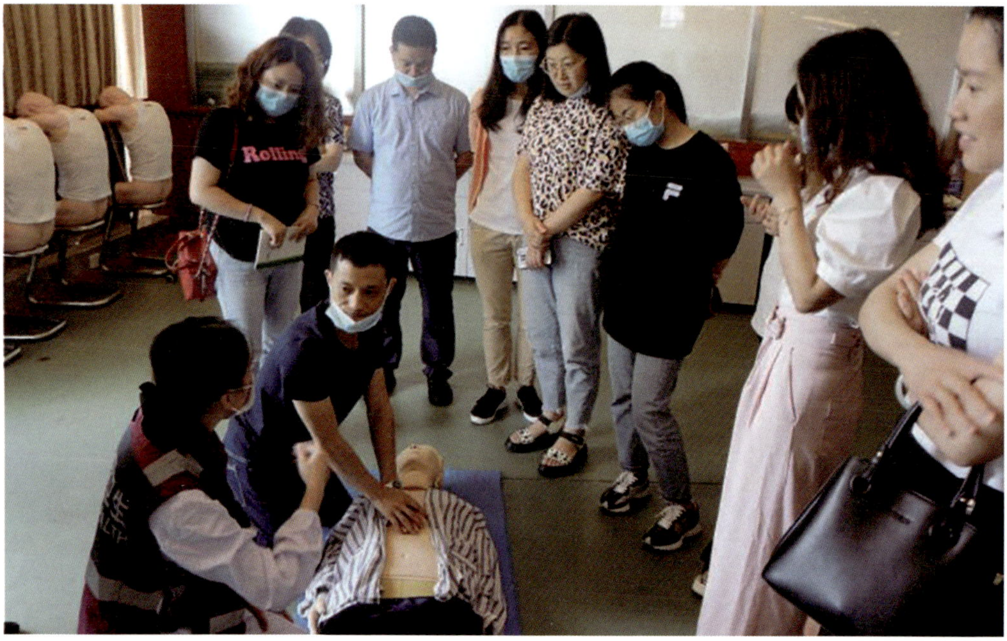

对教师开展公众卫生应急技能培训

三、工作成效

（1）全校师生的生活方式明显改善，身体健康、行为文明、思想丰富、性格健全。

（2）学生课余文化生活丰富多彩，新增社团10余个，学生各类兴趣得以激发，特长得到发挥。

（3）通过培训，有10名教师基本具备了心肺复苏、海姆立克急救、除颤仪使用的技能，并获得相关证书，为学生的健康成长起到保驾护航的作用。

四、工作体会

（1）只有加强学校与辖区医疗卫生专业机构的合作，加大健康促进与教育工作协作力度，落实健康教育课程，加强健康教育师资队伍建设，提升教师健康教育水平，才能不断增强学校卫生健康服务能力。有条件的学校还应加强校医队伍建设。

（2）应加强考核评价，将学校的健康促进与教育工作评价纳入学校的整体评价中，以促进学校健康教育工作的有效开展。

（3）应持续推动全区中小学健康促进学校建设及典型案例、成果经验推广。

专家点评

开州区龙珠小学是三峡库区一所新开设的优质小学。针对现阶段学校卫生健康工作中存在的问题，该校把素质教育与学生健康成长作为学校工作的重心，积极开展健康促进学校创建工作，强化组织保障，完善健康制度，因地制宜，突出健康促进学校建设六大特色，如开展学生文明习惯养成活动、阳光体育活动等，并注重家庭心理健康教育指导和教师队伍健康技能提升，在开州区各级各类学校的健康促进工作中起到了示范带头作用，为全市健康促进学校创建提供了良好借鉴。

（点评专家：刘亮晴）

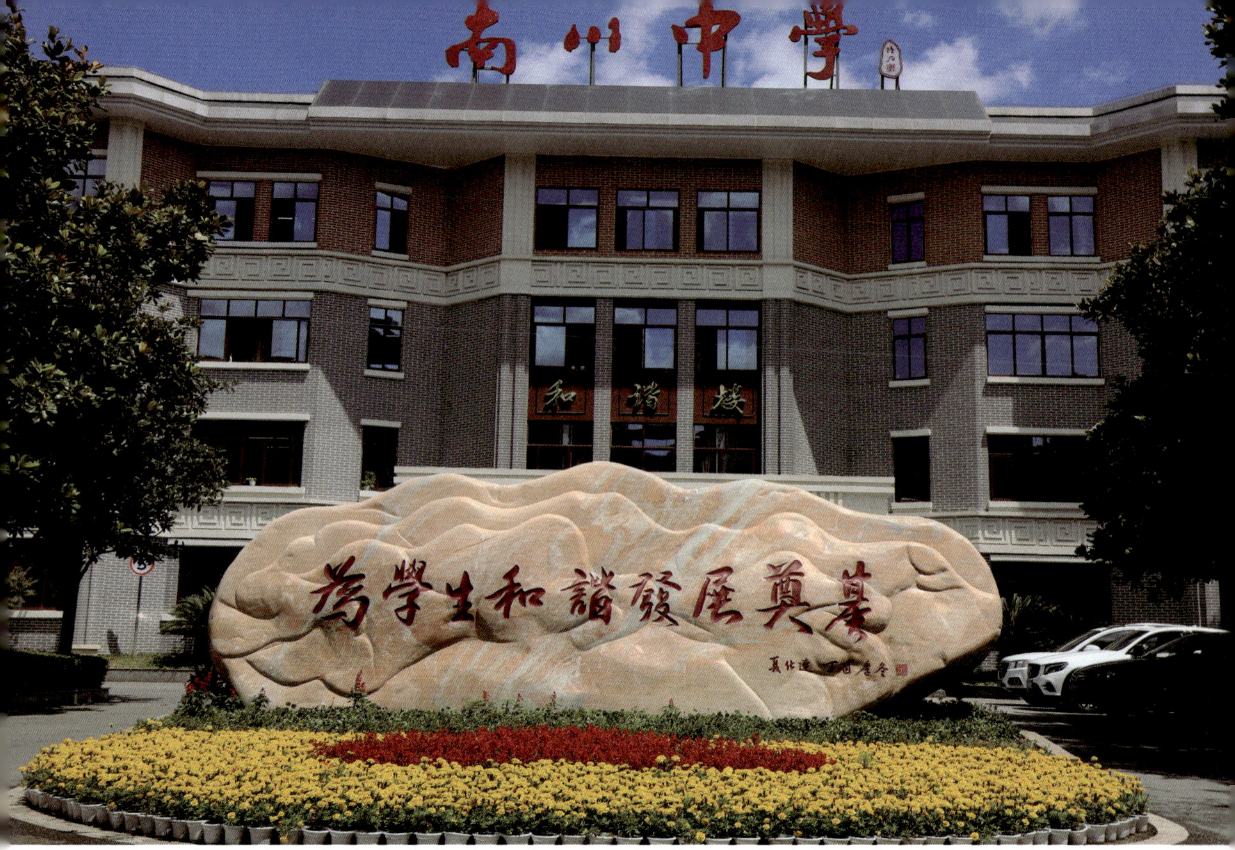

舞动健康，律动校园

——南川区南川中学案例

案例概述

为深入贯彻习近平总书记“把人民健康放在优先发展的战略地位”的重要指示精神，近年来，南川中学在区委、区政府的坚强领导下，牢牢把握卫生与健康工作方针，始终坚持“大卫生”“大健康”工作理念，加大投入，以务实的举措大胆推进健康促进工作，创造性地提出“三三四”健康促进工作法，树立师生健康理念，提升师生健康素养，培养师生健康习惯，使其享受健康生活。通过健康促进与学校教育的有机融合和相互作用，校园风气向善向上，学生道德得到净化、身心得以健康发展，校园小环境和社会大环境更加和谐美丽，有力地推动了社会主义核心价值观在校园落地生根。

一、背景介绍

南川中学创建于1940年,1958年确定为涪陵地区示范校,1980年确定为四川省首批重点中学,2001年确定为重庆市首批重点中学。学校在区委、区政府的坚强领导下,秉承“为学生和谐发展奠基”的办学理念,以培养具有“家乡情怀、中国眼光、国际视野”的高素质人才为育人目标,办学质量和办学水平逐年提升。学校先后荣获中国图书馆学会中小学图书馆委员会“全国中小学图书馆先进集体”、教育部“全国学校艺术教育工作先进单位”、教育部“和谐校园先进学校”、中央精神文明建设指导委员会“全国未成年人思想道德建设工作先进单位”、《环境教育》杂志社“全国生态文明教育示范学校”和重庆市“德育工作先进集体”、“绿色学校”、“依法治校示范校”、“先进基层党组织”、“健康校园示范学校”、“文明校园”等荣誉称号。

习近平总书记在全国卫生与健康大会上强调:“没有全民健康,就没有全面小康。要把人民健康放在优先发展的战略地位,以普及健康生活、优化健康服务、完善健康保障、建设健康环境、发展健康产业为重点,加快推进健康中国建设。”这充分体现了健康促进工作的重要性与紧迫性。为推动健康中国建设,贯彻落实《中国公民健康素养——基本知识与技能》要求,南川中学积极融入南川区创建全国健康促进区工作,着力提升师生健康素养,大力开展健康促进工作,倾力打造健康促进学校。

二、主要做法

南川中学的主要做法为“三三四”健康促进工作法,即推动“三全”参与,夯实“三化”路径,实施“四大工程”。

(一)“三全”参与:全域、全程、全员

全域参与,即各领域共同参与。学校、社区、家庭共同推动健康促进,实现全域促健康。

全程参与,即覆盖学生成长全过程。将健康促进融入学生成长全过程,贯穿其在校学习期间和假期,覆盖学生的学习、生活、心理等方面,实现全程讲健康。

全员参与,即人人参与。全体教职工、家长、社区人员、政府相关职能部门工作人员共同参与健康促进工作,实现全员育健康。

(二)“三化”路径:课程化、活动化、生活化

课程化:学校以课程为引领,深度挖掘校本资源,促进学生健康理念培养。

活动化:学校创新活动方式,深化活动序列开展,促进学生健康素养提升。

生活化:学校将健康教育融入生活,推动健康生活常态,促进学生健康习惯养成。

(三)“四大工程”:铸魂、阳光、美丽、共治

1. 全力实施铸魂工程,力促师生道德健康

(1)建强德育队伍。

学校创新成立“南川中学名班主任工作室”,通过“双选”配齐作风正派、业务过硬的优秀班主任,每期推荐优秀班主任到北京、上海、广州等地参加专业培训,建立德育“师徒结对子”传帮带制度,每月聘请检察官、法官、警察分别到学校对部门干部、班主任进行指导,有力提升德育队伍专业化水平。大力培养学生会干部团队,制定《南川中学学生文明公约》等制度,有效强化学生自主管理。

(2)构建德育课程。

坚持以学生年龄为依据,按照计划性、系统性、序列性、本土性四大原则,注重知识与活动相融合,专门打造初、高中德育课程,初、高中一年级重点培养学生良好行为习惯,初、高中二年级重点锻炼学生意志品质,初、高中三年级重点开展理想教育,每项课程承担着不同的教育功能,成为学校实施道德健康教育的阵地。

(3)塑造德育品牌。

学校以班会课为基础,以常规教育、主题教育、节庆教育和德育实践为抓手,开展了“南川中学金桥励志基金捐款活动”“学守则规范·树文明形象”“青春志愿行·携手共创文明家园”“缅怀革命先烈·传承优良作风”“美德青少年评选活动”等一系列“唱响中国梦·文明伴我行”德育主题活动,培养出“全国最美中学生”邹金辉等一大批德行健全、品行高尚的人。

2. 全力实施阳光工程，增进学生身心健康

（1）课程实施专业化。

按照国家规定开设健康教育课程，严格做到教材、教师、课时和教案“四落实”，有力保障了课程质量和效率，有效提升了学生主动预防疾病的意识。学校还打造了由心理阅读区、心理测评室、沙盘游戏室、心理咨询室、情绪宣泄室和团体辅导室等功能区组成的“高配版”心理咨询室，适时开展专业辅导咨询。积极邀请“知心姐姐”时巧君等专家来校进行“关注青少年心理健康”等专题讲座，帮助学生疏导心理问题。

（2）活动引领特色化。

学校以体育节、艺术节、科技节、社团活动等为主线，每周开设包括市级精品课程“金佛武术”在内的5大类30余门特长选修课程，每年常态化举行“2+2”阳光体育运动、“唱响中国梦·激情铸辉煌”激情跑操、“唱响中国梦·激情铸青春”新生军训、“唱响中国梦·舞动艺术魂”文艺展演、“展魅力社团·创文明校园”社团展示、特色足球等品牌活动20余场次，学生健康体质达标率接近100%，学校荣获重庆市校园集体舞大赛一等奖。南川中学以生涯规划指导、休闲教育、社会实践为主要内容，连续举办成人仪式，高考、中考壮行会10余场次，开展“清华北大研学旅”“珍惜年华，告别网吧，争做文明学生”“农耕文化体验”“关爱明天·普法先行”等活动60余场次，激励学生树立远大理想，培养高尚情操。

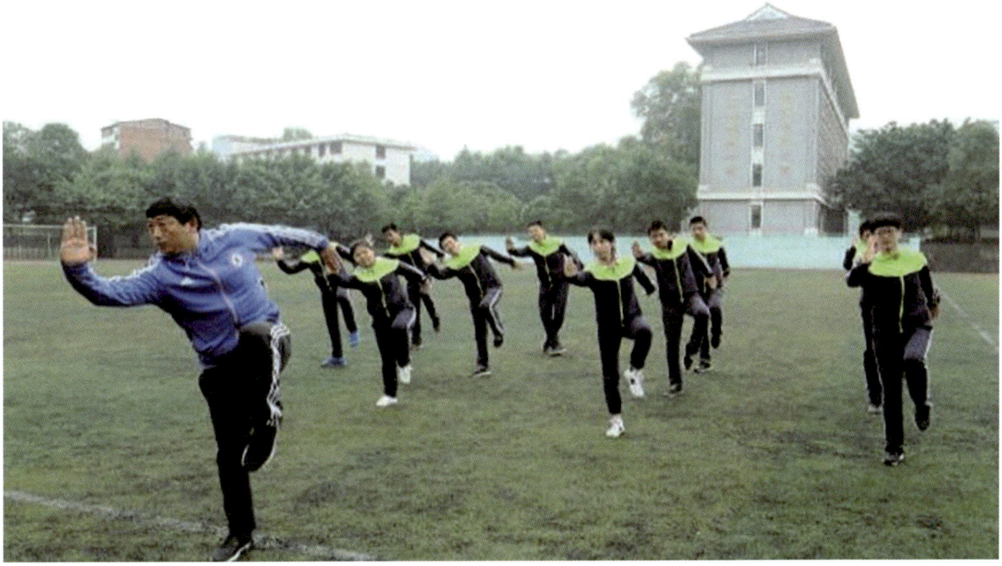

精品课程“金佛武术”选修课

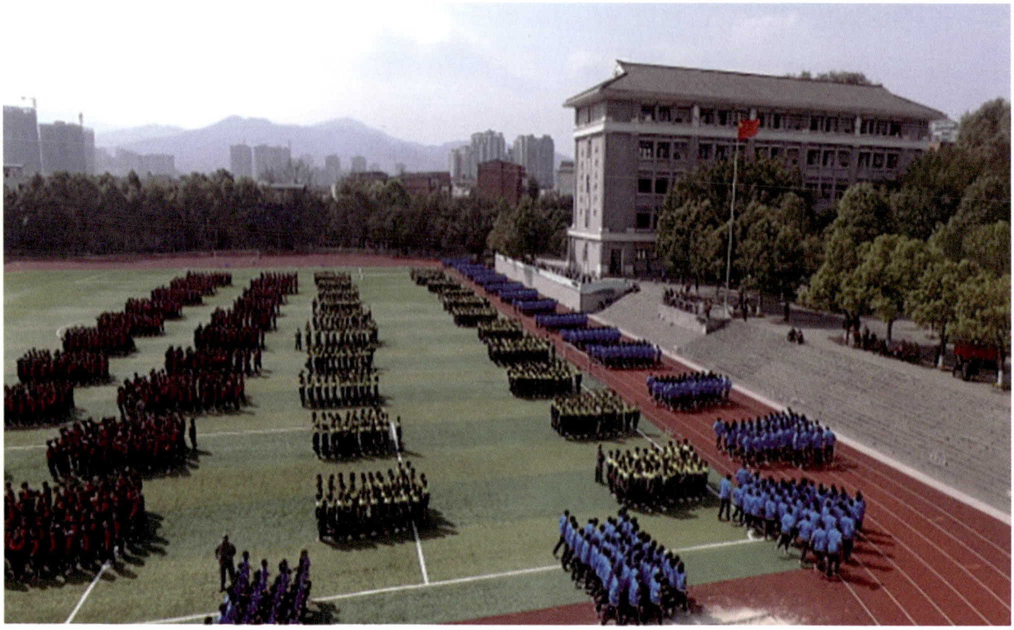

日常特色激情跑操

(3)学科渗透常态化。

学校始终按照“人人都是健康工作者”的理念,着力构建“人人参与、学科渗透、育人无声”良好格局,积极发挥课堂育人的主渠道、主阵地作用。学科教师积极挖掘社会主义核心价值、中华优秀传统文化、依法治国、创新精神、健康素养等育人资源,有机地将各项内容融合到各学科教学中,让广大青少年在课堂教学中自觉接受熏陶,润物无声地推动未成年人健康成长。

3. 全力实施美丽工程,保障环境健康

(1)建强阵地。

坚持高水准谋划、特色化打造,以明清建筑风格为主调,先后改造了学校的和谐楼、音乐楼和科技楼,建成了图书馆、数字化探究实验室、壁挂式科技馆、创客教室、音体美劳功能室、学术报告厅和教师休闲吧,创新打造了5个社会实践基地。学校的每间教室都配备空调、宽敞明亮;学生宿舍4人1间,供应热水,配备卫生间;“星级厕所”投入使用,有自动冲水设施,有人定时保洁;鲜花盆景布满校园,育人环境典雅大气。

(2)厚培文化。

强力推进校园文化提升行动,确定"家乡情怀、中国眼光、国际视野"育人目标,发扬"崇德、笃行、励志、博学"校训精神,有力筑牢全校师生共同的思想基础。突出中国古代建筑元素,修建文化走廊、文化古建亭、文化景观石和文化橱窗,启用新版校徽,打造文化宣传片,一物一景都彰显出育人功能。学校每月开展学科学术月活动,每周开展"深度阅读"活动,每天开展晚读演讲活动,促使学生去感受文化的魅力,接受文化的浸润,在潜移默化中提升学生的精神境界。

(3)保持洁净。

扎实推进校园保洁行动,外聘11名清洁工人划片包干保洁,每周开展2次班级公共责任区保洁、2次办公室保洁。每天进行2次教室楼道保洁。及时检查评定洁净等级,洁净等级直接与清洁工人的工资奖惩挂钩,以此确保校园环境干净。严格执行国家食品安全法,建成现代化A级食堂,规范采购、加工、销售、留样等各个环节,让师生吃得放心舒心。师生统一饮用桶装水,张贴非直饮水醒目标识,确保师生饮水安全。

4. 全力实施共治工程,助推社会健康

(1)细化家校互动。

全面畅通QQ群、校讯通、微信公众号等交流平台,搭建起家校共育"连心桥"。适时组织校园开放日活动,邀请广大家长为学校发展建言,不断增强家长对学校的认同。开办家长学校,开辟家长课堂,举行各类专题讲座,唤起家长对家庭教育的重视。每年组织"最美家书"评选,开展"进百村·访千家"等活动,不断织密家校共育网络。

(2)深化社校互联。

坚持相互学习、资源共享、携手共进的原则,深化与皂桷井社区、灌坝社区共建共享,持续开展"感受社区之变""暑期社区义工""坝坝讲坛我参与""空巢老人生活现状调查研究""爱国卫生运动大扫除""社区医卫进校园"等一系列既有广度又有深度的共建活动,进一步拓宽学生参与社会实践活动的领域和空间,有力提高了学生的综合素质和社会化水平。

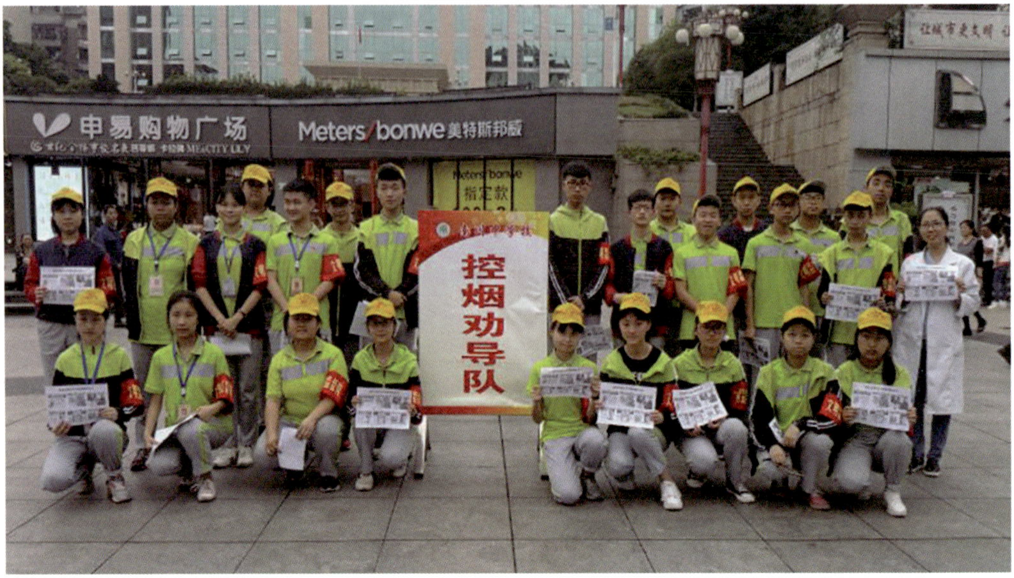

南川中学与社区共建共享之控烟行动

（3）强化政校互通。

学校加强与政府部门沟通协调，使其及时对周边的社会环境及治安状况进行有效的整治和监控，有效抵制了低俗文化和歪风邪气侵入校园。严格实行封闭式管理，严防校外不法分子和闲散人员进入校园危害师生人身及财产安全。充分发挥校园信息员的作用，开展管制刀具、非法出版物等违规物品收缴工作，使学校周边的社会环境始终保持清朗。

三、工作成效

通过“三三四”健康促进工作法，南川中学师生实现了“以和致善，德行健全；以和致美，个性发展；以和致乐，愉悦身心”的目标。校园风气向善向上，师生群体健康文明，有力推动了社会主义核心价值观在校园落地生根。学生体质健康合格率在99%以上，心理健康合格率在95%以上。学校先后荣获“和谐校园先进学校”“全国未成年人思想道德建设先进单位”“全国生态文明教育示范学校”“重庆市绿色学校”“重庆市健康校园示范学校”“重庆市卫生与健康促进示范学校”等多项荣誉称号，各级媒体对学校健康促进工作进行了宣传报道，并给予了高度评价。

专家点评

青少年是国家和民族的未来，青少年的身心健康历来是“大健康”“大卫生”工作的重中之重，也是各级党委、政府和全社会关心关注的焦点。南川中学深入贯彻习近平总书记“把人民健康放在优先发展的战略地位”重要指示精神，立足学生实际和学校实际，创新性地提出“三三四”健康促进工作法，积极推动健康促进学校创建。值得一提的是，南川中学在开展此项工作时，并没有另起炉灶，而是非常合理地运用了学校多年积淀下来的学科教育、心理教育、环境教育、素质教育、社会教育的经验和成果，有效地将学校教育工作与健康促进校园创建进行有机融合。通过几年的精耕细作和务实推动，南川中学的健康促进校园建设成效显著，校园风气向善向上，学生道德得到净化、身心得到健康发展，校园小环境和社会大环境更加和谐美丽，有力推动了社会主义核心价值观在校园落地生根。

（点评专家：黄媛夷）

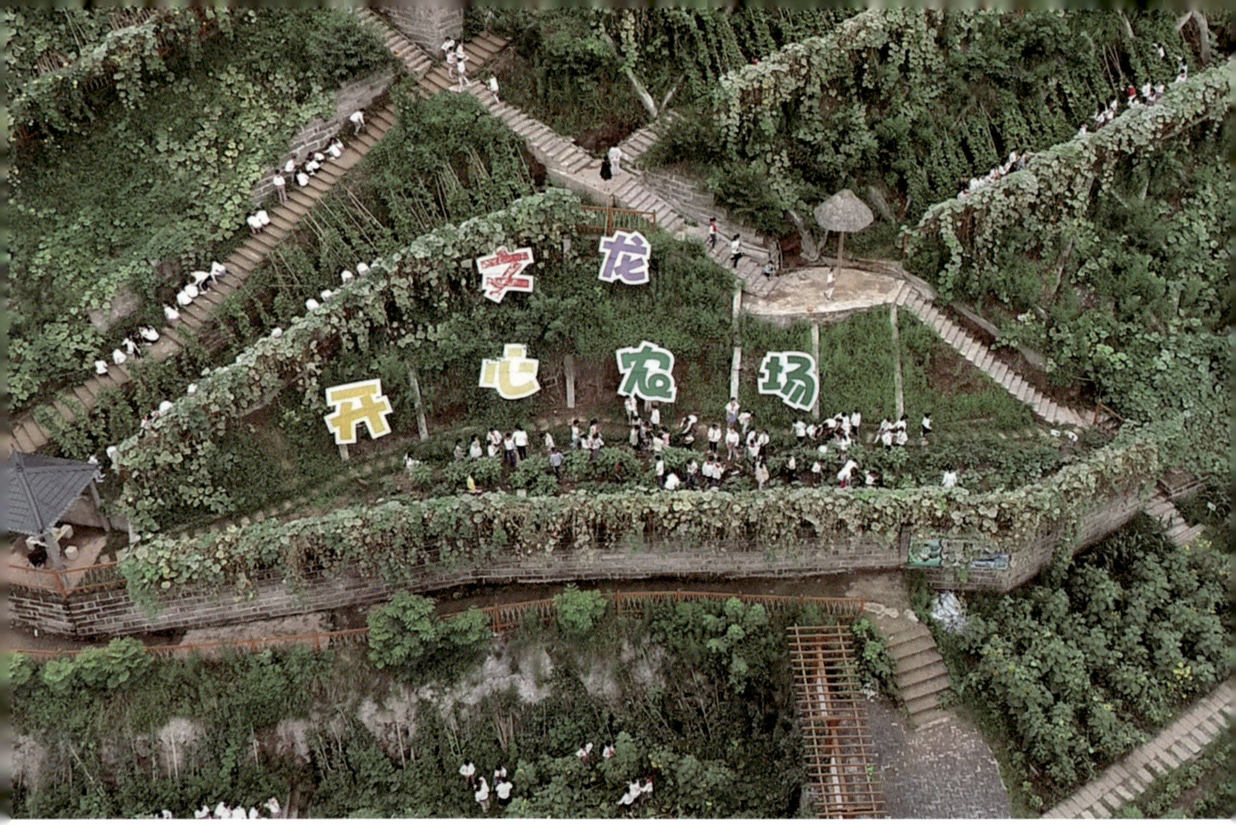

传承传统文化，建设健康校园

——綦江区文龙小学案例

案例概述

为了更好地落实习近平总书记关于健康中国建设的重要论述，积极推进健康綦江建设，綦江区文龙小学积极融入綦江区创建全国健康促进区工作，着力提升师生健康素养，紧紧围绕“养得文心可雕龙”的办学理念，以“快乐六年，幸福一生”为培养目标，大力开展健康促进学校建设，倾力打造健康促进品牌。学校通过打造“环境文化”，锻造“课程文化”，营造“活动文化”，以独特的文化理念和求真的育人情怀，让校园充满生机，促进健康促进学校创建工作不断向纵深发展。

一、背景介绍

綦江区文龙小学原地处綦江城乡接合部，有着近六十年的办学历史，后因城市规划发展，于2012年整体搬迁至綦江滨河大道，毗邻江湾公园。学校占地22.8亩，建筑面积9050平方米，现有教职工168人，学生2860人。文龙小学一直注重对中华优秀传统文化的传承，强调立德修身，践行健康理念促行为养成，自开展健康促进学校创建以来，坚持将中华优秀传统文化与健康促进相互融合，通过建设“环境文化”、锻造“课程文化”、实施“三元一体”的健康教育，不断促进学校、师生持续健康成长，推动学校健康促进创建工作向纵深发展。

二、主要做法

（一）打造环境文化，以人文景致促健康校园建设

1. 用中华优秀传统文化打造校园环境

紧紧围绕“养得文心可雕龙”的办学理念，将习文养德作为教育精髓，打造学校的人文景致。在校园中设立了有关中华传统礼仪及“孔子拜师”典故的浮雕，用生动的雕塑形象为学生介绍中华优秀传统文化；打造了文以载道、聚龙壁、回龙湾、化龙池、琢玉廊、静心亭等文龙小学六景，在景名中巧妙地嵌入学校名字，让学生处处都可感受到学校的文化精神。

2. 营造教学楼文化氛围，让楼层文化充满活力

注重营造教学楼文化氛围，在教学楼的各楼层设置了丰富多彩的文化墙。以多功能综合楼为例，学校以学生礼仪、劳动技能、音乐艺术、书画特色、科技创新为主题，分别在多功能综合楼各楼层设置文化墙。文化墙的设置紧扣四个要素：一是特色鲜明，每一层楼的文化墙都与该楼层相应的功能室特征相匹配；二是符合年龄特征，关注学生心理发展特点；三是文化渗透，让教育功能无处不在；四是绿色环保，增加楼层的美感，让学生容易融入浓厚的校园文化氛围中。

3. 重视师生健康，彰显人文关怀

綦江区文龙小学教学设施符合卫生标准，课桌椅按照国家标准定做。学校对教室的照明设备定期进行测试与维护，为各班级配备了净水设备并进行定期维护和水质检测，保证学生的饮水健康。食堂实行明厨亮灶阳光工程，接受教师、学生、

家长的监督。同时,学校注重人文关怀,建立了心理咨询室、母婴室、特殊教育资源室等,让师生处处可见学校对其身心健康的关怀。

(二)锻造课程文化,特色课程促健康发展

1. 夯实传统体艺课程,铸就学生积极心态

学校在发展过程中逐渐形成了一些特色课程,如体育(游泳)、民乐、书画、舞蹈等课程,并依托这些特色课程成立了游泳队、校园四球队、民乐队、合唱队等校园社团。这些社团定期进行集中训练,成为学校各类体艺活动的主力。学生通过体艺社团活动,加强了交流,塑造了健康积极的心态和良好的社会适应能力。

2. 开发根雕特色课程,培养学生的创新思维

学校依据自己的特色,设立了独立的根雕工作坊——根缘文龙工作坊,将根雕请进课堂。制作根雕时,教师注重激发学生的想象力、着力培养学生的审美意识与创新思维,同时引导学生学会鉴赏根雕作品。根缘文龙工作坊开设了有关根雕艺术作品的鉴赏、估价、收藏价值分析等课,还将师生的根雕作品收集整理编成《根雕制作与欣赏》读本,不仅提升了学生的艺术鉴赏力,而且激发了学生的创作热情,受到师生的一致好评。2014年以来,文龙小学的师生创作出了30多件“龙根”根雕艺术作品,根雕艺术已成为文龙小学鲜明的文化特色。

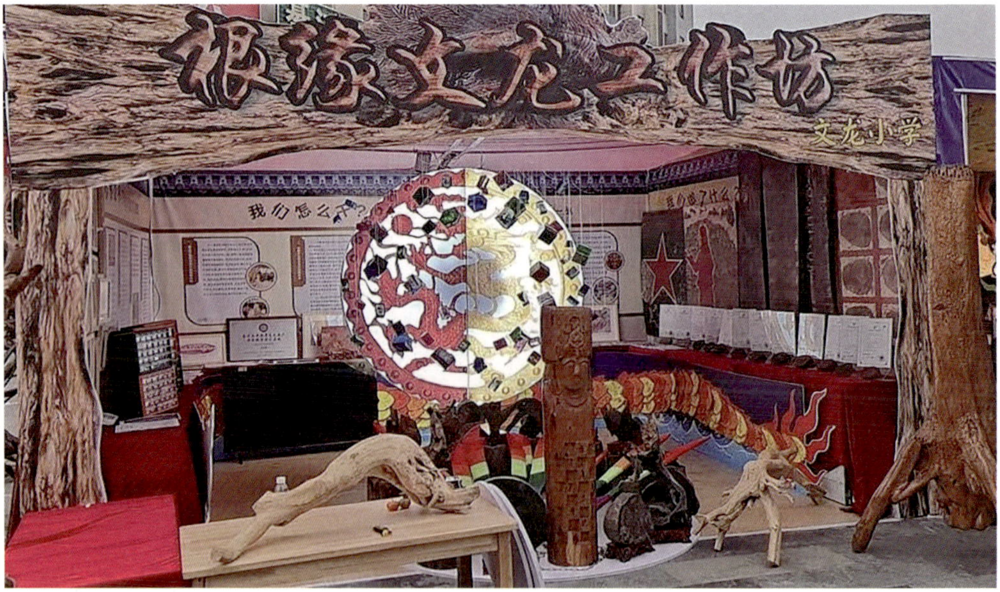

根缘文龙工作坊

3. 开发农场实践课程，培养实践能力

2017年9月，在家长、社区的协助下，文龙小学开心农场建成并投入使用。学校成立了领导小组，对农场实行梯级管理，各班组建立开心农场实践活动小组，聘请社区志愿者担任农场指导员，管理班级农场责任区。学校每月安排1课时农场实践课程，采取分散与集中相结合的方式进行授课。在课程设置上，实行梯度教学，如：1~3年级开设认识种子、认识蔬菜、认识基本农具等课程，重在培养学生的观察力，提高其认知能力；4~6年级开设种植技能课，重在让学生体验，培养其实践操作能力。学校通过农场采摘节、瓜果义卖等主题活动，让学生了解农耕文化，体会劳动的快乐。

（三）实施“三元一体”的健康教育，以健康行动促素养提升

1. 开设开足健康教育活动课

学校根据各年段学生特点，开设开足健康教育课程。如：一、二年级开设保护牙齿、快乐交友课，三、四年级开设爱眼护眼、禁烟禁毒课，五、六年级开设青春期认识、早期性教育课，等等。除开设健康教育活动课以外，学校还按规定保证学生“每天体育活动一小时”，开设了阳光早锻炼、四球专项训练活动，为学生提供充足的锻炼时间。此外，还开展每月卫生检查、班级卫生评比等系列健康促进活动。

2. 落实心理健康促进行动

学校充分发挥教育阵地优势，建立了心理咨询室，还配备了沙盘、音乐放松椅、宣泄器材等专业设备；加强队伍建设，培养了3名具备心理健康教育资质的教师，聘请专业心理咨询机构博蒽心理学堂的4名专家作为学校的心理健康顾问；举办心理健康知识讲座，打造温馨的“文小话吧”，每学期邀请区级专家前来进行心理健康专题讲座至少1场次；开展心理疏导活动，建立学生心理健康档案，运用问卷、观察、测量等方法，摸排存在心理健康问题的学生，进行分级干预，轻度者由班主任进行疏导，中度、重度者由专职教师进行心理干预或转介到专业机构接受咨询和治疗，每学期大约为120人次学生提供心理疏导服务。

3. 落实“小眼镜”干预行动

与辖区专业眼科医院建立合作关系，为全体学生建立视力健康档案，摸清学生的视力健康现状，对近视或有近视倾向的学生，及时引导他们到医疗机构进行干预治疗。营造关心眼睛健康的氛围，规范学生的读写姿势，每天确保学生做两次眼保健操。实施家校联合共同干预，学校每半年组织一次，让学生到眼科医院进行视力

检查；实施“5+2模式”，即周一至周五由学校进行监督，周末两天由家长监管，家校共同关注孩子眼健康；学校把需要监管的内容及预防近视的措施等印成“给家长的一封信”发给家长，家校携手共同培养孩子良好的用眼习惯。

4. 实施家、校、医、社区合作健康教育一体化

学校和医院合作，聘请綦江区中医院的医生担任学校的卫生副校长，为学校的健康教育、传染病预防、突出事件处置等给予指导。定期邀请健康科普专家到校开展口腔健康、心肺复苏急救技能的科普培训。家、校、社区合作，定期召开健康教育主题家长会，邀请家长参与学校的健康教育活动，组织学生到社区开展与健康促进相关的实践活动，学校在社区的支持和帮助下，积极清理校园周边环境，为学生营造了一个安全健康的学习环境。

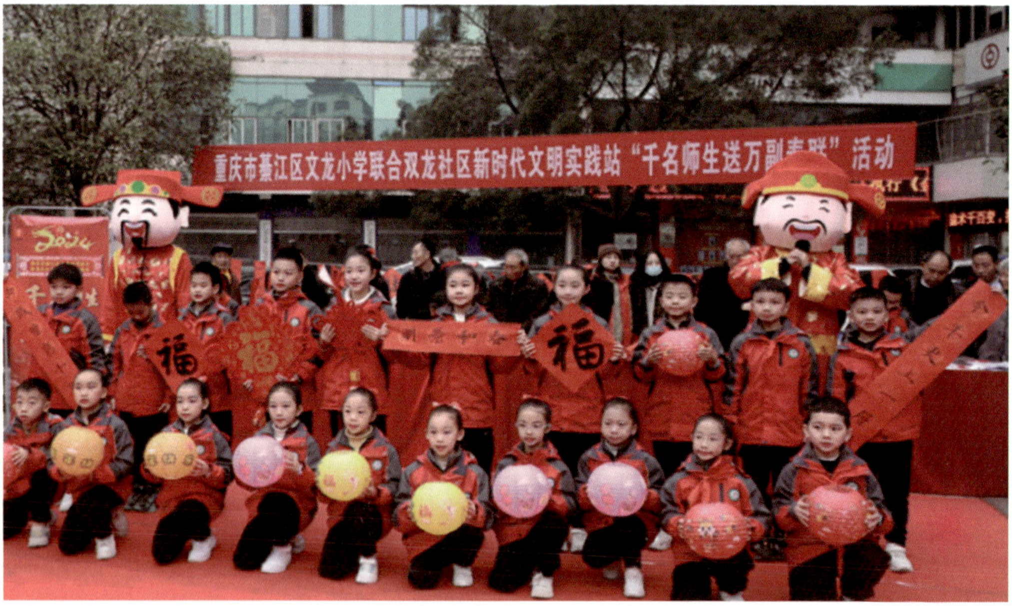

綦江区文龙小学与社区合作开展“千名师生送万副春联”活动

三、工作成效

（一）学校形象提升，品质教育成果喜人

近几年来，綦江区文龙小学先后获得“重庆市最美校园书屋”“重庆市书法教育实验学校”“綦江区足球特色学校”等荣誉称号。学校的校园环境特色鲜明，2016年

被重庆市评为“最美校园”。学校教学质量不断提升，2016年在全区质量目标考核中获一等奖。

（二）学生素养提升，健康评价指标向好

2018年，学生体质检测合格率达98.53%。学生不良视力发生率44.53%、肥胖发生率7.78%，分别低于全区平均水平5.73个百分点、17.6个百分点。学生身高增长高于全区平均水平0.6%，肺活量高于全区平均水平2%。

（三）教师能力提升，素质教育辐射影响

2017年，文龙小学开发的“根雕创作与欣赏”课程参加了第三届中国教育创新成果公益博览会。截至2019年，文龙小学教师共申请专利82项，已经获得授权的专利有36项。学校通过牵手结对、定向帮扶、支部共建、走教帮扶等活动，给边远山区学校带去健康教育课程112节，辐射影响4个边远山区学校。通过健康促进学校的创建，学校获得“无烟学校”“健康促进学校”“卫生示范校”等荣誉称号。

专家点评

中华传统文化博大精深，既蕴含着弥足珍贵的精神财富，也包含着永不枯竭的教育资源。綦江区文龙小学紧紧围绕“养得文心可雕龙”的办学理念，积极推动健康促进学校创建。通过打造“环境文化”，将中华优秀传统文化融入校园的人文景观，营造出浓厚的传统文化氛围；通过锻造课程文化，开发体艺、根雕、农场实践课程，让特色课程彰显魅力；通过实施“三元一体”的健康教育，让健康教育活动融入教学工作。经过几年的精耕细作，已形成坚守传统文化教育阵地，开拓劳动树人教育资源，深化体、教、医、社融合协同育人的特色发展格局，学校办学特色更加凸显，校园环境更加优化，师生的综合素养得到提升。

（点评专家：向文献）

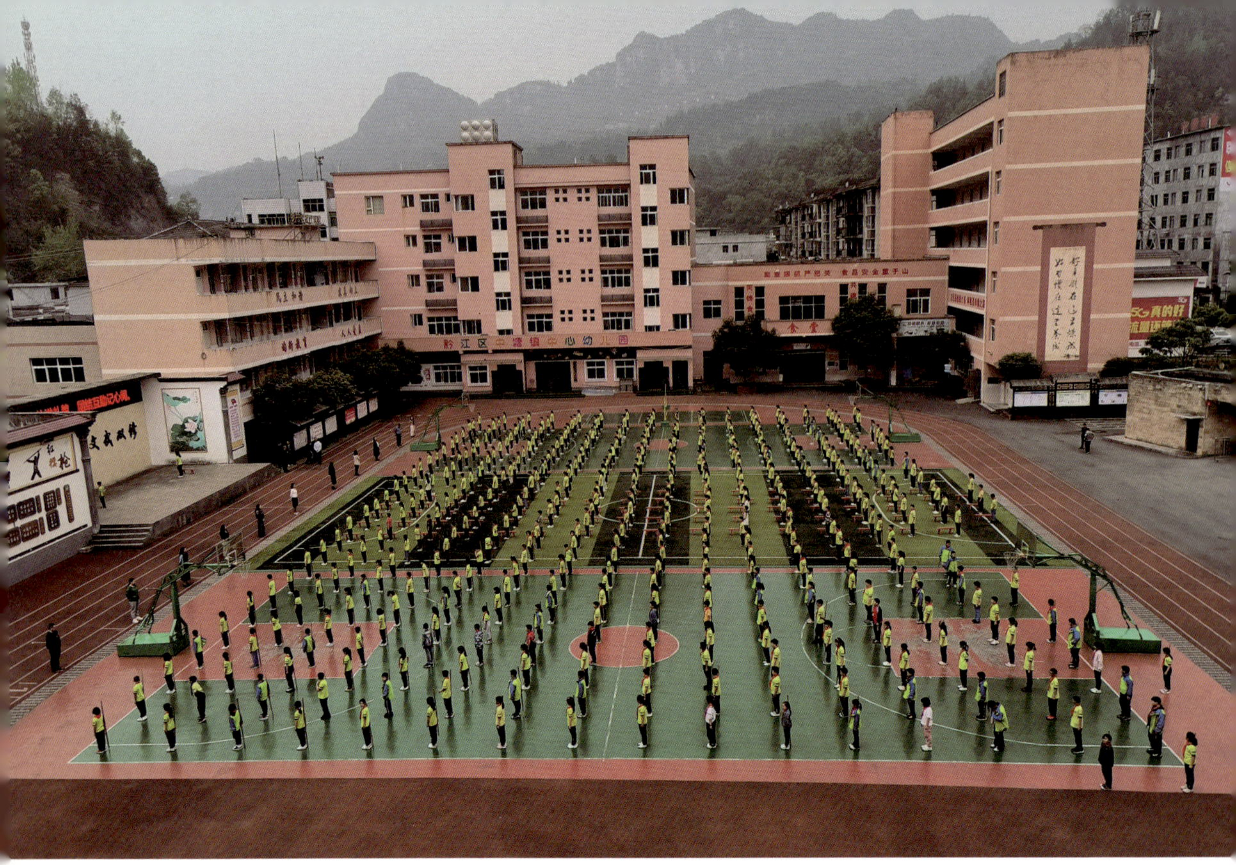

传承向氏武术根脉，寓教于乐强身健体

——黔江区中塘镇中心小学校案例

案例概述

中塘向氏武术历史悠久，是重庆市首批市级非物质文化遗产项目，凝聚着黔江人民的尚武精神和侠义武魂。2011年，黔江区全面启动中塘向氏武术保护工作，向氏武术乘着黔江区“民族文化进校园活动”的东风进入学校，中塘镇中心小学校也因此被命名为“向氏武术传承基地”。借助这一平台，学校有目标、有计划、有组织、有创新地开展阳光体育活动，整理编写《四门拳》、《四门棍》、《板凳拳》、《红缨枪》和《向氏武术养身功法》等读本，突出抓好体育课、课外活动和课间操三个环节，学生身心得到全面发展，国家学生体质健康标准测试达标率达到98%。中塘镇中心小学校开展的“小手拉大手”活动在黔江区掀起了全民健身运动热潮，形成了具有黔江特色的健康促进有效模式。

一、背景介绍

近年来，黔江区全面落实健康中国战略，不断推进健康中国行动中小学健康促进专项行动。中塘镇中心小学紧紧围绕“健康第一”的理念，因地制宜，以向氏武术传承基地为基础，创新性地开展健康教育实践，创造性地开展阳光体育活动，重点抓好体育课、课外活动和课间操三个环节，将向氏武术中的棍、凳、枪、拳等套路改编成适合不同年级段学生的大课间操，促进学生养成健康行为习惯。不少学生通过学习向氏武术强健了体魄，锻炼了意志。现在，向氏武术已经成为校园文化的重要组成部分，持续助力青少年健康成长。

二、工作思路

黔江区在落实健康中国战略的道路上，坚持开拓思路、勇于探索，打造出一套“黔江方案”。中塘镇中心小学校紧跟黔江区创建全国健康促进区发展要求，结合学校实际，不断探索创新，确立了健康促进“123”工作思路。“1”是坚持“一个切入点”，凸显健康教育的重要性。学校立足实际，充分利用向氏武术传承基地优势，以向氏武术中的棍、凳、枪、拳等套路的教学为切入点，重点抓好体育课、课外活动和课间操三个环节，做细做实学校健康教育工作。“2”是突出“两项活动”，打造健康教育新轨迹。学校创新性地将“书法”改编成“书法韵律操”融入课间操，定期举行向氏武术和书法韵律操比赛，以赛促练、赛练结合。学生既强健了体魄、锻炼了意志，又养成了健康行为习惯，“健康第一”的理念深入人心。“3”是实现“三个结合”，助推健康促进创新。学校坚持将民族文化与健康知识巧妙融合，丰富健康教育传播形式；坚持将健康教育与健康行为养成相结合，促进由知到行的统一；坚持全民健身与全民健康深度融合，发展学校特色活动，掀起体育运动健身热潮。

三、主要做法

(一)健全组织机构,完善制度体系

为推进健康校园建设,传承发展和弘扬向氏武术文化,黔江区中塘镇中心小学校制定了《向氏武术大课间操实施方案》和《向氏武术养身功法推广方案》,成立了由校长任组长、副校长任副组长、中层干部和向氏武术传承人为组员的领导小组,通过反复研究、精心策划,分重点、分步骤、有序推进向氏武术课间活动及向氏武术养身功法的开展。

(二)编写向氏武术读本,激发学生运动热情

学校以武术促进体质健康为目标,以学生喜欢运动、积极参与运动为原则,深入研究、整理及创编,将向氏武术的系列击打动作汇编成册,编写了《四门拳》、《四门棍》、《板凳拳》、《红缨枪》和《向氏武术养身功法》等读本,将其内容融入学校课程,并将课间操从传统的广播体操改为武术健身操。根据学生的年龄与身体发育情况,分学段让学生进行学习:一、二年级练习基本步法,拉伸韧带;三年级学习偷生拳;四年级学习四门棍;五年级学习板凳拳;六年级学习红缨枪。学校通过每周一节体育课、一节武术课有序实施读本内容,全体师生人人参与。

(三)加强师资培训,点燃全民参与激情

黔江区文化旅游委、教委、区内著名编导到校现场指导,推动校园武术活动,构建校园武术竞赛交流平台。学校聘请向氏武术第86代传承人向国珍来校教学,对体育教师和学生武术骨干进行强化培训和技术指导;采用游戏化、故事化、情景化模式,激发学生的兴趣,让学生通过游戏角色参与训练,不断提高运动水平。学校还成立了向氏武术养身功法辅导队,辅导队经常深入乡村,义务向群众传授向氏武术养身功法,学校每年的艺术节也邀请各村组队参赛。武术表演队通过校内外比赛、表演,积极推动全民参与,将向氏武术发扬光大。

(四)局部整体结合,练习展示并进

学校将足球场作为展演区域,将向氏武术大课间操分成五大板块。伴随着雄浑激昂的《精忠报国》音乐,六年级同学队列整齐、充满激情地到展演区表演,其余年级在操练区练习基本功;一曲毕,令人荡气回肠的《男儿当自强》音乐声起,五年

级同学又登场表演，其他方队继续练习基本功……最后，全校师生集中展示“马步冲拳”，全体高呼“少年智则国智，少年强则国强”。向氏武术表演完毕，以集体放松操结束大课间操。向氏武术大课间操恢宏磅礴的气势、响彻云霄的口号，给人以强烈的震撼，让人精神为之振奋。

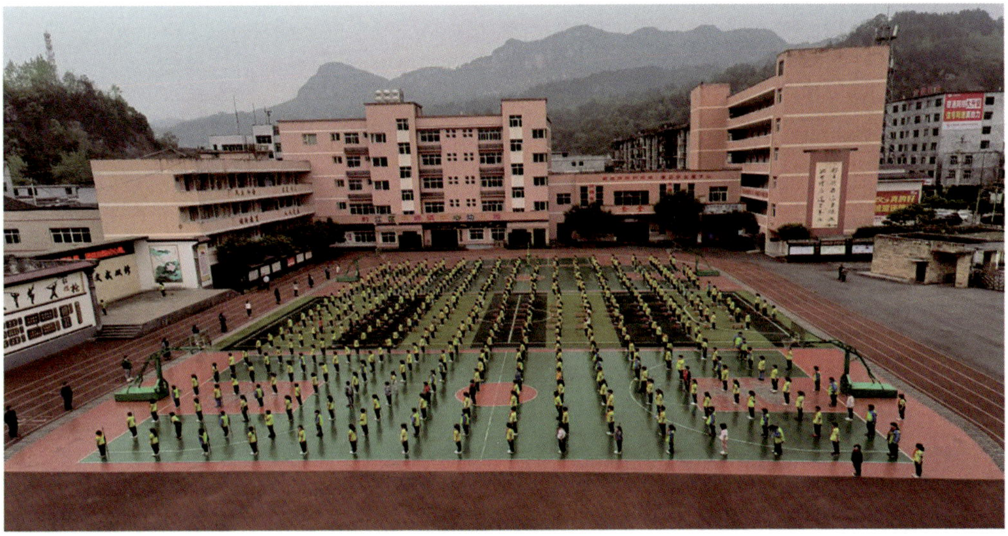

向氏武术大课间操，六年级同学到展演区表演

四、工作成效

(一)传承非遗文化

向氏武术秉承“习武先习德”的祖训，在漫长的历史中，演变发展为集刀、枪、锏、棍、鞭、镖、叉、拳等诸般武术套路于一体的武艺。其功夫出神入化、出类拔萃，世代相传、生生不息。自2011年被确定为中塘镇中心小学校特长教学课以来，已有1800余名师生、600多位传人掌握了向氏武术四门拳、四门棍、板凳拳、红缨枪和向氏武术养身功法。习武的初衷也从以往的防身、作战转变成如今的强身健体和德润民风，一部向氏武术的传承史就是一部民风的演化史。

(二)释放学生天性

向氏武术注重因材施教、快乐参与，从学生的个性出发，由易到难，循序渐进。在向氏武术的教学中，学校坚持完善激励性教学手段，注意保护学生的运动热情。

在习武练操过程,学校遵循青少年身心发展规律,创新体育活动的内容、方式和载体,增强武术运动的趣味性和吸引力,培养学生的体育爱好和运动兴趣。目前,学校国家学生体质健康标准测试达标率达到98%。通过几年的系统性训练,学生的自信心大为增强,思维能力和注意力大幅提高,天性得到自由释放,身心得到全面发展,锤炼出了“胜不骄、败不馁”的优秀品质。

(三)赢得的荣誉

中塘镇中心小学校依托向氏武术,打造出一张亮丽的名片,学校先后获得重庆市中小学阳光体育大课间展评活动一等奖、重庆市乡村学校少年宫述职考评一等奖、黔江区艺术精品节目展演一等奖、黔江区中小学阳光体育大课间视频一等奖等10余项市、区级荣誉。中塘镇中心小学向氏武术“武”进校园也先后多次被《重庆日报》、《重庆商报》、新华网、腾讯网等多家媒体报道。向氏武术的传承工作得到社会各界的高度关注,也推动向氏武术走出黔江,走向全国。

专家点评

历史文化遗产承载着中华民族的基因和血脉,它不仅是一个民族生生不息的根脉,更是传统文化源远流长的精髓。中塘镇中心小学校紧跟重庆市黔江区创建全国健康促进区发展要求,紧紧围绕“健康第一”理念,开拓思路、勇于探索,以向氏武术传承基地为依托,通过加大对向氏武术的发掘、传承及打造,探索创新出了一条将民族文化融入健康生活的“黔江方案”。这既是对非物质文化遗产的保护,也发挥了非物质文化遗产对广大未成年人的传统文化教育和爱国主义教育作用,更体现了政府坚持健康发展理念,深化健康教育,特别是促进健康教育知行转化的务实举措。中塘镇中心小学校依托向氏武术,不仅打造出一张亮丽的名片,更通过“小手拉大手”活动,让更多人参与向氏武术锻炼,有效推动了群众“做自己健康的第一责任人”。

(点评专家:张楠)

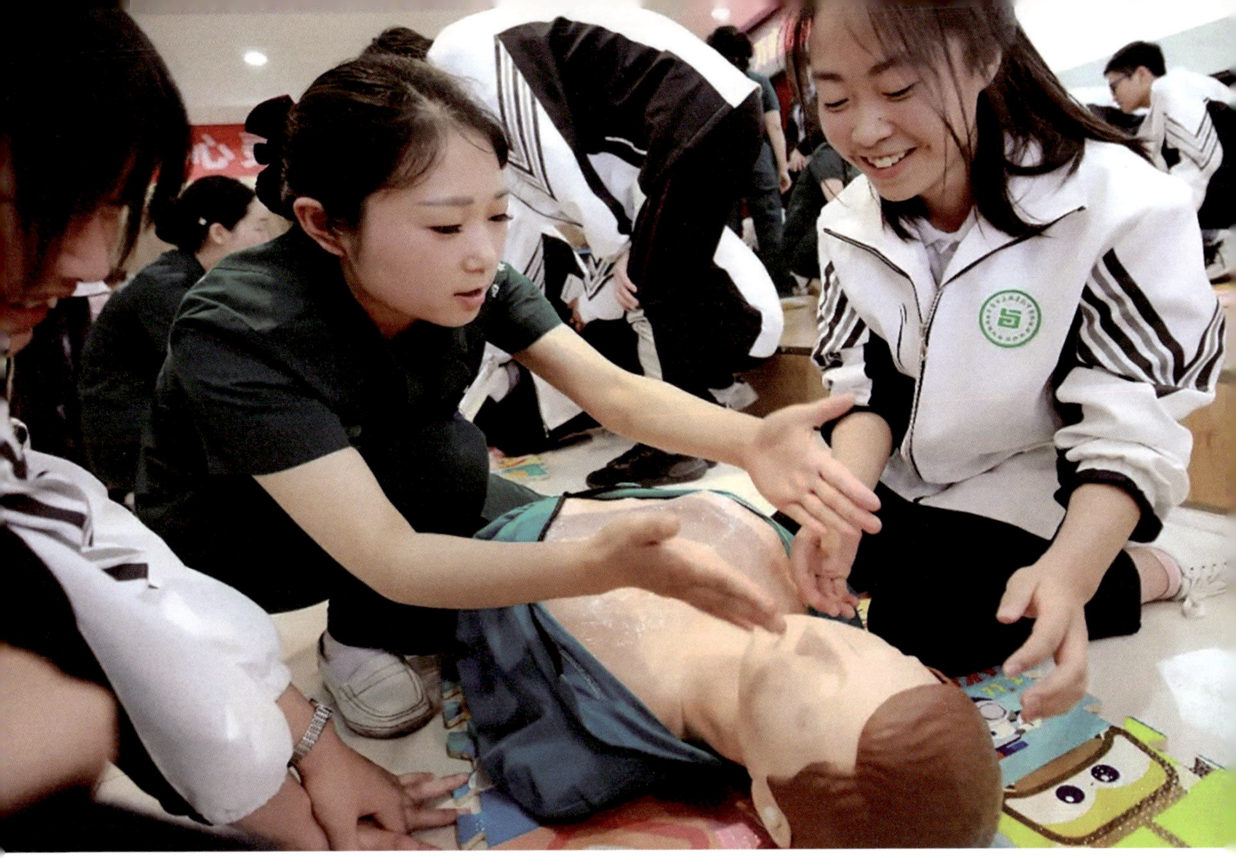

创“金色教育”特色，树健康促进理念

——万盛经开区中盛小学案例

案例概述

万盛经开区中盛小学在健康促进学校建设过程中，依据《学校卫生工作条例》和《学校健康教育评价方案》，结合学校创“金色教育”特色活动，确立健康促进总体目标，加大健康促进设施建设，多形式提升健康促进质量，促进学生养成健康行为。中盛小学将健康促进融入日常教学活动中，在扎实做好学科教育工作的同时，创造性地开展健康促进实践活动，取得了良好效果。该校结合万盛经开区实施全民健身战略，大力发展校园体育运动，丰富社团活动，确保全校59个教学班2683名学生在小学的六年学习中都拥有快乐的

"金色童年"。在历任校长的坚持中,在全校师生的共同努力下,学生的身体素质逐年提升,近视率、肥胖率逐年下降,学生健康状况明显改善。中盛小学探索出了"金色教育"背景下的健康促进有效模式。

一、背景介绍

健康教育是促进全体公民健康最为有效的公共卫生策略,这早已成为世界各个国家的共识。2013年,万盛经开区中盛小学在被重庆市卫生健康委确定为全市健康促进试点单位后,便把健康促进融入学生的学习生活之中。新冠疫情使中盛小学更深刻地认识到,普及健康知识、倡导健康生活方式尤为重要。而保障青少年的健康,关键在学校。青少年正处于生长发育时期,在这个阶段,他们的卫生习惯和生活方式具有很强的可塑性,对青少年的健康成长、健康生活方式和行为习惯的养成都具有深远的影响。学校围绕"健康促进"这一主题,开展了系列健康促进活动。

二、主要做法

(一)树立"健康优先发展"理念

自2013年健康促进学校创建以来,中盛小学成立了健康促进学校工作领导小组,由校长亲自担任组长。学校明确提出了"健康促进优先发展"的办学理念,以培养身心健康的合格学生为办学目标。中盛小学通过举办健康促进学校启动仪式和健康促进学校宣讲会,及时向全体教职工和学生传达健康促进学校的创建理念,使师生员工树立"健康促进优先发展"的思想观念。在制订学校各项工作计划时,把创建健康促进学校任务贯穿其中,形成了日常教学管理工作和健康促进学校创建工作相互促进、协调发展的良好局面。

为了实践"健康促进优先发展"的理念,学校将"金色教育"融入"健康、快乐、多彩"的工作中优先实施,尊重学生的发展规律,尊重教育的发展规律,尊重每一位学生的兴趣和爱好,把培育健康学生作为首要的办学目标,体现了"健康快乐,创造快乐,丰富多彩"的办学思想。中盛小学全面开展学校健康促进,有力促进了学生健康可持续发展。

(二)加强健康促进基础设施和宣传阵地建设

中盛小学重点建设了校园足球场、塑胶操场、乒乓球台以及音乐舞蹈室等基础设施,把校园建设成安全、舒适、绿色、环保、可持续发展的美丽家园;将健康促进纳入常规教学,开齐开足健康促进课程,定期开展健康促进活动。通过大课间、体育课和校本课程、延时服务的体育专项活动,确保学生每天有1小时的体育运动和足够的户外活动。全体师生致力于打造良好的学习和生活环境,学校环境整洁优美,教室内墙外墙经过精心装扮,干净、整洁、美观,学生课间休息时能够尽情观赏,让身心得到放松。

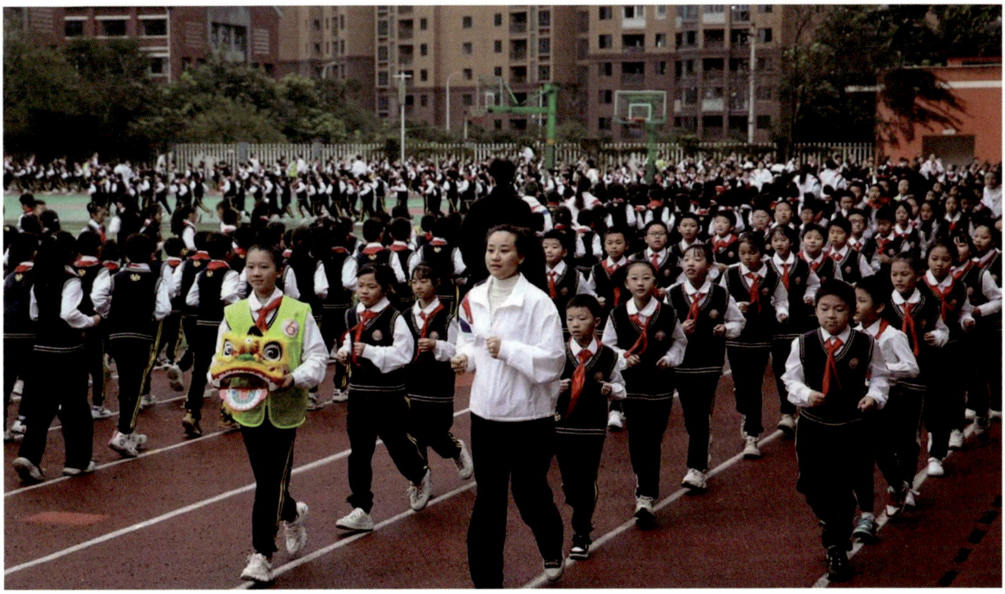

中盛小学大课间活动

在阵地建设上,中盛小学加强了健康促进宣传和健康知识普及。学校以健康教育宣传栏为重点阵地,注重构建健康促进文化氛围,由校医负责,根据季节特点定期更换内容。“学生必备健康生活基本知识”、“常见传染病防治方法”、“健康饮食方案”和“慢性病防治”等丰富多彩的健康知识常常吸引着学生驻足观看。各班均开辟了健康教育宣传墙,结合内容与版面设计两个方面,学校定期或不定期开展全校评比。

(三)加强健康教育师资培训建设

教师是健康促进的一线责任人,教师只有掌握了足够的健康知识和专业技能,才能将健康知识讲得透、阐得明。中盛小学始终将健康教育的师资培训作为健康促进学校建设的一项重要工作来抓,只有筑牢师资根基,才能收获教育果实。自启动健康促进学校建设以来,中盛小学聘请了专业的健康教育、心理健康教师,充实了健康教育师资力量。此外,还定期邀请专业教师来校开展"名师讲坛"活动,对任课教师和班主任进行健康教育指导和培训。

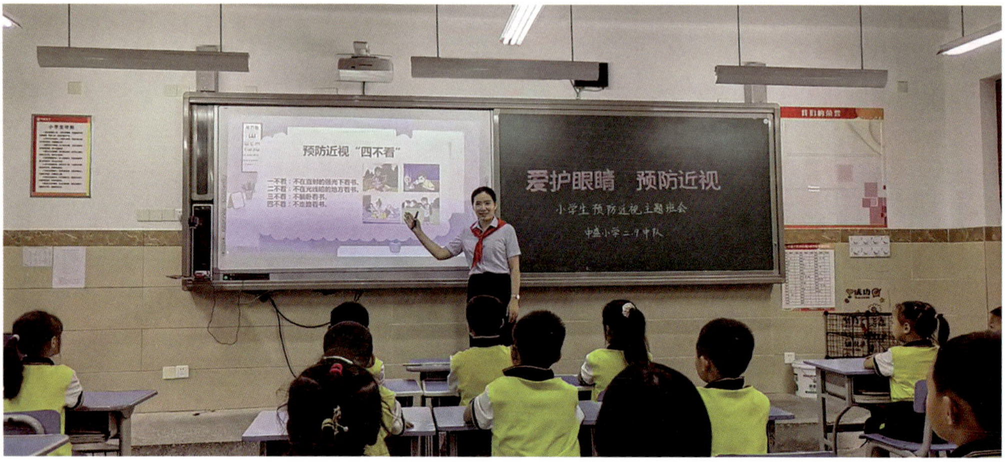

中盛小学健康教育课

(四)加强健康促进卫生服务能力建设

中盛小学建设了标准化的医务室,调配了专职校医,严格按照《学校卫生工作条例》为全校师生提供优质的卫生服务。每年定期组织学生进行综合性体检,为学生建立健康档案,加强学生因病缺课的管理,及时了解学生缺课的原因,并做好记录。学校医务室每学期初都会对各年级学生的身体发育情况进行监测,做好"六病"(营养不良、龋齿、沙眼、寄生虫、肥胖、近视)防治工作。不定期邀请万盛经开区疾病预防控制中心专家到学校进行传染病防治知识讲座,对学生开展传染病预防知识教育;关注媒体公布的季节性传染病疫情,如禽流感、甲流等,并积极采取预防措施。

(五)加强心理健康教育,关爱特殊学生

1. 开好"心理小医生"团辅课

中盛小学心理健康专职教师每学年对不同年级的学生进行"自救自护"培训;学校兼职心理健康教师每学年对全体毕业班学生进行心理健康团体辅导。疫情期

间学生返校复学后，为了让学生了解并掌握自我保护的有效方法，学会自我减压调适，筑牢心理健康防线，德育处开展了“做好自己的心理小医生”心理团体辅导活动。

2. 强化心理辅导

各班班主任结合各自班上学生的具体情况，利用未成年人心理辅导系列微讲座视频等，选择其中一两个点对学生进行团体心理辅导。活动中，学生观看微视频，老师讲方法，为学生心理健康支招，学生参与小游戏、谈体会。团体辅导中，老师深入浅出地为学生消解心理压力，提升了学生的心理素质。学生通过心理团体辅导课锤炼了意志，提高了心理素质。团体心理辅导活动对学生的健康快乐成长起到了助力作用。

3. 设置心理咨询室

学校还设置了心理咨询室，以心理咨询的方式矫治或减轻了一部分学生的心理障碍问题，促进了学生的健康成长。心理咨询对加强师生的感情交流、营造和谐健康的校园人际关系具有重要促进作用。

（六）创新“金色教育”特色活动

中盛小学着眼于“健康培养人，培养健康人”的新时代教育要求，致力于“金色教育”活动的创新，通过开展各类特色活动来激发学生的学习热情与潜能，形成了快乐施教、寓教于乐的教学新模式。尤其是结合健康促进学校创建，开展了多项特色鲜明、形式多样的非常规教学活动。

1. 健康促进融入“体育3+1”活动

为了突出各年级特点，学校开展了“体育3+1”活动，即学生每人必须学会一项体育技能——跳绳，年级组统一学会一项体育技能，班级每人确定一项体育技能，个人再增加掌握一项体育技能。为检验“体育3+1”活动的开展成效，在每年的体育节上，各年级要进行年级体育活动展示。“体育3+1”活动激发了学生参加体育运动的热情。

2. 快乐健康促进“活动日”

坚持“健康第一”的指导思想，创新“金色教育”特色活动。学生的负担轻了，可支配的时间多了，如何利用好这些可支配的宝贵时间，经过周密考虑，学校提出了“三个还给”，即把时间还给学生，把兴趣爱好还给学生，把健康快乐还给学生。为此，从2013年开始，学校将每周二定为快乐健康促进“活动日”，设置兴趣班，开展活动，共设置了体育类、艺术类、科技类、表演类、动手实践类和学科类6个大类50个兴趣班。兴趣项目的设立由学生提出,内容的选择也由学生确定。参与活动的学生兴趣浓厚,热情高涨,例如足球班、篮球班等兴趣班,参加人数超过了120人。

三、工作成效

(一)健康文化出成绩

中盛小学先后被教育部命名为“全国青少年校园篮球特色学校”“全国青少年校园足球特色学校”,连续八年获得万盛经开区田径运动会团体总分第一名,获区小学“萌芽杯”篮球赛男子、女子第一名,获全区中小学生“雏鹰杯”足球赛男子组三连冠,获区“阳光杯”羽毛球比赛专业组和业余组的第一名;连续两年在重庆市中小学合唱比赛中荣获一等奖,在重庆市学生戏曲曲艺大赛中荣获金奖;还获得了“重庆市文明单位”“重庆市先进基层党支部”“重庆市教育科研实验基地”等称号。

(二)健康素养渐提升

在学生体测方面,有95%以上的学生达到《国家学生体质健康标准》合格以上等级,有40%以上的学生达到《国家学生体质健康标准》良好以上等级。

专家点评

万盛经开区中盛小学创新“全色教育”特色活动,结合学校健康促进工作,将健康促进融入日常管理和教学活动中。该学校着眼于“健康培养人,培养健康人”的教育要求,结合学校实际,通过开展各类特色活动来激发学生的学习热情与潜能,形成快乐施教、寓教于乐的教学新模式;以创新“全色教育”特色活动和健康促进学校建设为契机,充分利用学生的空闲时间开展健康促进活动。学校严格按要求开设健康促进课程,并注重健康教育师资培训,有效解决了健康教育师资紧缺问题。同时,结合学科渗透,创新性地开展了形式多样的活动,如将健康促进融入“体育3+1”活动和周二快乐健康促进“活动日”活动,丰富了学校健康促进工作。

(点评专家:高明科)

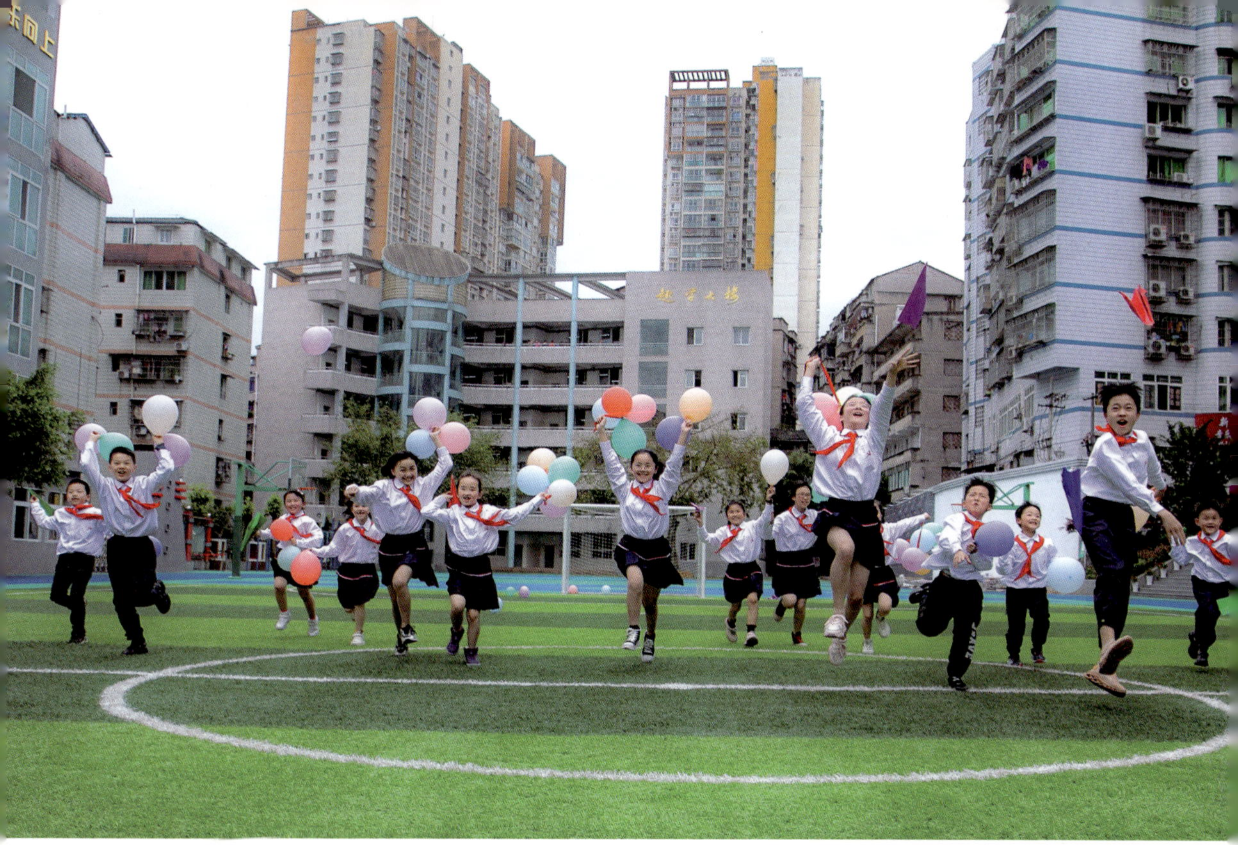

铺设健康之路，育健康忠县娃

——忠县健康促进学校案例

案例概述

忠县以创建健康促进学校为契机，以健康促进学校建设为抓手，抓实抓牢学校基础建设，边探索边完善特色健康教育课程，开展特色健康教育活动，努力将学生近视、肥胖等健康问题的防控关口前移，多措并举助推学生健康成长。

一、背景介绍

监测数据显示:忠县中小学学生中,男生视力不良检出率从2015年的37.95%上升至2020年的54.24%,女生视力不良检出率从2015年的43.69%上升至2020年的61.70%;男生肥胖检出率从2015年的11.31%上升至2020年的14.31%,女生肥胖检出率从2015年的7.29%上升至2020年的10.05%。青少年学生的近视、肥胖等健康问题堪忧。忠县通过以创建健康促进学校建设为抓手,抓实抓牢学校基础建设,边探索边完善特色健康教育课程,开展特色健康教育活动,努力将学生近视、肥胖等健康问题的防控关口前移,多措并举助推学生健康成长。

二、主要做法

(一)开展强"基"建设,筑牢健康学习环境根基

全县统筹实施"全面改薄"工程,以改善教室、校舍、运动场地、食堂、学校整体环境为核心,不断加强乡镇寄宿制学校和小规模学校"两类学校"建设,在学校教育硬件上抓重点、强弱项,通过强"基"建设,为学生营造安全、健康、文明的学习生活环境,扎牢健康学习环境根基。

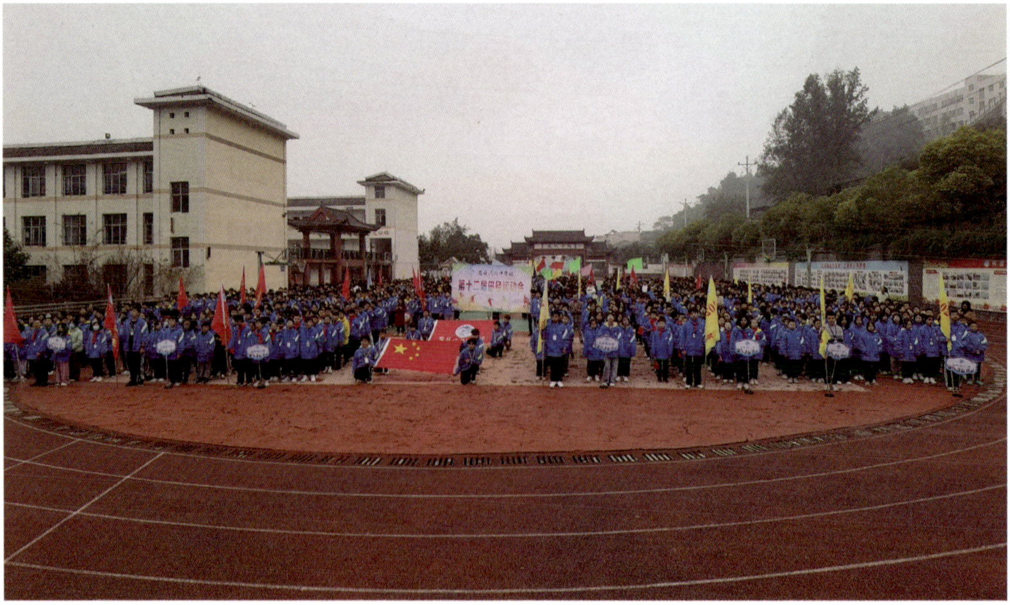

忠县民族中学在改善后的运动场地举办田径运动会

（二）整合医教优势资源，建立学校疾病防控多元体系

1. 建立沟通协调机制

忠县卫生健康委与县教委对重点工作、重要信息进行定期或不定期沟通协调，及时解决学校卫生健康问题。

2. 建立学校卫生培训和指导制度

各学校设立兼职“卫生副校长”，由县卫生健康委和县教委协商，按照属地原则确定一名医务人员对口指导和督导各学校开展卫生健康工作。同时，县卫生健康委成立健康教育专家库，定期组织专家库成员进入学校开展健康巡讲、义诊咨询活动，并制作相关标准课件发放至教育部门。

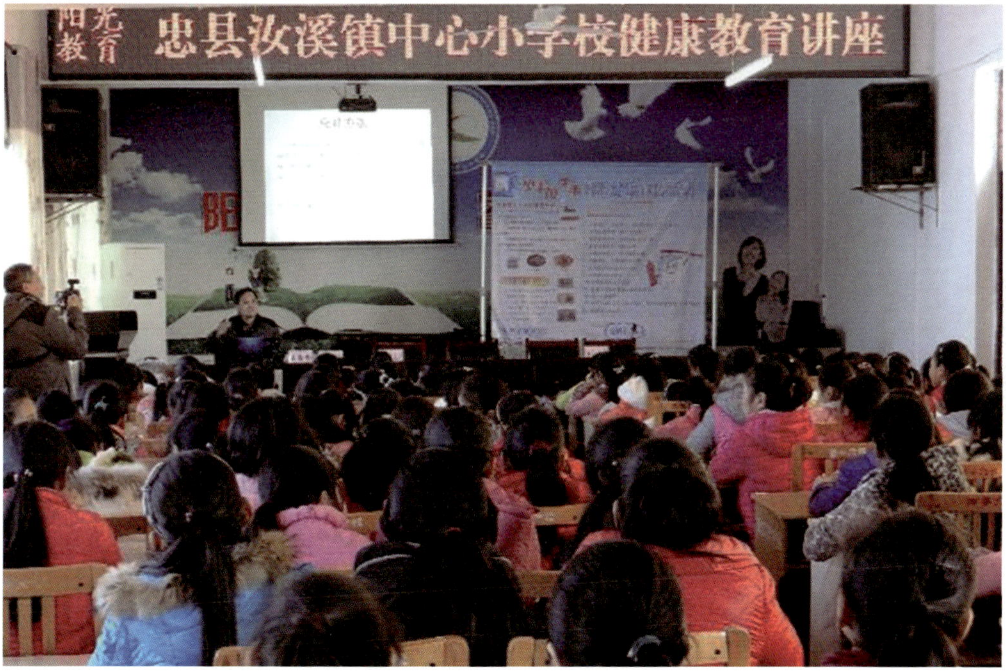

忠县汝溪镇中心小学校健康教育讲座

3. 建立定期为学生进行健康体检的制度

县卫生健康委、县教委联合制定并下发《关于开展中小学生、幼儿健康体检工作的通知》《忠县中小学生健康体检实施细则》，规定了体检项目、体检对象、技术操作规程、结果反馈、服务机构等，每年定期为全县中小学生、幼儿开展健康体检。

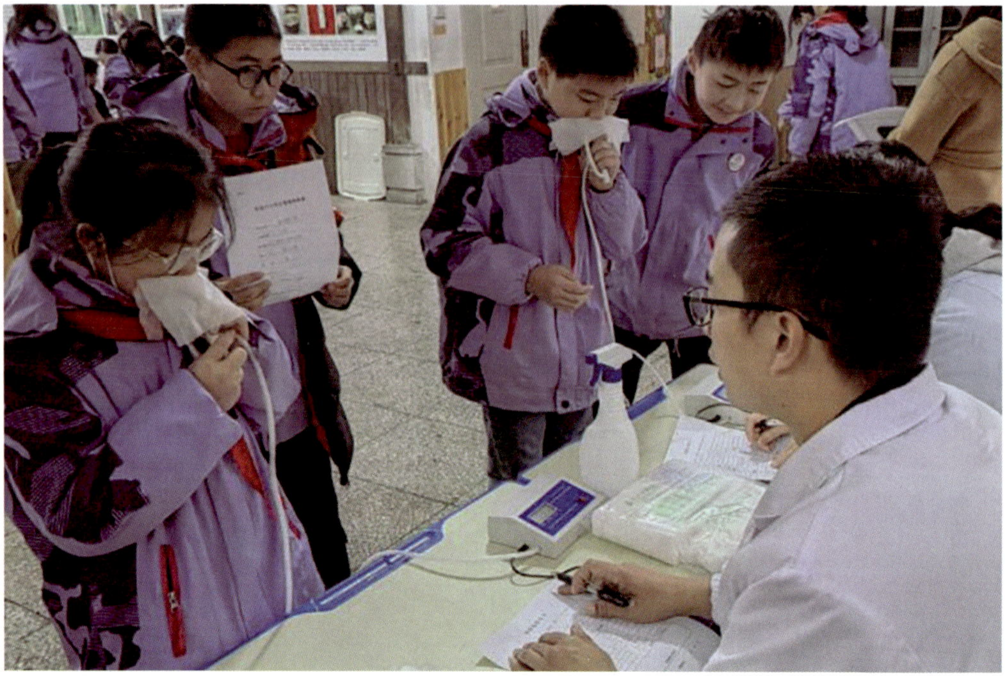

学生在进行一年一度的集中健康体检

4. 建立健康促进合作机制

在全县范围内开展健康示范校、健康促进学校等示范创建工作,依托校园平台大力推进营养与健康、心理健康等活动,有效促进师生积极参与到健康活动中来。有机整合医教优势资源,逐步建立全县学校疾病防控多元化体系,全面促进全县学生健康成长。

(三)种下特色健康教育“种子”,深入开展“一校一案”健康教育课程品牌建设

1. 以优质体育课程助推学生体魄健康

将青少年作为实施全民健康计划的重点人群,大力实施青少年体育活动促进计划,在各中小学开展“每天运动一小时,健康生活一辈子”宣传,保障中小学生每天锻炼1小时。将足球项目作为重点发展项目,投资500万元新建五人制足球场30余个,开设足球课程,忠县13所学校被命名为“全国青少年校园足球特色学校”。

2. 深入开展“一校一案”健康教育课程品牌建设

大力推进中华优秀传统文化、健康知识进课程、进教材、进头脑,推进中小学综

合实践活动、心理健康教育、疾病防控、家庭教育等工作。着重抓校园文化建设工作,推进师生心理健康教育与咨询、健康促进活动等工作。成立了6个县级名师工作室,进行健康教育、心理健康、德育活动、音体美劳等课程资源的开发。

3. 扎实开展学生心理健康教育

建立健全心理健康教育机制,设立"爱心信箱",开通中小学心理辅导热线,开展"1+1"个别咨询、"1+N"团体辅导及"说说心里话"等活动;定期开展学生心理健康大排查,建立学生心理健康档案,建立学生—教师—学校三级心理健康管理制度。关心留守儿童、外出务工人员子女、家庭困难学生等的学习、生活及心理,营造良好的社会环境、温馨的家庭氛围,培养学生健全的心理。

(四)大力发展"互联网+教育",助推学生健康协同发展

1. 实现优质资源共享

搭建覆盖城乡所有学校及教学点的高水平"智慧教育"平台,统一城乡、区域、校际信息化基本标准和资源平台技术规范,为县校之间、校校之间互联互通提供保障,70%以上的农村小学实现了与城区优质学校及全县名师课堂共享资源,有效促进了教育公平,提高了教育质量、实现了个性化教育。

2. 建立特色个性化课程

各学校针对学校自身的特色、区域文化特点等开设富有趣味性、特色性、地域文化性的健康促进课程,以互联网搭桥,实现各校特色健康促进课堂共享,让不同区域的学生共上一堂课,有效促进了全县各个区域健康教育水平协同发展。

3. 开展个性化健康教育服务

通过互联网分析不同学校不同学生的健康状况,建立了"一生一案"个性化服务台账,并指定教师对学生及家长开展一对一健康服务,有效保护了学生隐私,促进了学生健康成长。

三、工作成效

2020年以来,忠县坚持以保障学生健康为核心,抓重点、补短板、强弱项、优特色,持续推进健康促进学校建设各项工作,铺设了健康之路,培育了健康忠县娃,实现了"两个转变",收获了"三个提升"。

(一)实现“两个转变”

1. 学生健康管理的转变

忠县县委、县政府高点定位、高位推动,把学生健康管理纳入教育、卫生、社区、家庭,让学生健康管理工作由“单一”卫生管理向相关部门、单位、家庭协同配合、共同管理转变,促进了学生疾病防控工作的良性发展。

2. 学生常见病防控的转变

以健康促进学校建设为契机,准确把握智慧、健康、环保教育发展规律,逐步实现了以疾病为主导向以健康为主导、以医疗为重点向以预防保健为重点的转变。

(二)收获“三个提升”

1. 优化教学环境,提升了学生对健康活动的主动参与性

通过实施“全面改薄”工程,全县学校环境显著改善,中小学操场基本实现塑胶化,修建篮球场213块、足球场41块、排球场72块,器械体操游戏区面积达4万平方米。92所中小学均成立了心理健康咨询室,建成心理健康教育示范学校11所。优美、舒适、安全的学习环境极大地提升了学生主动关注健康、主动参与健康活动的动力。

2. 丰富教学模式,提升了学生的健康管理执行力

注重健康教育课程与实际生活的有机结合,给“言、传、身、教”四字赋予了更多的内涵,促进学生践行健康行为;采取“1+2+2”模式(每年进行1次健康体检,每学期开展2次视力监测,每学期进行2次心理筛查)加强学生健康体检,做到对学生健康问题的早预防、早发现;建立家校共育机制,采取多种形式定期与家长沟通联系,了解学生在家的生活学习情况,指导家长科学开展家庭健康教育,不断提升学生的健康管理执行力。

3. 有效提升学生健康素质

通过两年的实践(忠县健康促进学校建设于2019年末开始,至2022年完成验收),学生视力不良检出率和学生肥胖检出率分别下降0.68%、0.35%,学生体质健康标准达标优良率为53.25%,健康促进学校建设效果初显。

四、工作体会

教育要从娃娃抓起,健康更要从学生时期夯实基础。提升学生健康素质不是

一蹴而就的，而是有一个长期的过程，并且与政府的高度重视、各部门的密切配合、社会的高度关注和家庭环境的影响密不可分。展望未来，忠县将继续以铺设学生健康之路为核心，多元、多层次地培育健康忠县娃。

（一）要在完善机制上下功夫

要把学生健康纳入经济社会发展总体布局中，建立完善的长效机制，健全完善的学生健康战略规划和疾病防控措施。

（二）要在提升能力上下功夫

要把素质教育与健康教育整合起来，狠抓健康教育工作，不断丰富校医、保健教师等核心成员的疾病防控知识，建设更加优质、更加高水平的“健康校园”。

（三）要在孵化特色上下功夫

要稳步推进“一校多亮点”品牌工程，让学生从身体到心理都健康，让健康意识进入所有人心中。顺应学生的生活、学习、成长需求，让健康促进工作持续化、常态化。

专家点评

健康是人全面发展的基础，青少年的健康是全民族健康的重要组成部分，不仅关系到千家万户的幸福，更关系到国家与民族的未来。忠县积极创建健康促进学校，取得了较好的成效。该县针对学生近视、肥胖等健康突出问题，以健康促进学校建设为抓手，从学校基础建设入手，整合医教优势资源，建立学校疾病防控多元体系，开设特色健康教育，实施“一校一案”健康教育课程品牌建设，大力发展“互联网+教育”，推动学生健康协同发展，将学生近视、肥胖等健康问题的防控关口前移，实现了学生健康管理和学生常见病防控“两个转变”，学生健康生活参与性、健康管理执行力、健康素质“三个提升”。

（点评专家：刘亮晴）

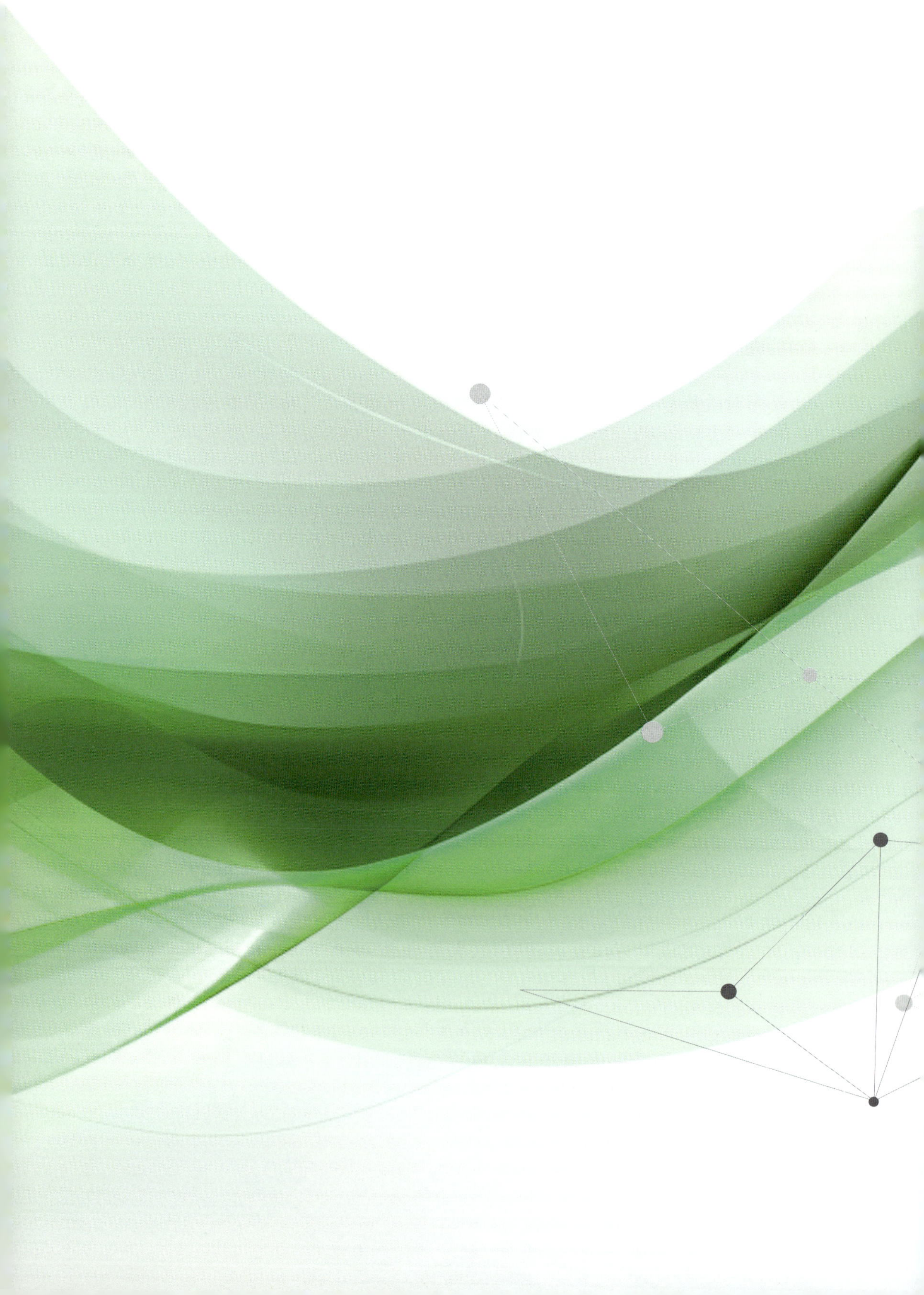

健康机关

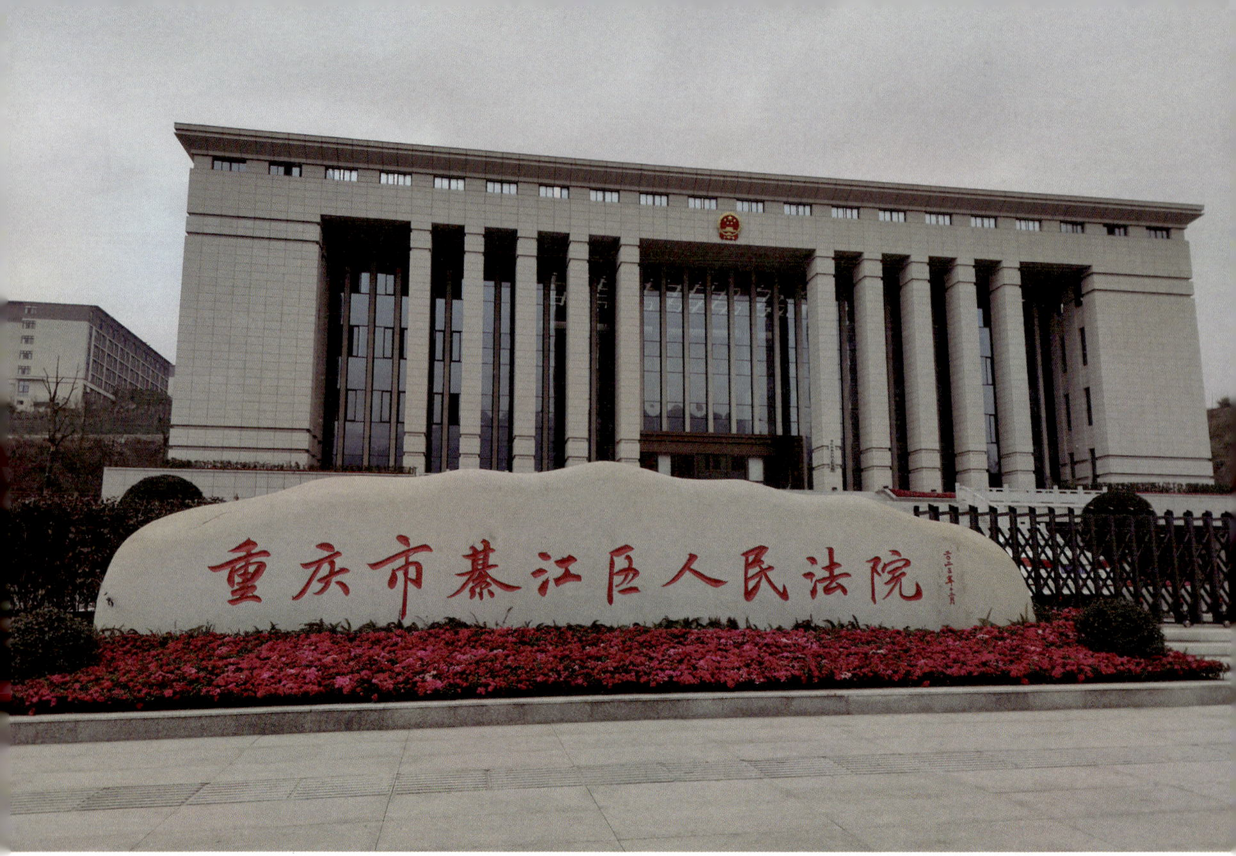

健康促进“五型法院”建设

——綦江区人民法院案例

案例概述

綦江区人民法院以习近平新时代中国特色社会主义思想为指导，深入学习贯彻党的二十大精神，创建健康促进机关，大力倡导健康优先，加强组织领导，着力制度建设，深化环境整治，营造宣传氛围，推动了政治素养好的责任型法院、维权护利好的民生型法院、保障大局好的服务型法院、勤政廉政好的效能型法院、特色亮度好的品质型法院“五型法院”建设，为綦江经济社会发展提供了强有力的司法保障。

一、背景介绍

2011年10月，经国务院批准，撤销原万盛区和綦江县，建立重庆市綦江区，设置綦江区人民法院。区法院内设刑事审判庭、民事审判第一庭、民事审判第二庭、民事审判第三庭、行政审判庭、立案一庭、立案二庭、执行局、审判监督庭（审判管理办公室）、政治处（研究室）、办公室、纪检监察室、司法警察支队及5个派出法庭，在编在岗206人。2004年12月，綦江县人民法院被命名为重庆市卫生单位；2016年，綦江区人民法院顺利通过市级卫生单位复查；2017年12月，綦江区人民法院被命名为綦江区健康单位；2018年5月，綦江区人民法院被命名为綦江区无烟单位，并建成綦江区健康促进机关。此后，綦江区人民法院健康环境明显改善，职工健康素养水平持续提升，健康生活方式逐步养成。

二、主要做法

（一）加强组织领导，建立工作机制

把健康促进机关建设作为提升机关效能的重要抓手，纳入单位重要工作日程，在全院形成有目标要求、安排布置、组织推进、督查考核，上下联动、层层落实的创建环境。成立由院长任组长的创建工作领导小组，办公室负责创建工作事项。建立创建工作机制，以年度工作计划形式安排创建工作任务、明确具体任务责任科室，以季度推进会形式分析解决创建困难问题、督促各项创建任务按照时限推进落实，将创建工作纳入2018年单位工作要点，并与文明城区、食品安全示范区等创建工作一体推进。

（二）建立健全制度，促进规范管理

以制度建设为抓手，促进机关规范管理，形成全院职工“人人讲卫生、人人爱卫生、人人做卫生”的创建氛围。

健全卫生制度，依“法”创建。结合创建标准，修订《綦江区人民法院食堂管理办法》《綦江区人民法院清洁卫生管理办法》《綦江区人民法院控烟制度》《綦江区人民法院工间操、健身制度》等制度，依“法”创建，以制度规范促创建。

1. 分解卫生任务,依“标”带干

把“小卫生”当成大事抓,将健康促进机关工作目标、具体工作任务明确到责任科室,细化具体工作内容和要求,使每个科室、每个岗位清楚自己该干什么,需要达到什么标准,依“标”带干,以任务和标准带动创建。

2. 实行目标责任制,依“制”落实

明确机关各部门职责,划分清扫保洁范围,使卫生工作有人抓,卫生事务有人做,卫生要求能落实,由办公室牵头定期或不定期进行督查,对创建工作成绩突出的部门给予通报表扬,对创建工作落实差的个人予以通报批评,将落实情况纳入对法院各部门月工作绩效评估和年度综合考核内容,依“制”落实,以责任落实保障创建。

(三)突出重点整治,打造健康环境

卫生工作事小,但要求无处不在,在法院系统各单位、各部门,在机关大院各楼层、各角落,在每个职工身上,綦江区人民法院突出抓好重点环节、重点部位整治。

1. 深化环境整治

聘请了专业保洁人员每日对办公楼、公共区域进行清扫,做到垃圾日产日清,办公场所无暴露垃圾和杂物乱堆乱放现象,做到卫生无“死角”。全院齐动员,每周五下午进行环境卫生大扫除。按照区爱委会的统一安排,积极开展除“四害”活动,购买灭鼠药和灭蟑螂药,安排专人春秋两季定期投放在老鼠和蟑螂经常出没的地方,并做好投放和效果记录,保持地面、水沟积水无长时间滞留,及时清除垃圾,消除蚊子、苍蝇、蟑螂的滋生条件。

2. 深化食堂管理

指定专人负责食堂工作,落实食堂工作人员每年进行一次健康检查的要求,每季度组织食堂工作人员学习卫生相关知识,严格按《重庆市爱国卫生条例》《中华人民共和国食品卫生法》等的规定做好食堂卫生工作。把好食品进出关口,生、熟食用品分开存放,严格按照一洗、二清、三消毒的程序处理餐具,用消毒柜规范进行碗、筷、茶具等的消毒,强化食堂的卫生保洁,定期开展杀老鼠、蟑螂等工作,确保了职工在食堂就餐时吃得卫生、吃得放心、吃得舒心。

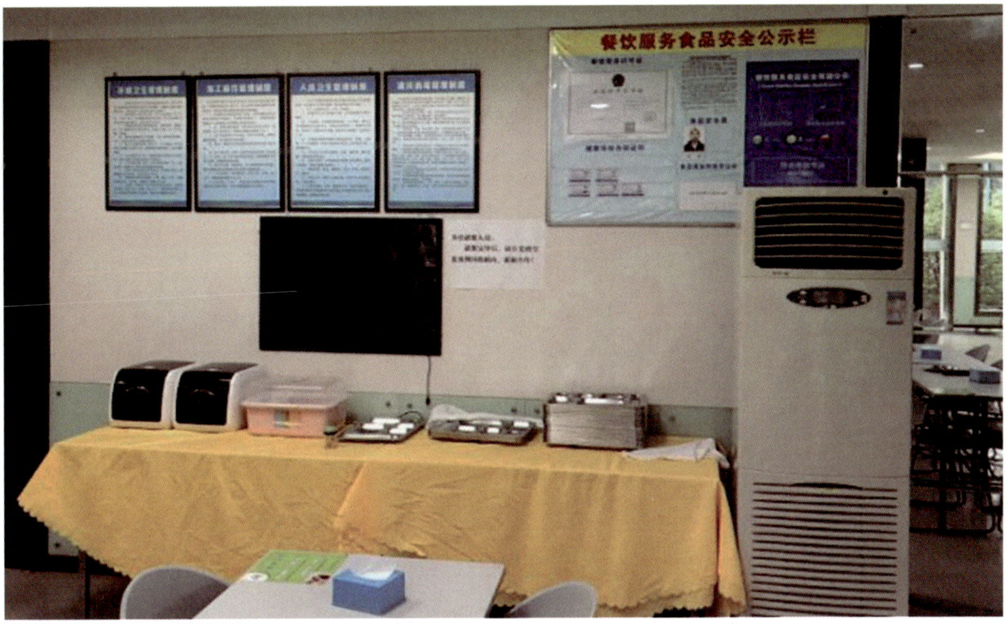

食堂制度健全、干净卫生、膳食搭配合理

3. 加强绿化建设

把环境绿化纳入单位建设的具体内容，着力打造绿色院落，美化办公环境。开展绿化整治，精心养护院内花草、树木，定期开展树木花草防虫、施肥及修剪工作。雇请人员养护办公楼前及办公楼过道里摆放的花卉，使办公场所简洁、清爽、绿意盎然。

4. 打造人文环境

着力改善学习环境、营造学习氛围，提升职工的文化素质。设立了阅览室，购买了法律、养生、健康类图书100余套。设立舞蹈室1间，邀请专业教师来法院对院里的舞蹈爱好者进行指导培训。2017年4月，綦江区人民法院还聘请了专业的太极拳教师来给全院的职工教授太极拳。

此外，为了让职工拥有健康的身体，綦江区人民法院还为法院的健身房配置了跑步机等多种健身设施，建设了乒乓球、羽毛球场地，供职工锻炼身体，放松心情，并经常举行游泳比赛、登山、健步走等多种健康促进活动，提升职工身体素质。

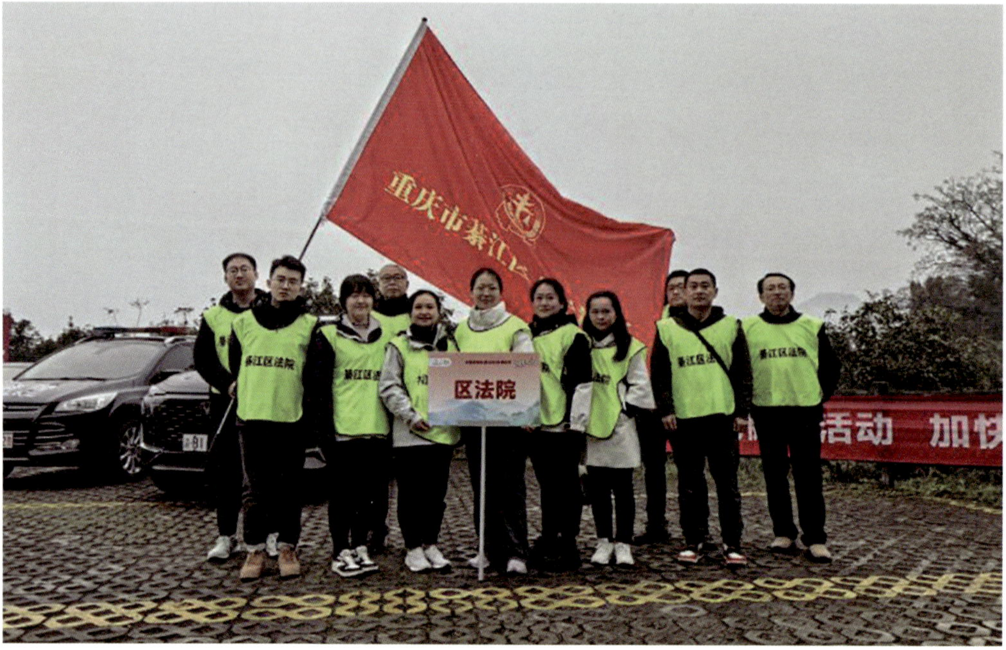

职工参加新春登山活动

5. 深化无烟工作

严格执行《綦江区人民法院控烟制度》,大力宣传吸烟有害健康,营造自觉遵守社会公德的环境氛围。倡议职工自觉戒烟,在会议室、审判庭等公共场所张贴禁烟标识,由控烟巡查员不定期开展督查,建成无烟单位。

(四)加强宣传引导,营造健康氛围

卫生靠大家,健康关系到每个人。綦江区人民法院始终以宣传促进健康,不断增强职工的卫生意识、健康自觉性,引导其树立“每个人是自己健康的第一责任人”理念。

1. 以多样化的形式宣传健康

设置健康教育宣传栏,内容主要涉及健康生活方式、慢性非传染病防治等知识,每季度更换宣传内容。向职工发放綦江区市民手册、健康宣传折页,让大家获取更多健康知识。在办公室、走廊、阅览室、食堂等地张贴健康提示,让大家处处可见健康倡导,时时关注自身健康。通过LED显示屏长期播放创建标语、公益广告,宣传健康小知识，营造关注健康的氛围。

2. 以讲座普及健康知识

针对法院工作的特殊性和职工关心的健康问题，邀请市级、区级健康教育专家前来举办心理健康、应急救治、健康生活方式、中医养生等健康知识讲座，增强职工的自我保健意识，使其掌握卫生应急基本技能。定期开展职工健康体检，结合每年体检中发现的健康问题，制订有针对性的健康干预措施。

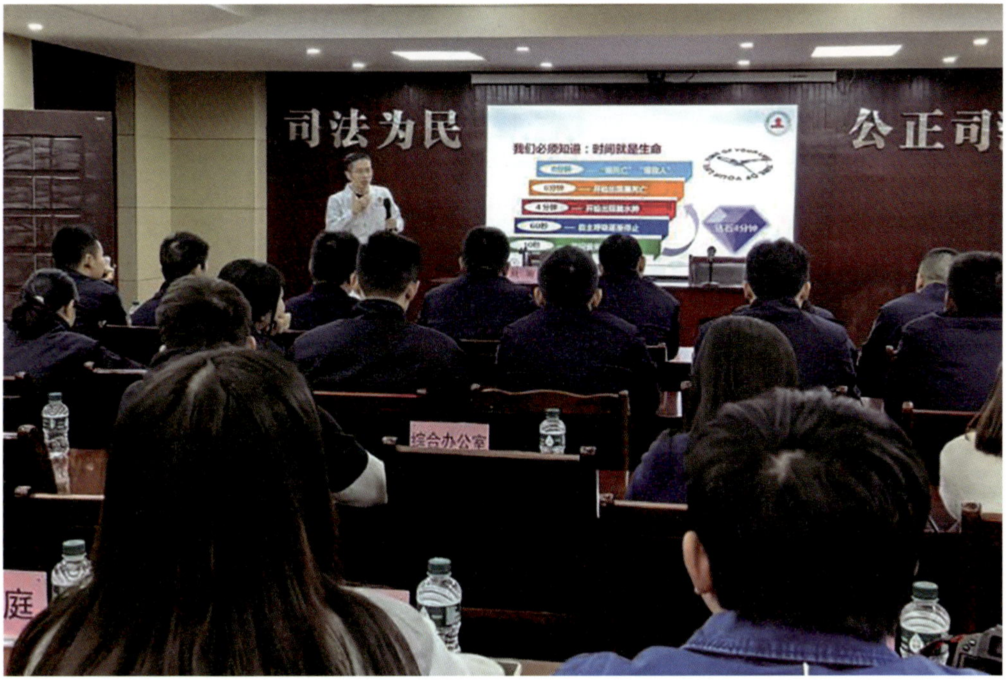

科普专家走进法院开展应急技能培训

3. 以培训促进健康行动

将健康知识和卫生要求纳入职工学习培训内容，使职工熟知《重庆市爱国卫条例》《精神文明读本》的内容。綦江区人民法院的健康行动杜绝了乱丢、乱吐、乱扔、乱放、乱倒等卫生顽疾。

专家点评

健康促进机关创建是推进健康中国重庆行动的重要载体。綦江区人民法院积极参与健康中国重庆行动，一举建成健康促进机关，以健康促进创建行动改善了法院的健康环境，提升了职工的健康素养，使职工养成了健康生活方式，对基层单位特别是基层法院参与健康中国重庆行动具有借鉴意义。綦江区人民法院创建目标明确，以创建活动为抓手，推动“五型法院”建设，把创建工作作为全法院的工作，纳入单位重要议事日程来推动；创建组织有力，由院长亲自挂帅、亲自推动，各单位、各科室齐抓共建；创建氛围浓厚，以制度建设、任务分解、目标考核精准推动，以多样化宣传、健康知识普及、健康素养培训来促创建；创建重点突出，突出抓好环境整治、食堂管理、绿化建设、人文环境建设、无烟单位建设等。成效明显。

（点评专家：向文献）

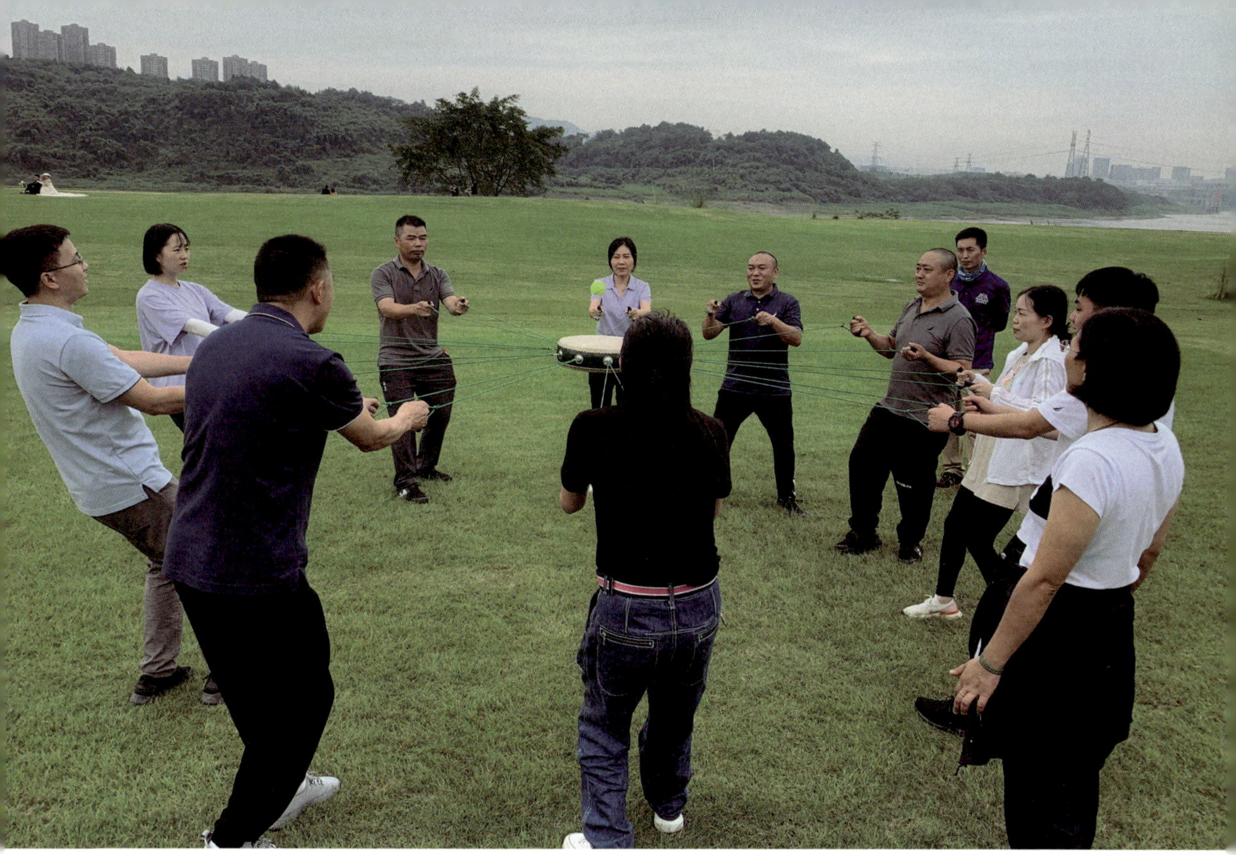

四大举措强服务，健康促进显成效

——南岸区长生桥镇人民政府案例

案例概述

南岸区长生桥镇人民政府在健康促进机关创建的过程中，通过建立完善的工作制度，将健康促进机关的创建工作纳入日常工作考核中，通过创建健康场所、开展健康活动、创新健康传播载体、拓宽服务渠道等一系列措施，提高了职工的满意度，实现了让职工“快乐工作、健康生活”的目标。

一、背景介绍

长生桥镇位于重庆市南岸区长生路6号,面积58.57平方公里,紧邻南岸区行政服务中心,下辖共和、广福、南山、桃花店等12个行政村和百乐园、桃花桥、同景、茶花4个城市社区。长生桥镇人民政府始终秉持并践行“求真、务实、团结、创新”的理念,于2017年启动了健康促进机关创建工作,成功建成南岸区“无烟单位”、南岸区“健康单位”,并通过国家慢病示范区复评。

二、主要做法

(一)建机制,强考核

1. 加强组织领导

南岸区长生桥镇人民政府领导高度重视健康促进机关创建工作,将其纳入工作考核内容中,成立了健康促进机关创建工作领导小组。领导小组以长生桥镇人民政府主要领导为组长,分管领导为副组长,镇属各科室负责人为成员,负责健康促进机关创建工作的统筹、督管与经费保障,确保创建工作顺利开展。

2. 明确工作职责

长生桥镇建立了健康促进机关创建工作网络,明确了各级部门的职责分工,设立了专岗专职的工作机制。在镇社会事务办公室设立健康促进机关创建办公室,负责年度工作计划的制订、健康促进计划的筹备与实施,镇属各科室负责协助、配合开展健康促进与教育工作。设立卫生急救兼职人员,要求其定期接受镇卫生院相关急救知识培训,确保其具备高精业务技能。成立控烟领导小组,镇主要领导任组长,分管领导任副组长,每月进行检查督导,制订控烟巡查表,安排控烟员每日开展巡查。

3. 强化督查考核

长生桥镇健康促进机关创建工作领导小组建立了严格的督查考核制度,将健康促进机关创建工作任务纳入考核内容,作为先进科室及先进个人评选的重要参考依据。

(二)采取多种形式,营造健康氛围

1. 创建无烟环境

积极创建“无烟单位”,规定长生桥镇人民政府各机构的所有室内场所皆为无烟场所,禁止吸烟,设立了室外吸烟区。在各机构的室内、公共场所张贴禁烟标识。镇政府还安排了控烟员,每日轮岗进行控烟督查。

2. 构建健康知识宣传环境

一是设立健康知识宣传栏。在办事大厅入口处、楼梯转角处、办公室内等设置固定的健康知识宣传海报张贴处,并定期更新。二是利用音视频进行健康知识传播。在镇政府大厅设置了多媒体一体机,循环播放健康知识相关视频,方便职工闲暇时学习掌握。三是打造职工阅读室。设立了职工阅读室,购买了内容丰富多彩的健康知识图书,并面向所有职工开放。

3. 设立健康互动区

在健康互动区配置了血压计、电子身高测量仪、腰围尺等相关设备,为职工掌握自身的基本健康信息提供便利。

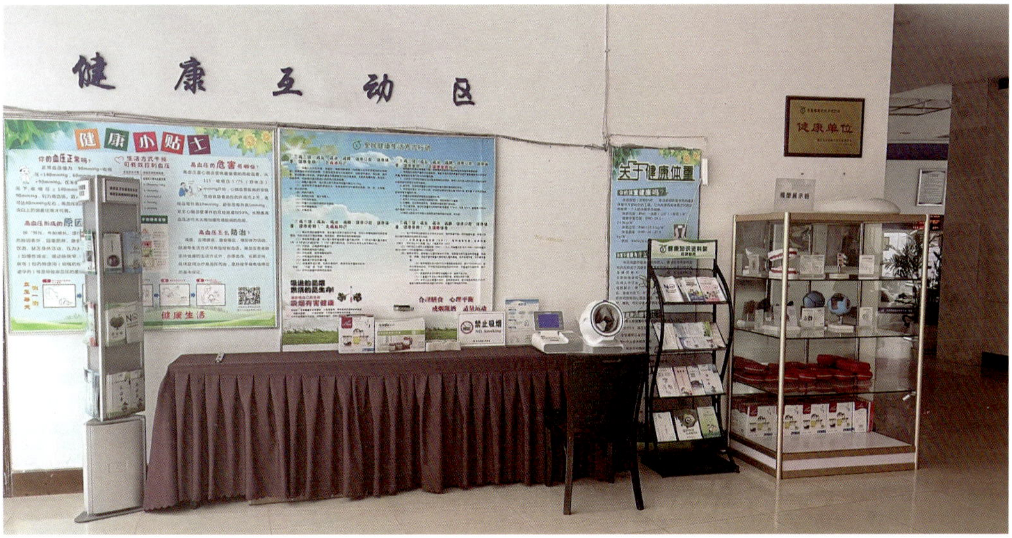

健康互动区

4. 打造健康活动室

专门为职工打造了健康活动室,让职工在工作之余能够到活动室进行体育锻炼。

5. 建设职工健康食堂

在职工食堂的楼梯、餐厅内张贴健康宣传海报、宣传标语等,传播健康饮食文化、合理膳食知识等,使食堂不仅是职工吃饭的地方,也是学习了解健康知识的“健康”食堂。

(三)搞活动,重实效

1. 持续开展健康知识讲座

采取“有偿+公益”的方式,邀请重庆市相关医疗单位来镇机关举办健康知识讲座,提高职工的健康意识、丰富职工的健康知识。

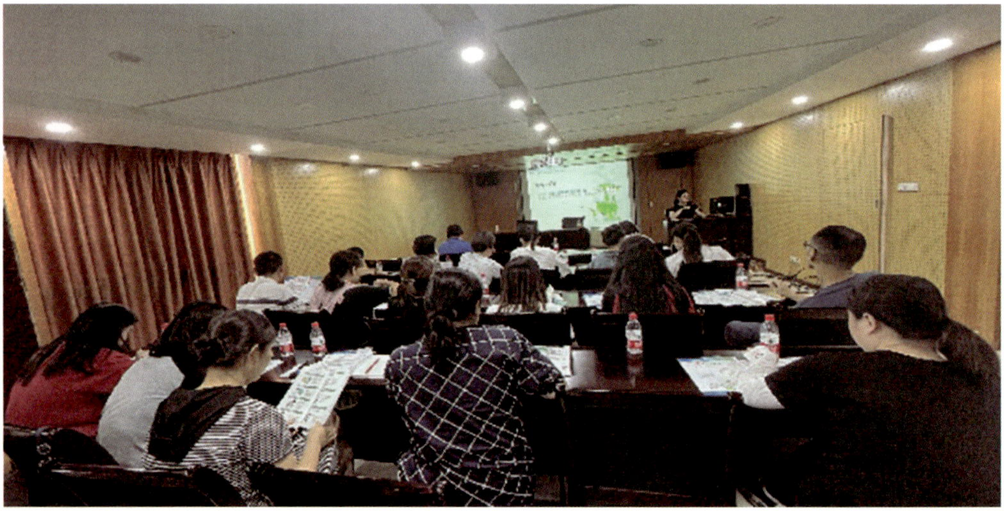

健康知识讲座

2. 充分利用健康知识竞赛,鼓励职工主动参与健康促进机关建设

镇政府每年春秋两季组织镇机关职工开展健康知识竞赛,通过竞赛的方式,让职工对健康促进机关建设工作有更深入的了解,鼓励他们主动参与到健康促进机关建设工作中来。

3. 积极组织户外健身活动

每年春季,镇政府举办一次趣味运动会,并组织职工开展登山、健步走等户外健身活动,鼓励职工闲暇时多运动,提升身体素质。让健康促进机关建设工作从职工做起。

（四）借载体，广渠道

一是与辖区镇卫生院签订公共卫生及医疗服务合作协议，由镇卫生院负责开展“健康进机关”活动，利用会议、健康知识讲座、健康咨询、宣传栏、报刊、网页专栏、健康标语和健康知识手册等多种形式，向干部职工传播健康保健知识和相关技能，营造健康文明的工作氛围，倡导健康文明的生活方式。

二是为镇机关职工中的慢病高危人群建立健康档案，并提供相关的行为干预和健康指导，提升广大干部职工的生活品质，促进健康机关、文明机关、和谐机关建设。

三、工作成效

通过以上工作，镇机关职工主动学习健康知识、获取健康信息的意识明显增强，生活方式日趋健康，身心健康显著改善。2018年，职工慢性病患病率比2017年下降10%，镇机关职工的身体素质、精神面貌、心理状况有了极大改善，幸福感和满意度有了很大提升。

专家点评

健康是人生的无价之宝，是幸福快乐的基础，是国家文明的标志，关系到千家万户的幸福。健康促进机关的创建，对全面提升机关职工的健康素养，使其树立“人人为健康，健康为人人”的健康发展理念，成为创建工作的实践者与参与者、健康的关注者和受益者，具有重要意义。南岸区长生桥镇人民政府结合健康促进机关创建要求、机关职责、职工需求，完善创建机制，丰富创建内涵，机关干部职工健康素养水平、健康状况得到显著改善。

（点评专家：何于一）

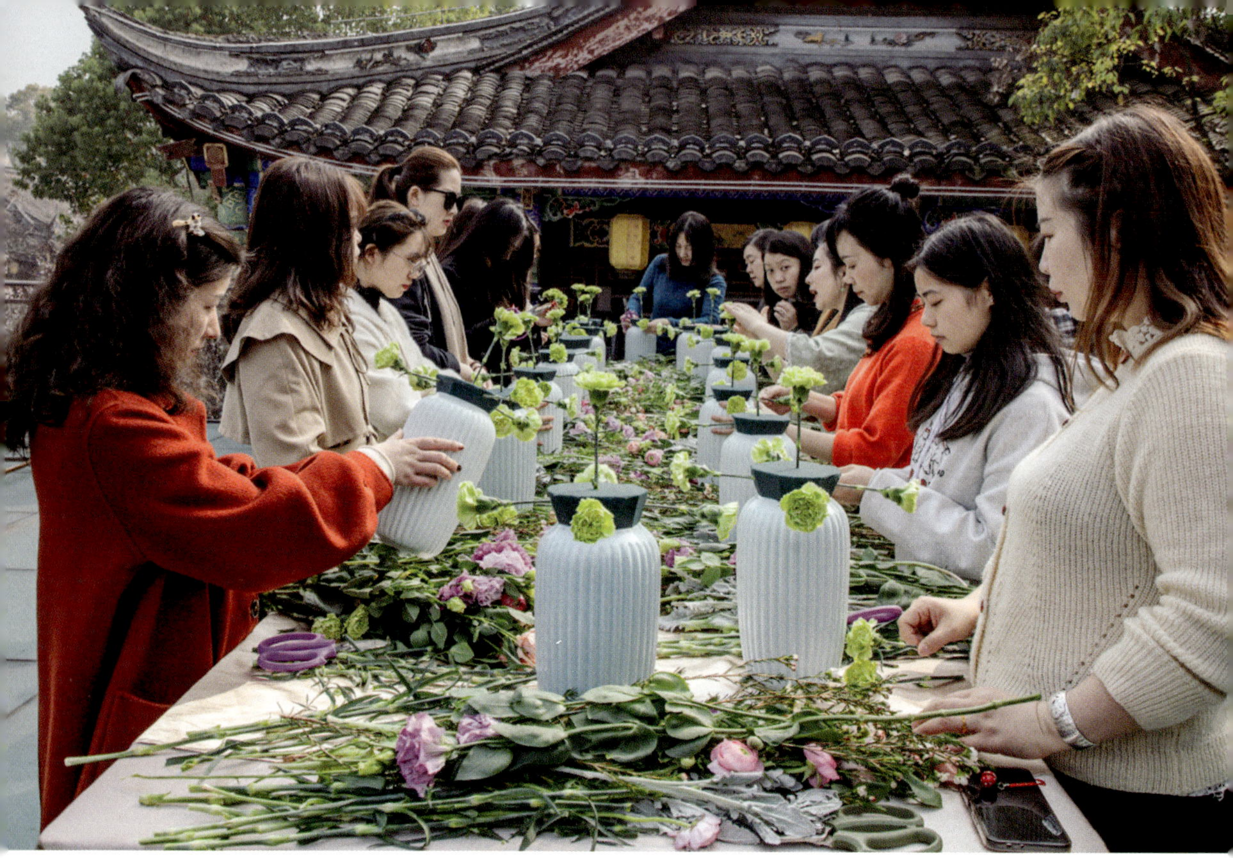

以人为本情系职工，健康促进你我同行

——璧山区总工会案例

案例概述

璧山区总工会以习近平新时代中国特色社会主义思想为指导，以健康促进机关创建为契机，全面推进健康促进工作，形成了良好的健康促进机关工作机制，提升了干部职工的健康素养，使机关职工以健康的意识、健康的心理、健康的体魄全身心投入快节奏、高效率的工作中，服务于全区经济社会的发展。

一、背景介绍

1973年，经璧山县工会第四次会员代表大会决定，恢复成立璧山县总工会。2014年，重庆市撤销璧山县，设立重庆市璧山区，璧山县总工会改为璧山区总工会。璧山区总工会充分发挥纽带桥梁作用，带领璧山区工会系统干部职工服务健康事业发展，参与健康活动，共同推动健康促进工作，建成健康机关，为璧山区建设健康促进区作出了积极贡献。

二、主要做法

（一）强化组织领导，健全创建机制

1. 强化组织领导

璧山区总工会充分认识到健康促进机关创建的重要意义，成立了健康促进机关创建工作领导小组，在总工会综合部下设办公室，由总工会党组书记负总责、分管副主席具体抓工作机制，推动健康促进机关创建。总工会召开全区动员会，发动全区各部门、各单位行动起来，以健康机关创建助推健康促进区创建，层层压实健康促进责任，以强有力的督查推动健康促进机关创建工作下得去、任务能完成、成效有显现。

2. 健全工作机制

健康促进机关创建工作启动以来，璧山区总工会全面搭建工作平台，明确人员职责，推进工作落实，强化过程督查；将健康促进机关创建工作纳入年度工作计划，结合总工会实际，制订工作方案，与日常工作同安排、同部署；每季度召开工作推进会，听取创建工作推进情况，对工作困难进行分析研判，进一步完善健康促进机关创建管理。制定了《突发公共卫生事件管理制度》《健康促进工作例会制度》《工间操制度》《除“四害”工作制度》等。

3. 强化宣传教育

总工会召开干部职工大会，公开倡议全体职工积极参与健康促进机关创建，同全体干部职工签署个人承诺书，形成一级抓一级、层层抓落实的良好局面。设专人负责健康促进机关创建工作，积极参加区内健康促进机关创建工作培训，结合相关要求，及时修改完善工作方案，落实宣传教育工作要求。

(二)目标任务明确,打造健康环境

1. 打造无烟环境

一是制定了禁烟制度,加强日常提醒监督,打造无烟环境。二是坚决杜绝烟草广告和烟草促销宣传,并在办公室、会议室、电梯及厕所等公共场所设置明显的禁烟标识,时刻提醒各单位人员及来访群众,在公共场所内禁止吸烟。

2. 改善环境卫生

一是制定突发公共卫生事件管理制度,提升公共卫生事件应急处置能力,加强对各种疾病预防的宣传。二是在机关事务管理局统一集中管理公共卫生区域的基础上,做到公共设施完善、公共环境整洁、职工食堂符合卫生要求,并结合职工测评意见,使膳食结构合理化。三是为各办公室配备垃圾分类桶,要求干部职工严格按照垃圾分类标准进行垃圾投放,做到垃圾日产日清,办公用品摆放整齐,办公桌整洁有序。四是组织全体干部职工每月进行一次环境卫生大扫除,提升办公区域环境卫生水平。

3. 提升人文环境

为机关职工提供健康知识学习资料,订购了各类健康图书、杂志,并打造了良好的阅读环境;为职工提供健身设施和场地;完善了弱势群体帮扶措施,并制定了困难帮扶政策。

(三)开展健康活动,营造健康氛围

1. 抓好健康服务

为了做好健康促进机关创建工作,璧山区总工会"粮草先行",购买了医药急救箱,配备了日常医疗用品和必要的急救药物,每年安排专人接受一次公众卫生应急和疾病预防知识培训,为职工健康做好后勤保障。定期组织职工进行健康体检,为

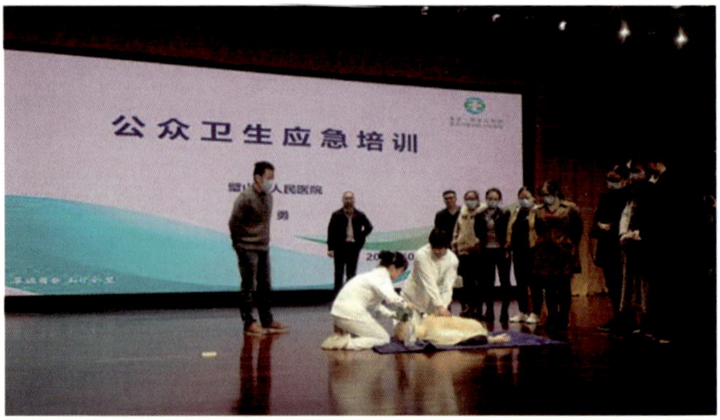

璧山总工会职工在接受公众卫生应急培训

每位职工建立健康档案,并根据体检结果进行分析,为其制订健康管理计划,持续跟踪职工健康问题。为职工购买“在职职工重大疾病互助保障计划”“在职职工住院加意外互助保障计划”等职工互助保障险,为女职工购买特殊疾病保险。

2. 做好健康宣传

充分利用璧山区总工会的公众号和宣传栏普及健康知识,并定期更新内容。开展“守护童年·安全伴成长”安全教育、企业安全生产宣传等公众健康宣传活动,组织健康知识竞赛、科学防疫知识竞赛,促进机关全体职工掌握健康基本常识,培养良好习惯,传播健康理念,以活动促进宣传,传播健康知识。

3. 开展健康活动

(1)开展集体文体活动。

制定了工间操制度,带动机关职工坚持做工间操,形成良好的健身氛围。结合机关工会活动,定期组织机关职工开展跳绳、竞走、羽毛球、乒乓球等体育活动,举办五子棋、象棋、歌唱等娱乐项目比赛,强健职工的体魄,提升职工的身体素质。

(2)开展健康知识讲座。

结合市总工会的工作安排和本辖区的实际需求,开展了以“职场情绪与压力管理”“工作与家庭平衡艺术”“亚健康的自我调适”“9种体质的辨识和医疗养生”为主题的健康公益讲座;围绕“科学防疫”“安全急救”“合理膳食”“环保健康”等人们日常关心的话题,在机关内开展健康知识讲座,提高机关职工的健康知识水平,增强其健康意识,使其养成健康行为习惯,促进其不良健康行为的转变,推动健康教育的深入开展。

三、亮点及特色

(一)打造低碳环保型机关

要求全体职工节约办公资源,采取开展“绿水青山、节能增效”主题活动、垃圾分类专题培训、现场垃圾分类知识竞答、设置节能减排宣传栏等一系列措施,打造低碳环保型机关。

(二)注重培养职工的阅读兴趣

通过微信公众号,定期为职工推荐优秀图书。连续开展“阅读经典好书 逐梦儒雅人生”荐书活动，引导职工读书明理、读书知责、读书修身、读书励志，不断提升自身的工作技能与文化素质。总工会青年职工踊跃参加重庆市“阅读马拉松”线上大赛，充分表现出了职工读书的主动性。

（三）努力做好疫情防控

通过微信公众号定期发布疫情防控知识，做好疫情健康教育；举办“千万女性幸福+”线上公益讲座，增强大家的抗疫信心；鼓励劳动者参与线上职业技能培训，助力复工复产等。

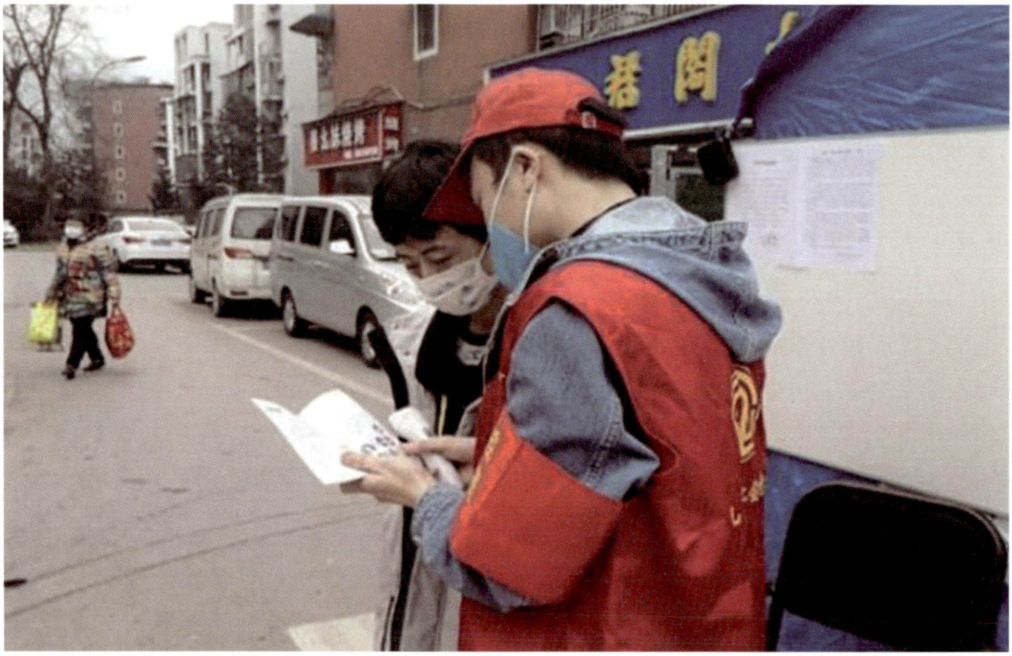

璧山区总工会组织机关干部积极宣传疫情防控知识

（四）关爱女职工健康

宣传普及《女职工劳动保护规定》，定期组织女职工学习女职工权益保护知识，开展了女职工维权知识有奖问答活动。举办“千万女性幸福+”主题讲座，提升女职工在职场和生活中的幸福感。璧山区总工会女工委举办了情绪控制、压力管理、心理营养、形象设计、商务礼仪、家庭教育等多方面的知识讲座，受到女职工的一致好评。璧山区总工会还开设了女职工瑜伽公益课，通过女职工瑜伽公益课，对女职工进行腰椎康复、肩颈理疗、舒缓放松、办公室瑜伽等方面的知识与方法讲授，改善了女职工在生理、心理、情感和精神方面的状况，缓解了她们身体上的疲劳、疼痛、病症和工作带来的精神压力，使她们带着“快乐工作，健康生活”的理念，以更加饱满的热情谱写美丽璧山新篇章。

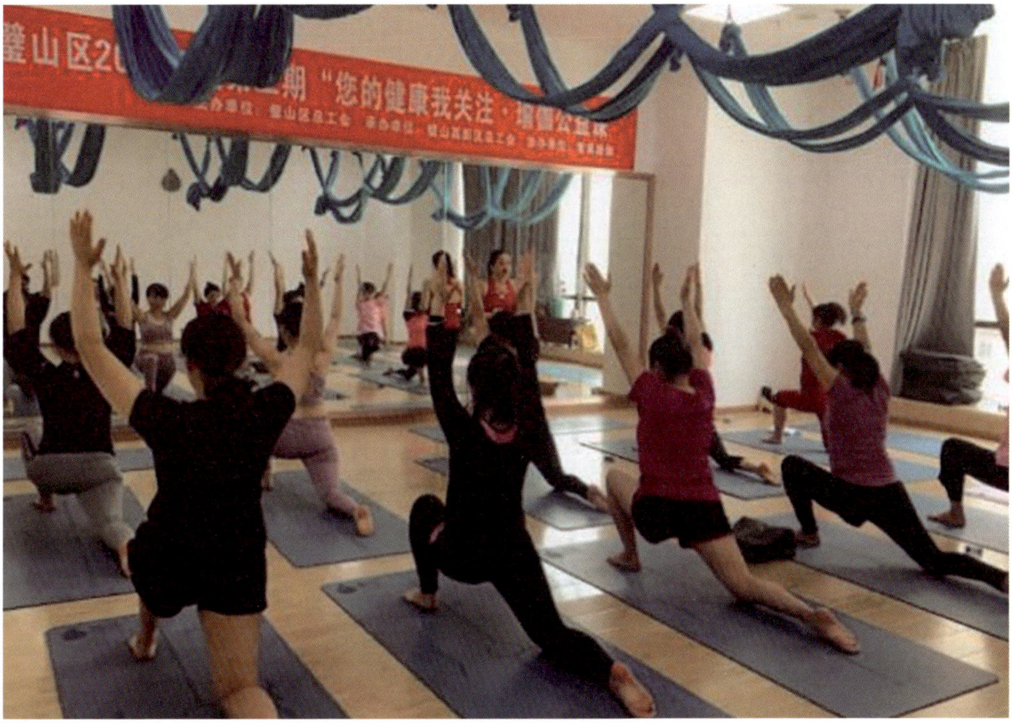

璧山区总工会开设的女职工瑜伽公益课

专家点评

璧山区总工会以健康促进机关创建为抓手，发挥桥梁纽带作用，建立健康促进机关创建工作机制，把健康教育、健康知识传播融入丰富多彩的工会活动中，让职工乐于参加、踊跃参加这样的工会活动，促进了职工健康素养的改善，使机关职工以健康的意识、健康的心理、健康的体魄全身心服务于全区经济社会发展，展现了工会会员的热情、工会队伍的力量。

（点评专家：向文献）

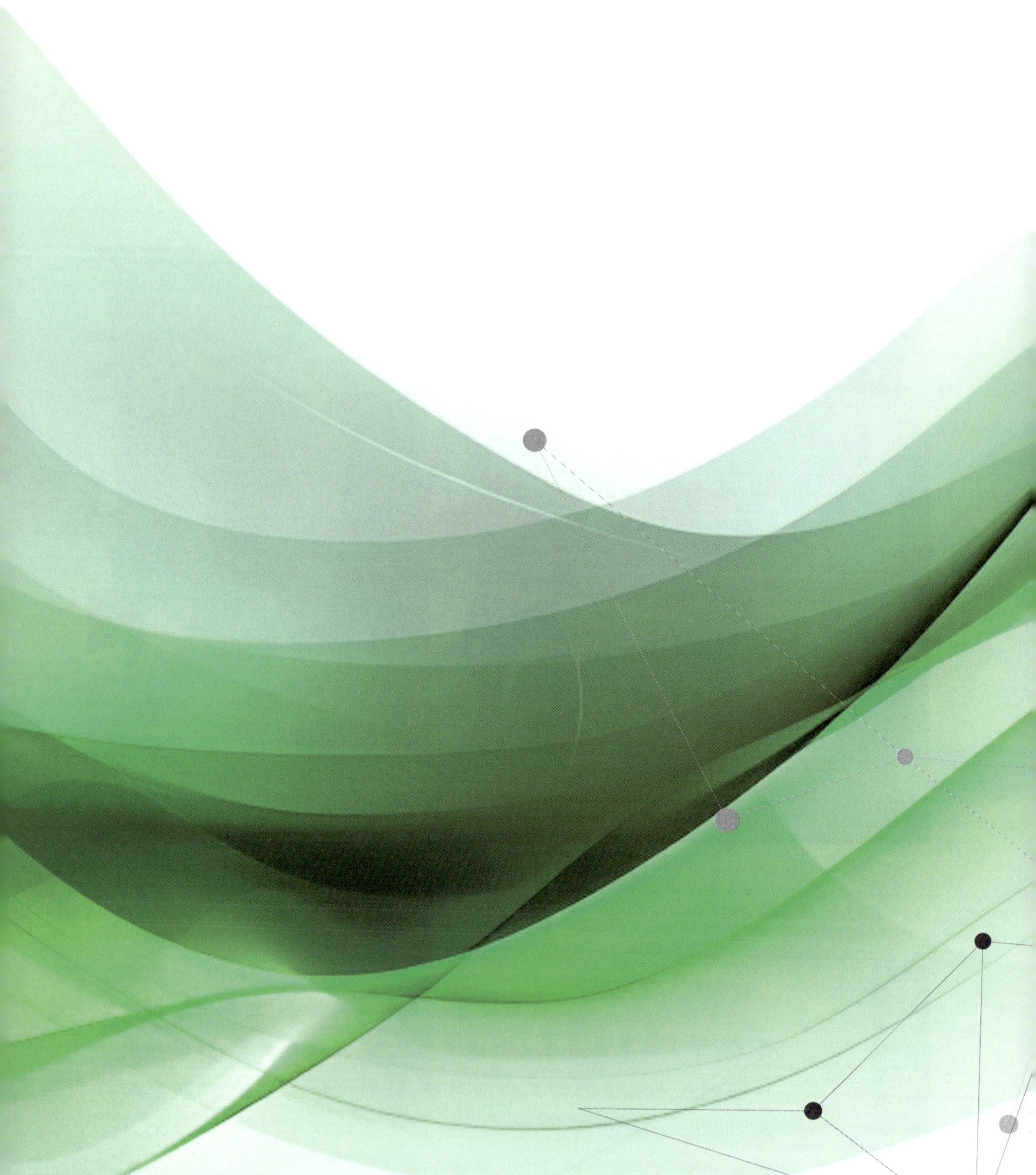

健康企业

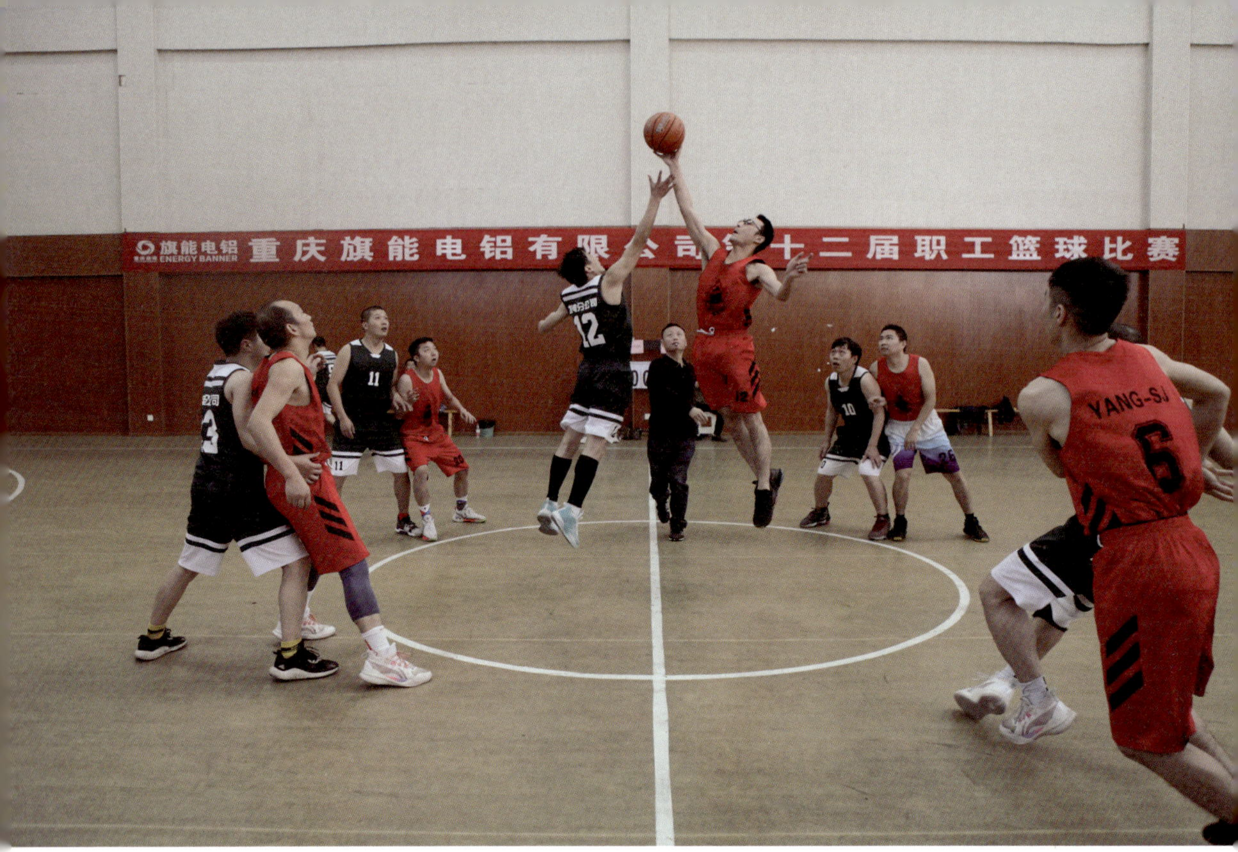

员工健康，企业才健康

——重庆旗能电铝有限公司案例

案例概述

健康是促进人的全面发展的必然要求，是经济社会发展的基础条件，是民族昌盛和国家富强的重要标志。随着企业规模不断扩大，企业劳动者的职业健康问题日益凸显。重庆旗能电铝有限公司在健康促进企业创建过程中，高度重视员工的健康问题，通过改善工作环境、开展健康活动、加强职业病防控能力，不断提高员工健康素养和健康水平，促进企业员工和谐健康发展。

一、背景介绍

重庆旗能电铝有限公司(以下简称"旗能公司")位于重庆綦江北渡铝工业园区,是该工业园区的核心企业,共有员工1300人,主要经营项目为电解铝。规划设计生产总规模为1360 MW(2×330 MW+2×350 MW)自备发电机组,80(33+47)万吨原铝,全部投产后年销售收入近100亿元,年利税可达10亿元。旗能公司于2017年启动健康促进企业创建,从职业危害因素干预和员工健康管理入手,通过打造健康环境、开展健康活动、控制危害因素、引导员工养成健康行为习惯和生活方式,切实推进健康促进企业建设,保障员工身体健康。

二、主要做法

(一)建立协调机制,构建管理网络

成立由党委副书记、工会主席任组长的创建领导小组,召开公司职工动员大会,部署健康促进企业创建工作,向全体职工公开承诺创建健康促进企业,号召职工积极参与。按照健康促进企业创建工作要求,制定创建实施方案,明确创建任务,下设健康促进企业创建办公室具体负责创建各项事宜,各班组配备健康教育和劳动保护工作人员。

(二)健全规章制度,保障创建开展

将健康促进企业创建纳入年度工作计划,制定了《安全生产管理制度》《环保自行监测方案及相关工作规定》《安全与职业健康管理标准》《劳动保护用品管理标准》等31个规章制度,其中安全环保类9个、环境卫生类10个、应急预案类6个、职业健康类6个,形成了一套完整的制度管理体系。制作职业健康安全管理手册、作业指导书、职工安全守则、各工种安全操作规程等发放给职工,以提高职工的安全意识和应急处置能力。针对常见健康危险因素发生风险,每年开展10余次应急演练,根据演练中发现的问题修改完善应急预案。

(三)改善健康环境,倡导健康行为

健康的环境是企业员工健康的重要保障,旗能公司坚持把改善环境作为提升员工健康水平的基础性工作,常抓不懈。

1. 加大资金投入,改善环境卫生

与重庆重型汽车集团鸿企物业有限责任公司签订环境卫生维护合同,以购买服务的方式使公司日常生活环境以及生产车间公共区域环境卫生得到极大改善,做到了垃圾日产日清,卫生无死角。通过加大生产区、生活区基础卫生设施投入,加强运营维护,为员工提供了健康的工作和生活环境。在电解厂房钢架构墙上开窗,保证了职工工作环境的通风性;将原有的铁质垃圾桶更换为铝合金垃圾桶,避免了垃圾桶被锈蚀而无法使用;定期开展蚊、蝇、鼠、蟑清理行动,避免“四害”传播疾病;严格执行生产性废水、废气、废渣和生活污水排放的规定与标准,未发生过污染环境的事故。

2. 建设书香旗能,提升员工素质

对阅览室进行提档升级,改善阅读环境,拓宽阅读渠道,引导职工把学习当成一种生活方式,持续提升职工的文化素养,促进了企业文化的发展。丰富文献类别,购买了报刊、各类图书、影视制品等,涵盖健康知识、安全防护、职业卫生健康等内容。依托旗能公司的企业微信公众号,建立在线阅读平台“旗采云览”,每周一、三、五定期推送健康信息、公司动态、职工感悟等相关文章,关注公众号的人数已有近3800人,为职工阅读提供了更多途径,更便捷的方式。

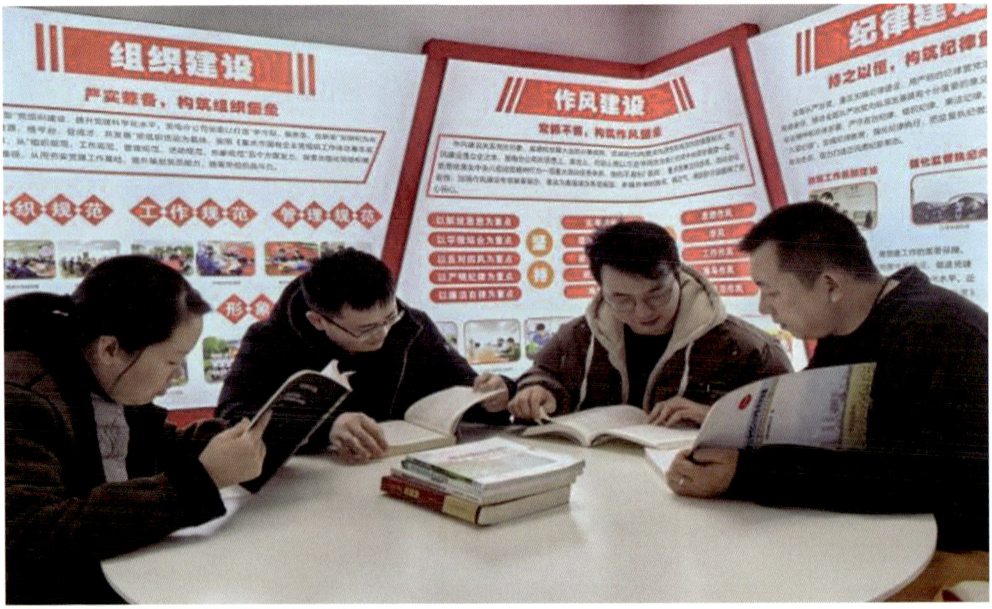

建设旗能书屋,为员工提供精神食粮

3. 丰富健康活动，营造健康促进氛围

建设了羽毛球场、乒乓球室、台球室、室内室外篮球场和两个健身房等健康运动场所，为健身房配备了跑步机、多功能卧推架、哑铃等常用健身器材，方便职工锻炼。公司每年举行各类体育比赛，丰富职工的业余生活，营造浓厚的体育锻炼氛围。人力资源部与安全环保部每年组织职工参加“职业卫生知识”有奖竞赛活动。工会组织职工代表綦江区参加了重庆市第五届“安全伴我行”安全创作大赛，荣获一等奖。公司坚持每年举办拔河比赛，乒乓球、羽毛球、足球竞赛，歌咏舞蹈联欢会等丰富多彩、职工喜闻乐见的文体活动。职工通过文体活动改善了个人健康状况。

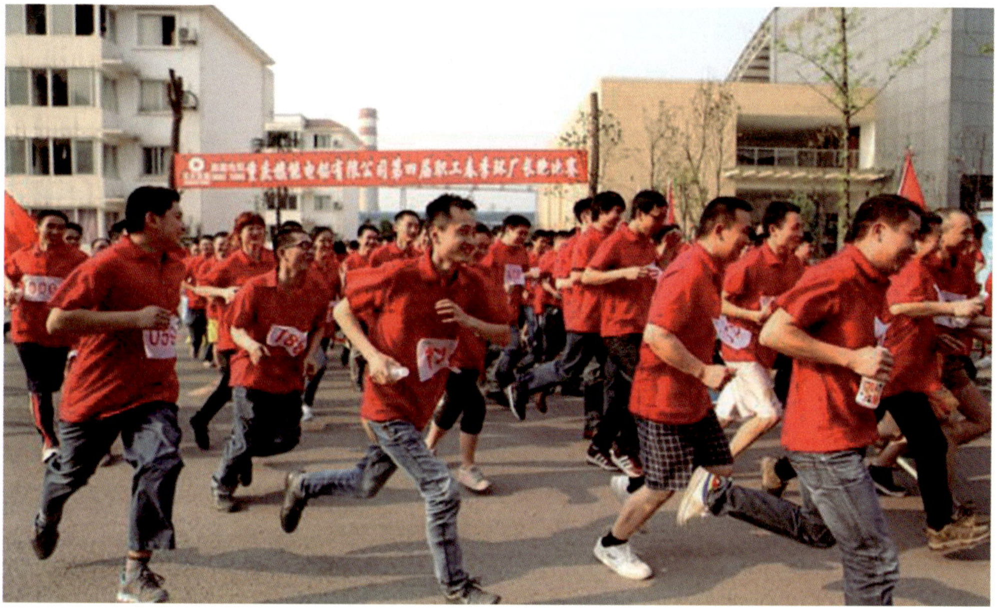

旗能公司职工参加春季职工长跑比赛

（四）注重健康管理，防控职业病危害

职业健康事关劳动者的切身利益，旗能公司高度重视职工的职业健康，大力推进职业病防控制度建设、“互联网+”建设、环境监测等，不断取得新进步、新成效。

1. 制度先行促防控

制定了《职业健康管理制度》《劳保用品管理标准》等配套制度。

2. “互联网+”促防控

搭建了“安健环”（安全健康环境）管理系统，通过该系统对职工进行培训考试，

并对职工个人职业健康监护档案进行维护,有效提升了公司职业健康管理效率。职业健康监护档案录入体检数据3074条,试题库录入试题12 355道题,公司线上组织培训考试1078场次。

3. 环境监测促防控

每年与世纪万安科技有限公司合作,定期对可能给员工造成危害的职业场所进行相关数据监测(如进行粉尘、噪声等数据监测),将可靠的监测数据信息在危害源场所予以公示。从连续三年的工作现场职业危害因素检查结果来看,除阳极组装车间磷铁环压脱岗位外,其他岗位的职业危害逐年减小,特别是氧化铝仓库的工作环境得到了较大的改善。

4. 日常体检促防控

把对职业危害防控的日常体检工作贯穿于每个工作环节、落实到每个工作岗位和每个职工。新入职职工上岗前,公司与其签订劳动合同的同时,还要给其发放职业危害告知书,使其明确工作过程中可能产生的职业危害及其后果、职业危害防护措施,同时对其进行岗前体检。对转岗、离职员工进行健康体检。组织在岗职工每年进行健康体检,并对体检中发现的危险因素进行干预。对从事有毒有害工种的职工,由人力资源部建立职业健康监护档案,定期开展有毒防护健康教育。针对健康可能受到不良影响的有毒有害岗位的员工,旗能公司每年邀请重庆市第六人民医院为其进行职业健康体检。近几年的职工体检中未发现职业病。公司特别重视女职工的身心健康,每年安排所有女职工在綦江区人民医院进行妇科专项体检。落实职工定期体检制度,按规定对体检有异常情况的职工进行复检,并根据医院建议和体检报告安排休假和康复治疗。

5. 宣传培训促防控

充分利用LED显示屏,每天滚动播出健康促进标语、职业健康知识,制作健康专栏宣传职业病危害、防护措施及健康生活方式等知识,利用职工微信群、旗能公司OA平台、旗能公司微信公众号等线上平台开展以“职工健康”为主题的宣传活动,向班组赠送健康图书。旗能公司安全环保部每月对员工进行健康、安全知识专项培训,定期聘请健康教育专家举办健康知识讲座,对新入职员工进行“三级安全”教育。制度化利用班前会、班后会等进行职业健康安全常态教育,在各种危险源场所,由工程师现场讲解、传授防护器材使用方法。为零星入职的操作工发放培训学习资料,规定他们经考试合格后才能上岗。2017年,对接触职业危害的人员岗前培训5次，共168人。培训合格后才能上岗。

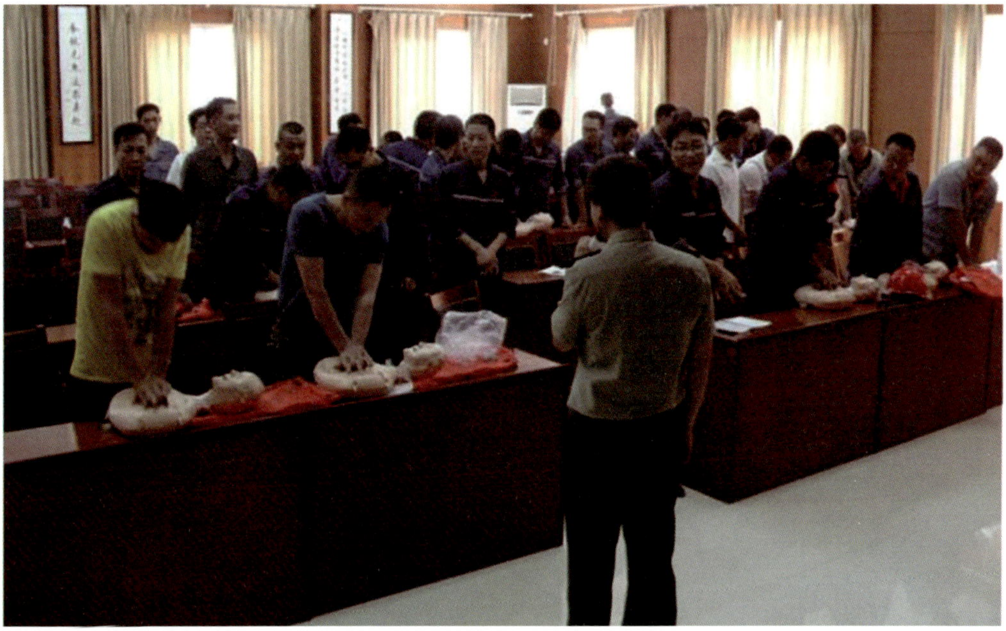

邀请健康教育专家实地开展急救知识培训

6. 监护管理促防控

按照《工作场所职业卫生监督管理规定》，建立了6本档案台账，包括职业卫生“三同时”档案、职业卫生管理档案、职业卫生宣传培训档案、职业病危害因素监测与检测评价档案、用人单位职业健康监护管理档案和劳动者个人职业健康监护档案。其中，建立劳动者个人职业健康监护档案1028份，对2017年及以前的个人职业健康监护资料100%进行了归档。

三、工作成效

旗能公司通过健康促进企业的创建，大大提高了职工的归属感、满意度，推动了企业与职工的深度融合和企业的可持续发展，取得了明显成效。通过开展体育、文艺活动，改善餐饮环境等，让职工身体得到了锻炼，身心保持了健康，职工健康状况大为改善。2017年以来，旗能公司无一例职业病发生，无一起人身安全事故。通过多方位健康教育宣传，多渠道开展强身健体活动，多平台传播健康文化，职工的健康意识和健康理念逐步形成，有力推动了公司健康安全管理工作。通过开展丰富多彩的活动,旗能公司形成了“讲健康、要健康、争健康”的健康风气,使职工感受到公司的关爱和温暖,工作起来更加充满激情和活力,有效地促进了公司的生产经营。

专家点评

职业健康事关劳动者健康,事关企业发展,受到全社会的高度关注。旗能公司把职工身心健康摆在重要位置,认真落实政府部署要求,将职业病防治纳入企业发展规划,作为企业工作任务融入企业各环节,扎实推动。不是应付检查,而是实打实地干,干出了成效。在组织推动上,建立了涵盖企业领导、车间班组责任人和每位职工的防控网络,以规范的制度体系保障防控措施的落实。在健康环境建设上,以真金白银投入环境改善工作,以书香旗能提升员工素质,以丰富健康活动营造浓厚的健康促进氛围,以制度建设、互联网+、环境监测、日常体检、宣传培训、监护管理六大措施推动职业危害防控的落实。

(点评专家:向文献)

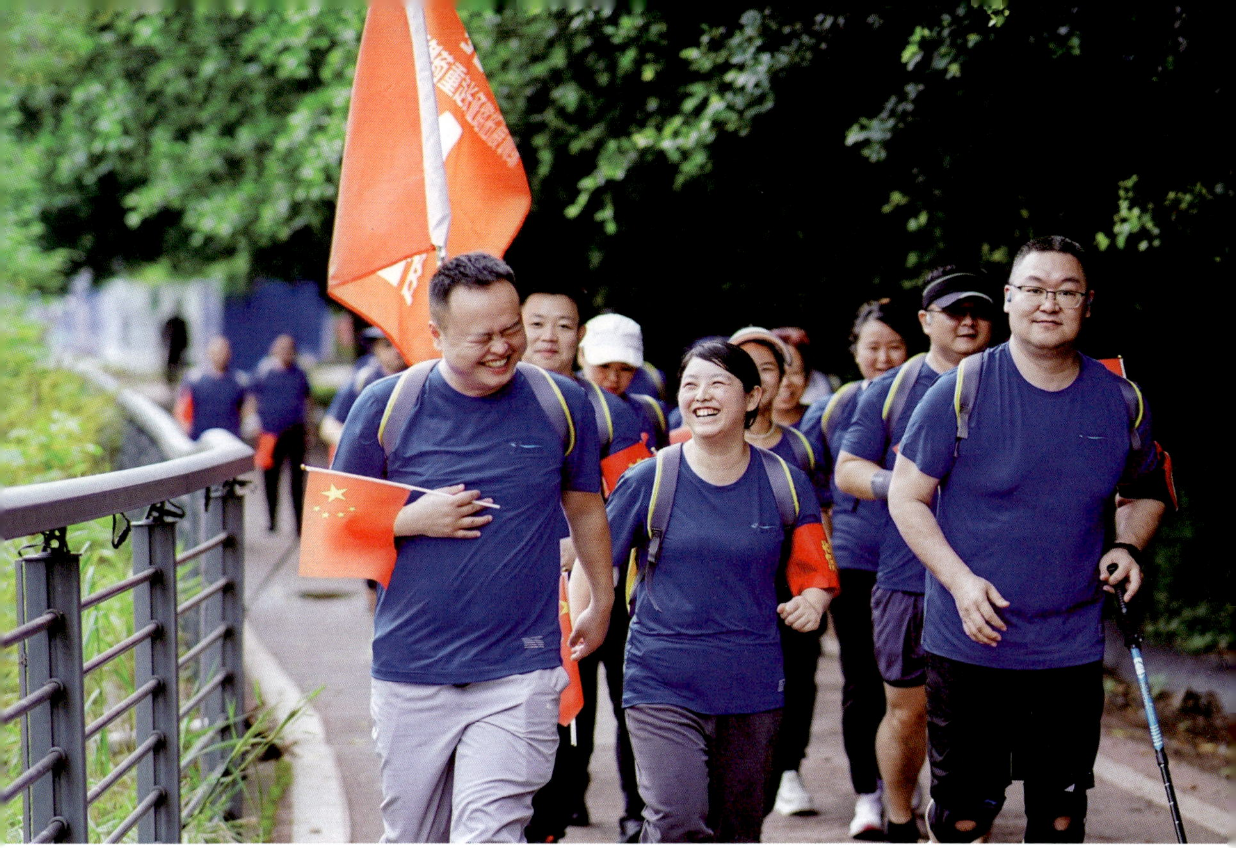

创健康促进企业，圆“幸福员工”之梦

——重庆多普泰制药股份有限公司案例

案例概述

重庆多普泰制药股份有限公司通过强化组织管理，建立工作机制，营造健康环境，开展健康活动，为职工健康提供保障，从物质与精神两方面提升职工幸福感。经过几年的健康促进企业创建，重庆多普泰制药股份有限公司精神文明建设成果显著，职工健康状况明显改善，健康活动参与积极性明显提升。同时，职工的归属感、满意度持续上升，企业业绩年年攀升，赢得了社会效益和经济效益的双丰收。

一、背景介绍

位于万盛经开区东林街道的重庆多普泰制药股份有限公司（以下简称“多普泰公司”）成立于2004年3月，注册资金9596万元，公司占地120亩，2019年产值达到6.13亿元，是一家集药品研发、生产、销售为一体的高科技制药企业。公司共有职工200余人，通过职工体检，多普泰公司发现部分职工患有高血压、糖尿病、肺气肿等慢性疾病。2018年，为改善职工健康状况，公司以万盛经开区创建全国健康促进区为契机，积极申报健康促进企业创建，并在万盛经开区党工委、管委会的大力支持下，在区卫生健康局、经济信息局的牵头带领和指导下，将健康理念融入企业发展，将职工合理的健康追求和精神追求作为建设重点，不断提高企业文化的凝聚力和影响力，不断提高职工的健康素养水平。

二、主要做法

（一）强化组织管理，形成良性工作机制

健康促进企业创建工作启动以后，多普泰公司成立了以副总经理任组长、副经理任副组长、各部门单位负责人为成员的创建工作领导小组。围绕企业愿景——“一个健康的团队，一家健康的企业，专注于大健康事业”制订创建工作计划，拟定创建时间表，分解目标任务到各部门，每季度召开工作例会，讨论公司主要健康问题并提出具体应对措施，及时解决工作中存在的问题，确保创建工作推进有序。安排专人负责收集整理健康促进企业创建情况，做到工作有落实、过程有记录、结果有总结，确保健康促进企业创建工作落到实处、取得实效。

（二）营造健康环境，提供坚实健康保障

1. 营造绿化环保环境

2017年以来，多普泰公司对环境进行了大改造。在厂区修建了凉亭、步道并铺设了草坪，为职工提供优美的休闲环境；规划了公共停车棚，职工自发整齐停放摩托车和自行车。推行“无垃圾桶厂区”，整个厂区只设有一个垃圾回收站，没有设立公共垃圾桶，多普泰公司倡导“自己的垃圾自己处理，别人丢的垃圾我们拾起”，通过引领倡导及制度约束，不断提高职工的环保意识和社会责任。在各楼层、办公区、会议室、洗手间、食堂等场所规范张贴禁烟标识，制定多条控烟制度，开展控烟劝导和巡查，宣传烟草危害，倡导鼓励职工戒烟。

2. 打造多元化的健康设施

一是修建了专门的职工健身区域，有篮球场、羽毛球场、乒乓球场等，保证专场专用，为职工创造健康的工作、生活环境。

二是建立了职工书屋，书屋内有藏书1000册，其中健康方面的图书有200余册。全年免费开放，并根据图书内容按类别设立图书专柜，方便职工查找资料，学习健康知识及专业技能，满足了不同职工的求知、求能需求。书屋内还提供咖啡、饮料，为职工营造了一个轻松、舒适的学习和交流环境。

三是设立了"爱心妈咪小屋"，小屋相关配套设施一应俱全，布置得十分温馨。多普泰公司安排人定期对"爱心妈咪小屋"进行清扫、消毒，为孕期、哺乳期的职工提供了一个私密、舒适、安全的专属空间。"爱心妈咪小屋"放置了有"哺乳期保健知识""哺乳期心理调适"等内容的宣传展板。公司还订购了与育婴、育幼相关的图书和宣传册，摆放在小屋内，让职工妈妈们在感受小屋温暖的同时，掌握更多的育儿知识。

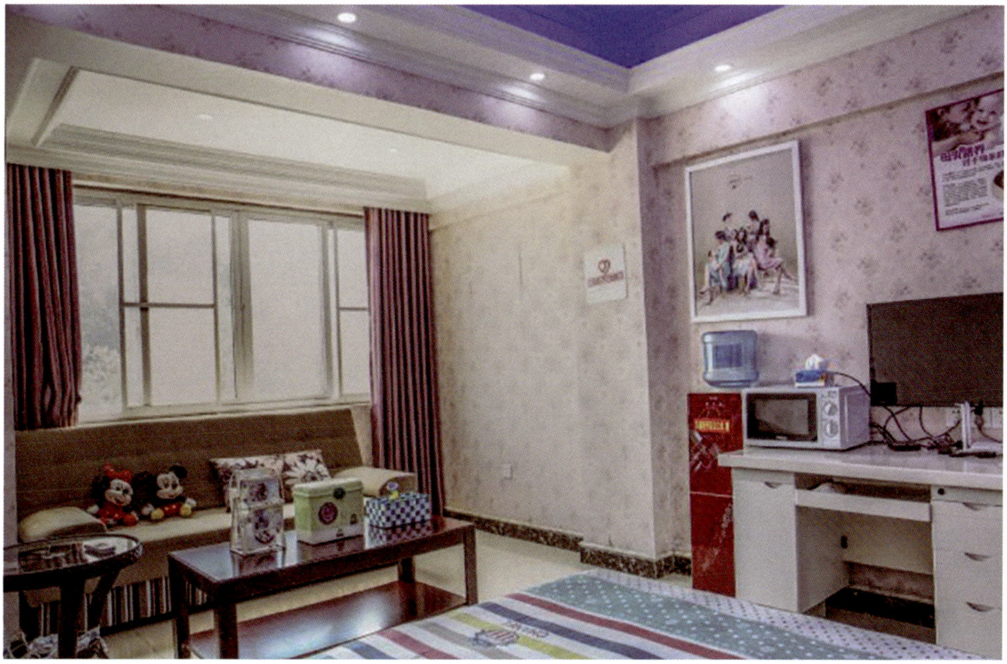

公司设立的"爱心妈咪小屋"

四是配备了优质的食宿环境。多普泰公司建立了自助食堂，常态化地对食堂工作人员进行营养膳食健康知识培训。食堂菜品丰富，营养搭配合理，为员工提供营养、可口、实惠的早餐和午餐，其中，早餐收取1分钱，午餐只需花费3元钱。多普泰公司还按照三星级酒店标准打造了65间职工宿舍,每一间职工宿舍均设置独立卫生间、景观阳台、晾衣间,安装了空调、高清网络电视,24小时供应热水,让外地职工在这里感受到家的温暖。

(三)开展丰富的活动,营造健康促进企业氛围

1. 优化活动组织

每年年初,多普泰公司会制订年度职工活动日历表,策划好演讲比赛、朗诵比赛、辩论赛、健康讲座、健康体检、职工运动会、公司年会等多种活动的方案,由综合管理部和工会按照计划表统一组织开展,做到有计划、有安排地开展相关职工活动。

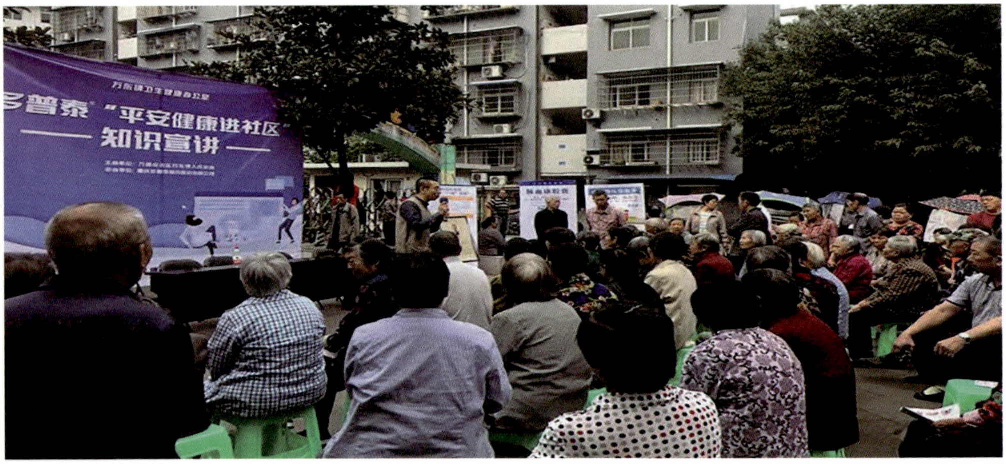

多普泰公司组织的"平安健康进社区"知识宣讲活动

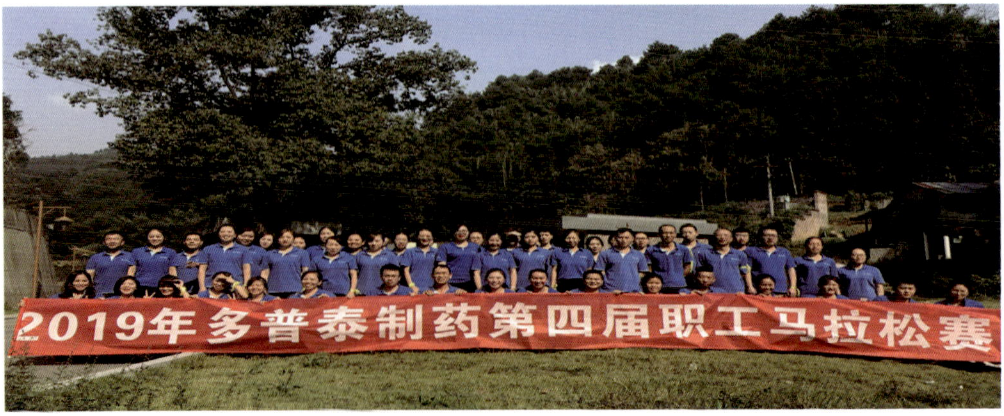

多普泰公司第四届职工马拉松赛运动员合影

2. 成立健身团队

鼓励一部分爱好体育锻炼的职工带头成立了跑步、篮球、羽毛球、乒乓球等健身团体。工作之余，健身团队积极组织体育锻炼活动，带动广大职工参与其中，2018—2020年，多普泰公司共举办各类体育赛事30余场。

3. 建立激励机制

设立了奖品、奖金丰厚的各种奖项，如信息化专项奖、养殖创利成就奖、优秀团队奖、优秀员工奖、十年员工奉献奖等。每年还会组织当年获评优秀员工的职工外出访问学习，丰富和开阔职工眼界。

4. 落实关爱措施

一是落实职工健康体检。每年按时组织全体职工参加体检，体检项目齐全。公司对体检报告进行统计分析，筛查出体检指标异常的职工，对其进行个体化的健康指导，采取针对性的健康措施，对超重、肥胖等健康问题进行干预。

二是落实职工关爱帮扶。为退休职工举办欢送会，赠送能展现企业文化的纪念品；结合职工生日及传统节日，为职工送上生日及节日问候礼物；对生病住院的职工，公司工会也会前往探望慰问。

三是专注社会公益慈善。多普泰公司设立了多普泰慈善资金，用于回馈社会。每年定期组织开展关爱空巢老人、关爱留守儿童、无偿献血、义诊送药等社会活动。

三、工作成效

（一）精神文明建设有成效

多普泰公司副总经理郭平枯荣获全国五一劳动奖章，生产技术部部长彭治平荣获“巴渝青年工匠”称号，给公司和职工带来了莫大的荣誉和激励。

（二）职工健康状况有改善

通过示范带动，职工健身队伍日渐壮大，参与健康活动的积极性日益高涨。通过近来职工体检报告数据分析可以看到，职工健康状况明显改善，各类疾病的发生率呈逐年下降趋势。其中高血压、脂肪肝、高血脂患者的比例下降最多。

(三)经济效益有提高

职工对公司的归属感越来越强,满意度持续上升,干事创业、爱岗奉献的热情也得到进一步激发,公司涌现出了很多业务能手和劳动模范,极大地促进了公司各项工作的开展,公司业绩年年攀升。2017年,多普泰公司实现产值4.55亿元;2018年,实现产值4.88亿元;2019年,实现产值6.13亿元。

(四)社会美誉度有提升

通过设立慈善基金、融入社区帮扶、扶贫助困等活动,公司将健康自己延伸到健康他人,企业和职工都成为弘扬正能量的践行者,多普泰公司实现了科学发展与健康发展齐头并进,社会美誉度不断提升。

专家点评

重庆多普泰制药股份有限公司将健康理念融入企业发展,将职工合理的健康追求和精神追求作为建设重点,通过强化组织管理、营造健康环境、开展健康活动等措施落实健康促进企业创建的初衷,切实提升了职工的健康素养水平。同时,通过设立慈善基金、融入社区帮扶、扶贫助困等活动,将健康自己延伸到健康他人,企业和职工都成为弘扬正能量的践行者,最终也提高了企业文化的凝聚力和影响力,为本地其他企业创建健康促进企业提供了可参考、可借鉴的思路和经验。

(点评专家:王春香)

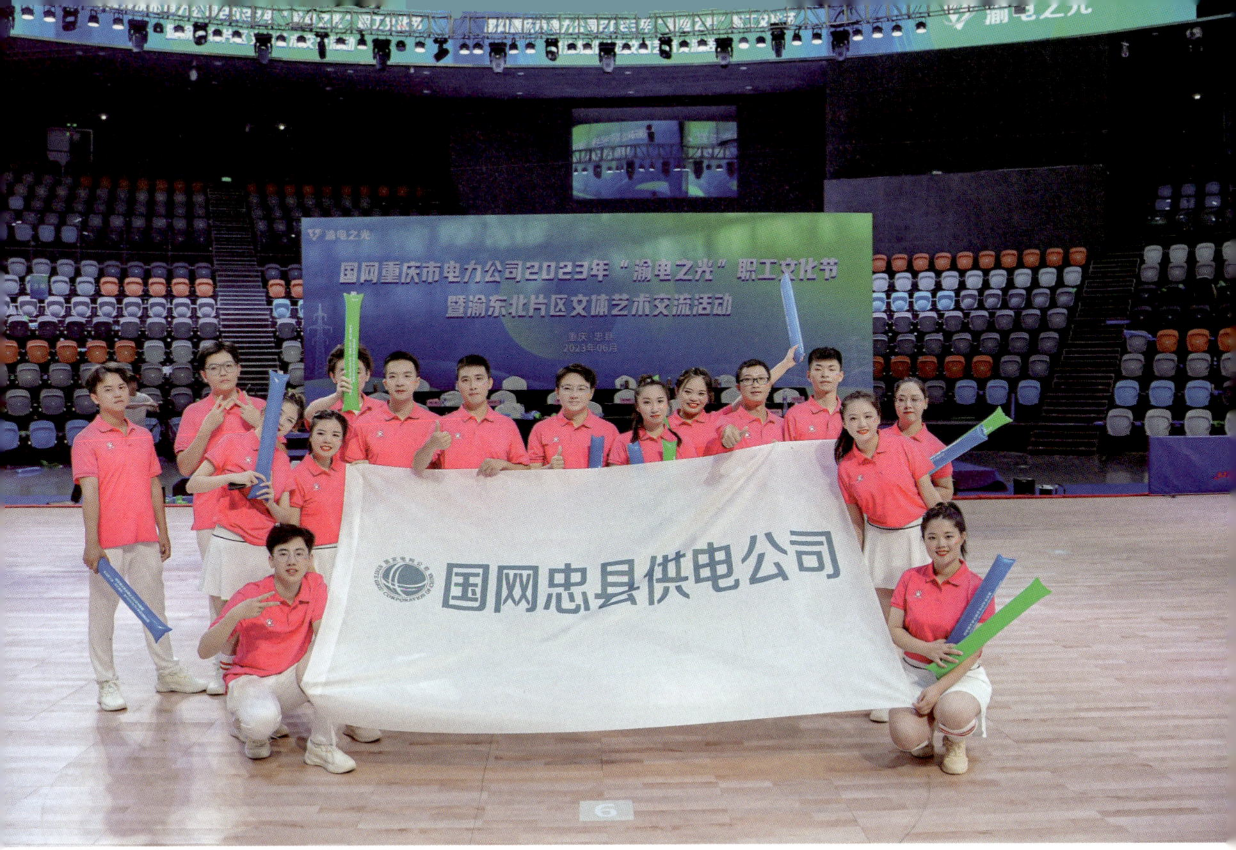

“两强化”“四创新”，助力健康促进企业创建

——国网忠县供电公司案例

案例概述

健康是人类个体生存和发展的基本条件。在现代社会，健康越来越受到重视，被视为个人的“第一财富”，成为个人、家庭、社会高度关注的话题。近年来，高血压、糖尿病、癌症等疾病呈逐年上升趋势，威胁到职业人群的健康，影响到人们的工作和生活。拥有健康身体的职工群体是企业的第一生产力，更是推动企业可持续发展的基石，爱护关心职工的身体健康，能增强企业凝聚力、向心力。2020年以来，国网重庆市电力公司忠县供电分公司牢固树立“人人为健康，健康为人人”的健康观，以职工需求为导向，以特色创建为目标，

以加强健康教育阵地建设为主线,通过实施“两强化”“四创新”的综合干预办法开展健康促进企业创建活动,积极构建和谐企业,助力企业健康发展。

一、背景介绍

2016年,国网重庆市电力公司进行“子改分”体制改革,成立了国网重庆电力公司忠县供电公司(以下简称“忠县供电公司”)。忠县供电公司位于忠县县城忠州街道山东路31号,服务面积2187平方公里,负责忠县辖区29个乡镇(街道)98万人的供用电任务,供电客户39.3万户。有全口径用工701人,其中全民职工463人,其他用工形式职工238人。

为贯彻落实《健康中国行动(2019—2030年)》《国务院关于深入开展爱国卫生运动的意见》等文件精神,忠县供电公司秉持“共建共享、守护健康”的理念,积极开展健康促进企业创建活动,将健康促进企业创建纳入公司“十四五”发展规划中,把“快乐工作,幸福生活”的健康文化贯穿于健康教育宣传的始终,通过“两强化”“四创新”等举措全面提升职工健康水平,全力推动企业高质量发展。

二、主要做法

(一)强化组织领导,完善制度保障

1. 以上率下促创建

公司领导高度重视健康促进企业创建工作,积极部署创建工作内容,成立了健康促进企业创建工作领导小组,由总经理任组长。后勤综合服务中心主要负责创建工作的推动,办公室、工会协助后勤综合服务中心开展工作,建立了部门联动工作机制。公司印发了健康促进企业创建工作方案,并与职工签订承诺书,确保健康促进企业创建工作有序开展。

2. 完善制度强保障

按年度拟定健康促进企业创建工作管理方案，制定专项考核办法、控烟工作管理制度、控烟考核办法、控烟奖惩制度、食堂备餐及供餐管理制度等，为创建工作的顺利开展提供坚强的制度保障。

3. 加强培训保权益

常态化举办以职业安全、职业病防护和健康生活方式为主题的培训，开展创建"无违章班组"活动，排除安全生产隐患，减少职业病对职工健康的危害，提升职工的健康、安全意识，切实保障职工的职业健康权益。

（二）强化健康管理，呵护职工健康

1. 建成健康小屋

投入30万元在机关二楼设立职工健康小屋。健康小屋内配备集测量身高、体重、体脂、体温、腰臀围等基础检测功能和测量血压、血糖、血脂、血氧、脉搏、心电图等日常监测功能为一体的检测一体机，职工可根据自身情况适时进行自测自检。职工首次检测后录入信息，公司的职工健康管理系统便会对该职工的检测信息进行建档设密管理，职工可自行查看比对自己身体各项指标的变化情况。健康小屋内还设有便民药柜，为职工提供感冒类、防暑降温类等非处方常用药品。

2. 配置专职人员管理职工健康小屋

为职工健康小屋配置了1名专职卫生技术人员，协助职工开展日常健康监测，承担对职工进行健康教育、心理疏导、健康评估的职责，帮助职工做好疾病预防工作。忠县供电公司每季度开展一次送健康下乡活动，动态监测基层一线员工血压、血脂、血糖等指标的变化情况。开展年度职工健康体检，为职工建立健康电子档案，每年对职工体检情况进行大数据分析，形成健康分析绿皮书，并针对亚健康职工开展有针对性的健康教育和健康干预。

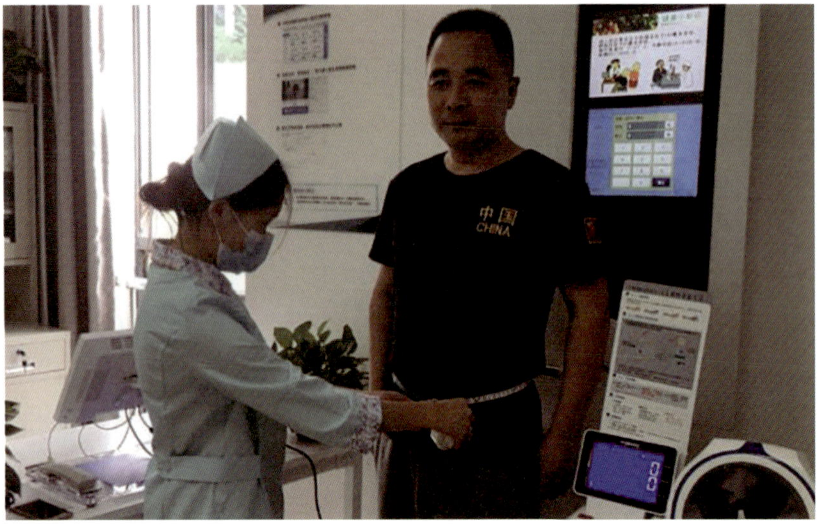

忠县供电公司职工在健康小屋参与体检

3. 做好经费保障

每年投入15万元应急医疗保障费,用于医疗服务、卫生应急、健康干预等方面。

4. 开辟就医绿色通道

公司设立的职工健康小屋为职工开辟就医绿色通道,为急重病人提供挂号、就诊相关服务;还在健康小屋开设了"互联网医院",开通了视频问诊系统,职工可根据自身情况,在互联网上向100多家医院3000多名各类专科医生问诊,实现了足不出户就可问诊,看病无忧。

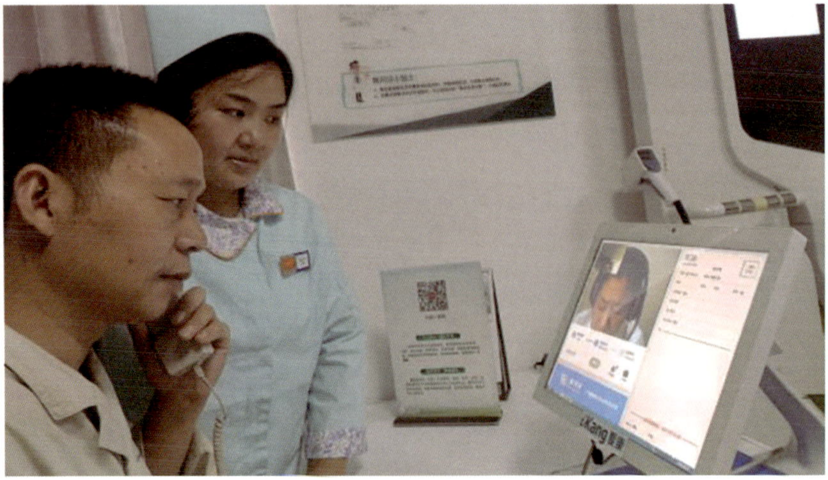

职工体检+远程诊疗

(三)创新健康食堂,保障营养均衡

1. 建设健康食堂

实现机关食堂及所属13个班组食堂标准化建设全覆盖,在明厨亮灶、干净卫生基础上,为职工提供更营养、更健康的平衡膳食。职工食堂配备兼职营养师,引导就餐职工健康饮食。

2. 设立特殊饮食

在各食堂取餐台设置了不同寻常的菜谱,菜谱上标明了各种菜品的脂肪、蛋白质、碳水化合物等成分的含量,就餐职工可根据自身健康状况,选择适合自己食用的菜品。食堂还为慢病人群配备了特殊饮食,并设置了低脂低盐取餐台,最大限度地满足慢病人群的健康饮食需要。

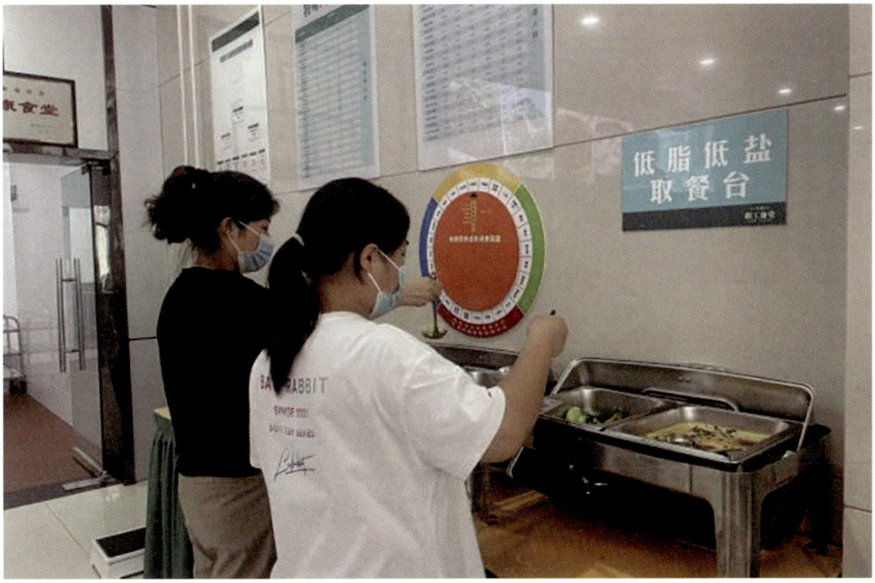

低脂低盐饮食取餐台

3. 建立留样制度

职工食堂设有食品留样柜,每餐结束后,由专人负责,严格按照食品留样制度要求,将各种菜品分别保留100克,做好品名、留样时间等信息标识后放入食品留样盒内,存放于留样柜48小时。若发生食品安全事故,能第一时间找到问题食品源头,为抢救工作提供直接依据。

(四)创新健身场所,丰富健身活动

1. 设置职工健身房

忠县供电公司机关大楼设有职工健身房,健身房内有乒乓球台、跑步机、桌球等10余种健身器材,较好地满足了职工工间休息时或节假日期间的健身需求。

2. 开展体育活动

忠县供电公司建立了长跑、羽毛球、乒乓球、钓鱼等多种运动兴趣小组,每年组织职工开展马拉松、游泳、乒乓球、羽毛球、足球比赛等体育活动20余次。

3. 开辟健身步道

忠县供电公司在机关办公楼停车场的外围修建了一条健身休闲步道,以便职工闲暇时活动,促进身体健康。

(五)创新健康环境,倡导快乐工作

1. 建成职工书屋

在机关大楼三楼设置了面积约200平方米的职工书屋,订购了1000余册各类图书,涵盖休闲娱乐、养生健康等领域,既给职工提供了休闲放松的场所,又通过图书向职工普及了健康知识。

2. 打造舒适环境

在机关大楼各办公室及各车间班组工作间的角落放置绿植,起到净化空气、舒缓压力等作用。机关大楼各楼层均设有休息室,以满足职工午休及女职工的其他特殊需求。

3. 无烟环境建设

全面实施无烟企业建设,规范设置吸烟区,领导带头戒烟,在办公区域、生活区域张贴禁烟标识及健康提示语,提醒职工以及外来办事人员遵守无烟规则,增强吸烟有害健康的意识,共同建设无烟环境。

三、工作成效

(一)职工健康指标全部达标

1. 职工健康素养水平提高

开展健康促进企业创建前,忠县供电公司职工健康素养水平为32%,职工吸烟率为10%。到2021年底,职工健康素养水平达到42%,提高了10个百分点,职工吸烟率为7%,下降了3个百分点。职工的职业病防护知识明显增加、防护技能明显提高,职工对健康促进企业创建的知晓率超过80%。

2. 职工安全生产意识显著增强

健康促进企业创建工作开展以来,职工的安全意识显著增强,未发生过一起安全生产事故。

3. 职工饮食安全、饮食健康与营养得到保障

健康促进企业创建工作使忠县供电公司各食堂更加重视膳食的卫生健康、营养搭配,通过提供合理的膳食,不仅保障了职工的营养,而且使慢病患者身体的各项指标保持了良好的稳定状态。

(二)职工的健康意识持续增强

具体表现为:经常参加室内健身活动的职工超过200人,占职工总数的28%;经常参加室外体育运动的职工有150多人,占职工总数的21%;经常在职工书屋阅读健康知识图书的职工有100多人,占职工总数的14%。

(三)企业经济效益逐年向好

通过开展健康促进企业创建活动,忠县供电公司全体职工的健康素养明显提升,健康获得感不断增强,大家心往一处想,劲往一处使,形成了强大的合力,极大地推动了公司的高质量发展。2021年,企业完成售电量11.70亿千瓦时,同比增长10.77%。截至2021年12月31日,忠县供电公司实现了连续安全运行5593天。

专家点评

职工的健康是推动企业可持续高质量发展的基石，职工健康管理已逐渐成为一项重要的企业责任。重视、呵护职工的健康，能增强企业的凝聚力、向心力。忠县供电公司以职工需求为导向，以特色创建为目标，以加强健康教育阵地建设为主线，把“快乐工作，幸福生活”的健康文化贯穿于健康教育宣传的始终，通过实施“两强化”“四创新”的综合干预办法开展健康促进企业建设活动，积极构建和谐企业，助力企业健康发展，取得了良好的健康促进效果及工作成效。值得注意的是，企业健康促进是一个系统工程，需要全面考虑和实施。只有当企业在政策制度、健康环境、健康培训、健康活动、健康监测、心理咨询、营养膳食和健康福利等方面都进行了充分的规划并得到执行，才能真正让职工实现身心健康，这将是现代企业加强职工健康促进、提升职工健康素养的努力方向。

（点评专家：杨庆华）